Visual Anatomy Series 2

한눈에 보는

뼈 · 관절해부학

Visual Anatomy Series 2

한눈에 보는
뼈 · 관절해부학

YAMADA Keiki · HIDA Takehiko
김 대 중 감수

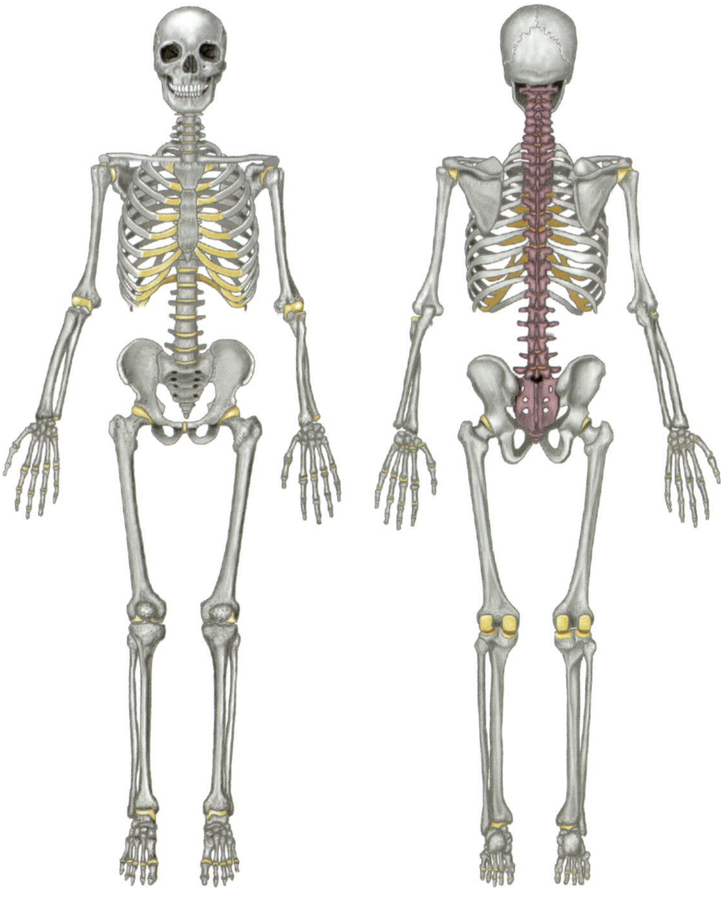

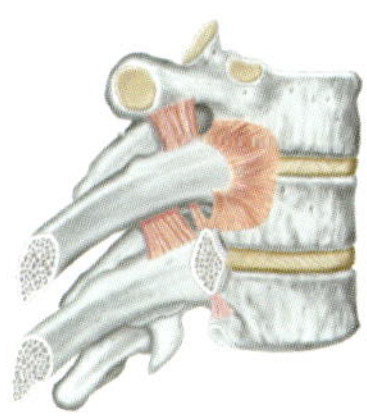

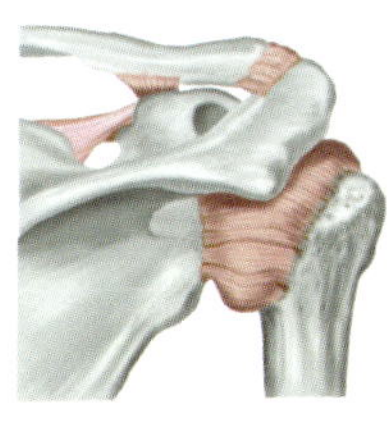

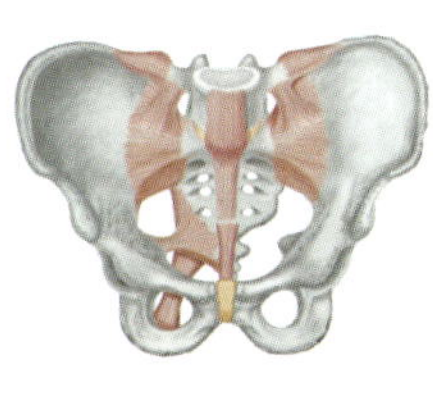

신흥메드싸이언스

한눈에 보는 Visual Anatomy Series 2

뼈 • 관절해부학

발 행 2016년 7월 30일
지은이 YAMADA Keiki, HIDA Takehiko
감 수 김대중
발행인 홍성혁
발행처 신흥메드싸이언스
편 집 임여주
디자인 노정현
주 소 서울시 영등포구 양평동 3가 15-1번지
월드메르디앙비즈센터 501호
등록번호 제318-2007-000077호
전 화 02-2165-8670
팩 스 02-2165-8675
홈페이지 www.shmed.co.kr
ISBN 978-89-6498-045-3 93510
정 가 25,000원

서문

현대의료의 세계는 나날이 현저한 진보를 거듭하고 있습니다. 그에 비례하여 앞으로 의료종사자를 지향하는 사람에게 요구되는 의학지식도 방대해졌습니다. 그 중에서도 해부학은 많은 의료종사자에게 '우선 많은 용어를 외워 둘 필요가 있다'고 생각하는 중요한 의학계 기초 전문과목입니다. 그 교육 내용은 육안해부학에 그치지 않고, 조직학적인 내용에서 분자생물학적 및 기능학적인 내용에 이르기까지 더 넓은 지식이 요구되게 되었습니다.

그러나 최근 의학교육 전체 중, 해부학 강의가 차지하는 시간은 감소 경향이 있으며, 실습 또한 충분히 되지 않는 학생이 늘고 있습니다. 그래서 본서는 우선 제일 처음에 그들이 교과서 등을 통하여 인체해부학을 공부한 다음에 더 깊은 이해를 할 수 있도록 '부교과서'의 역할을 완수할 것을 지향하며 편집하였습니다.

동시에 본서는 의료관계자 뿐 아니라, 지적 호기심이 많은 일반사회인이나 학생에게도 폭넓게 읽을 수 있는 내용으로 구성하였습니다.

뉴스나 드라마에서도 법의학 영역에서의 뼈 감정에 의한 성별 판성, 치아의 치료 흔적에 의해 개인 판정, 목을 매어 죽거나 목뿔뼈 손상 관계 등을 많이 볼 수 있을 것입니다.

뼈에 대한 흥미가 좀 있을 때, 교양을 한 단계 향상시키고 싶을 때, 본서를 훑어보면 새로운 발견을 할 수 있을지도 모릅니다.

또한, 최근에 노인의료 문제나 사회생활 스트레스에 의한 생활습관병 등이 문제화되고 있습니다. 이에 따라 사람들의 건강을 향한 관심도 높아지고 있습니다.

건강하고, 행복한 생활을 보내기 위해서는 몸의 구조에 대해 올바른 지식을 가지고, 그 지식에 기초하여 자신의 건강을 관리하는 것이 중요합니다. 자신의 병과 치료행위에 대해서 '알 권리', '결정할 권리'를 가진다는 '사전동의(informed consent)'의 개념이 확립되었지만, 충분한 설명을 듣고 의문점을 해소하며, 마음속에서 깊이 납득한 후에 검사나 치료를 받기 위해서도 바른 지식을 가지는 것이 중요합니다.

특히 골절이나 관절장애 등은 최근에 일어날 수 있는 '뼈'와 관련된 질병이나 부상의 증상으로, 고령자가 요양보호를 필요로 하는 상태에 빠지게 되는 원인의 대부분을 차지하고 있습니다. 충분한 기초 지식을 가지고 '사전동의(informed consent)'를 받는다면, 더 효과적인 치료를 행할 수 있다는 것은 말할 필요도 없습니다.

본서는 인체의 골격계 영역에 대해서 필요한 내용을 알기 쉬운 그림과 설명으로 정리한 간편하고도 알찬 '뼈 관련 도감'입니다. 학생들에게는 참고서로서, 의료종사자에게는 수중에 놓고 사용하는 도감으로서, 그리고 일반인에게는 지적 호기심을 만족시키고, 뼈와 관련된 바른 지식을 습득하여 건강생활을 일조하는 교양서적으로 많이 활용되었으면 하는 바람입니다.

YAMADA Keiki
HIDA Takehiko

목차

6장 관절 127

본서를 보는 방법

본서는 해부학에서 '뼈대' 및 '관절'에 대해 전신 각 부위별로 정밀한 그림과 해설문을 게재하여, 각각의 명칭과 구조를 이해할 수 있도록 구성되어 있습니다.

해부학의 기초지식을 소개하는 '기초지식편'부터 시작하여, '머리부위', '가슴우리', '팔', '척추', '다리'의 다섯 부위를 '뼈대'로서, 또한 전신 각 부위에 관절과 인대의 구조 및 기능을 '관절'의 장에서 소개하고 있습니다.

부위 표시

게재하는 뼈가 몸의 어디에 위치하고 있는지, 어느 방향에서 관찰하고 있는지 등을 그림에 나타냅니다.

요약

게재하는 내용에 대해 간단하게 설명합니다.

정밀도

해설의 내용 이해를 돕는 정밀한 그림을 게재하고 있습니다. 대표적인 부위의 명칭에 대해서는 우리말 표기와 영어표기를 함께 표기하고 있습니다.

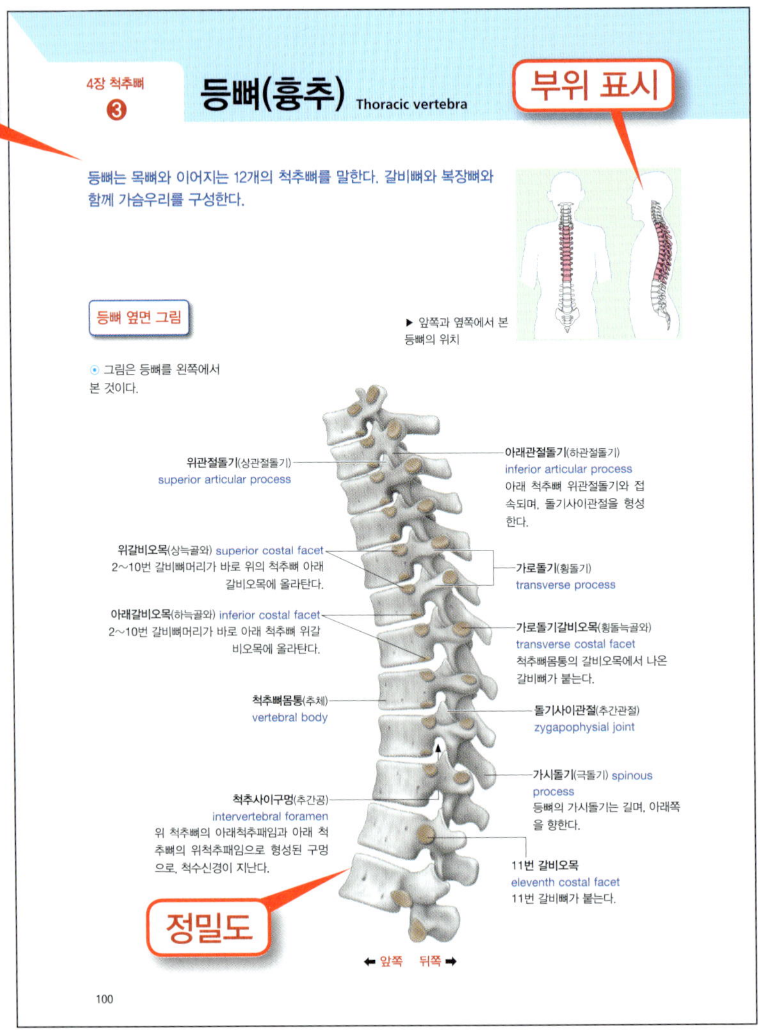

주로 의사, 간호사, 물리치료사, 작업치료사 등의 의료종사자, 또는 그와 관련된 자격 취득을 목표로 하고 있는 학생을 대상자로 삼고 있지만, 전문성이 높은 부위 이름에 대해서는 우리말 표기와 영어표기를 병행 표기하는 등, 일반 사회인이나 학생들이 읽어도 이해할 수 있는 내용으로 구성하였습니다.

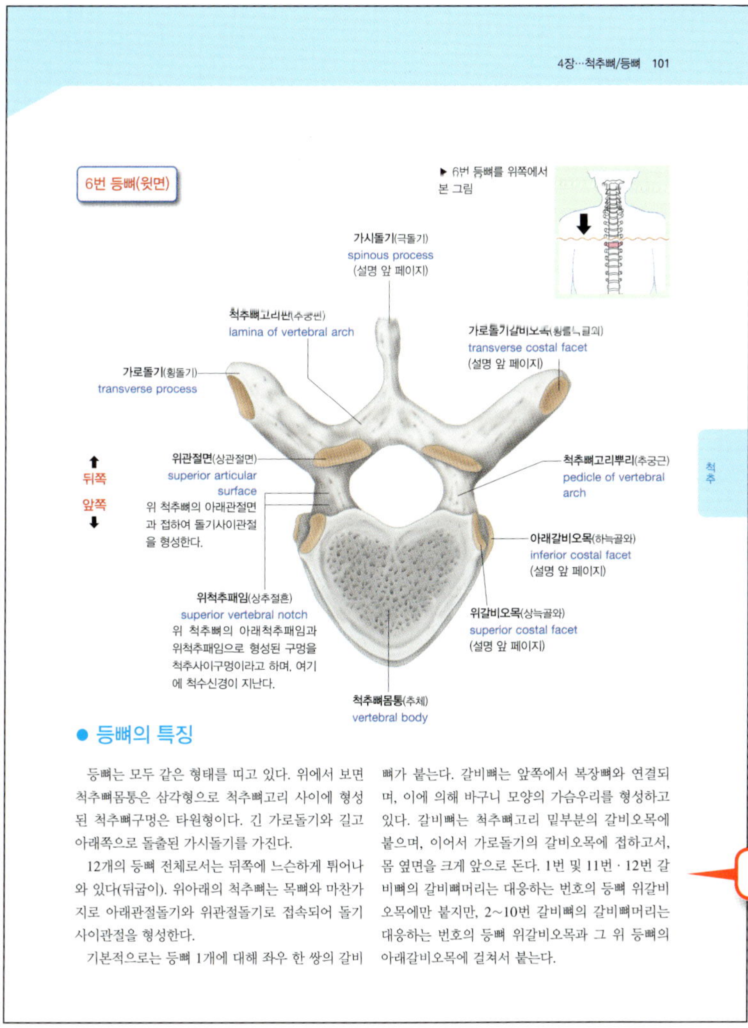

4장…척추뼈/등뼈 101

6번 등뼈(윗면)

● 등뼈의 특징

등뼈는 모두 같은 형태를 띠고 있다. 위에서 보면 척추뼈몸통은 삼각형으로 척추뼈고리 사이에 형성된 척추뼈구멍은 타원형이다. 긴 가로돌기와 길고 아래쪽으로 돌출된 가시돌기를 가진다.

12개의 등뼈 전체로서는 뒤쪽에 느슨하게 튀어나와 있다(뒤굽이). 위아래의 척추뼈는 목뼈와 마찬가지로 아래관절돌기와 위관절돌기로 접속되어 돌기사이관절을 형성한다.

기본적으로는 등뼈 1개에 대해 좌우 한 쌍의 갈비뼈가 붙는다. 갈비뼈는 앞쪽에서 복장뼈와 연결되며, 이에 의해 바구니 모양의 가슴우리를 형성하고 있다. 갈비뼈는 척추뼈고리 밑부분의 갈비오목에 붙으며, 이어서 가로돌기의 갈비오목에 접하고서, 몸 옆면을 크게 앞으로 돈다. 1번 및 11번 · 12번 갈비뼈의 갈비뼈머리는 대응하는 번호의 등뼈 위갈비오목에만 붙지만, 2~10번 갈비뼈의 갈비뼈머리는 대응하는 번호의 등뼈 위갈비오목과 그 위 등뼈의 아래갈비오목에 걸쳐서 붙는다.

척추

설명

게재하는 부위와 관련된 구조나 기능에 대해 설명합니다.

기초지식

An elementary knowledge

- 우리 몸의 뼈
- 뼈의 부위별 명칭과 분류
- 뼈의 기본 구조
- 뼈의 발육과 성장
- 뼈의 연결
- 해부학 자세

우리 몸의 뼈

■ 우리 몸에는 약 206개의 뼈가 있다. 꼬리뼈와 종자뼈 등의 수에는 약간의 개인차가 있다.

우리 몸 뼈대의 앞쪽

⊙ P.10는 우리 몸의 뼈를 앞쪽에서, P.11는 뒤쪽에서 본 그림이다.

※ 양쪽 모두 왼쪽 앞팔을 비틀어서 회전한 자세이다.

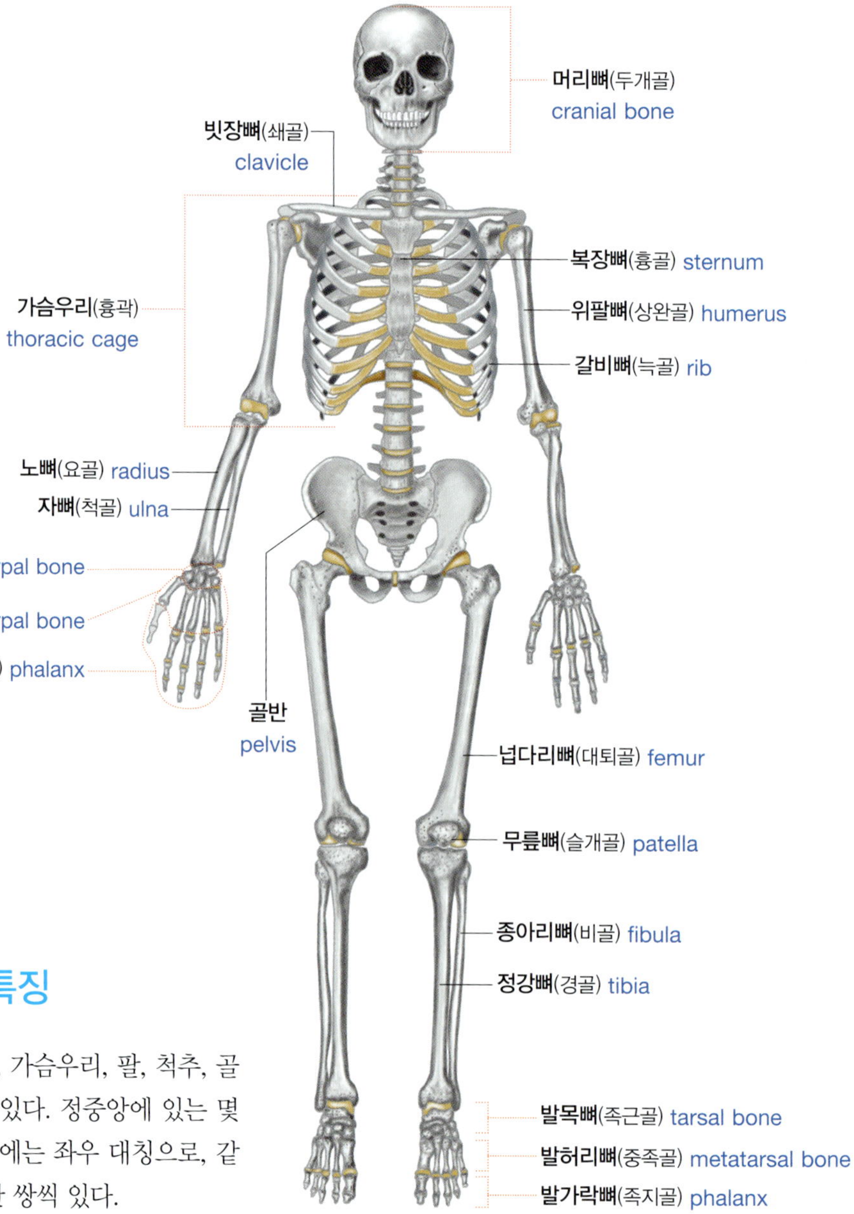

● 우리 몸 뼈의 특징

우리 몸의 뼈는 머리뼈, 가슴우리, 팔, 척추, 골반, 다리로 크게 나눌 수 있다. 정중앙에 있는 몇 개의 머리뼈와 척추 이외에는 좌우 대칭으로, 같은 형태의 뼈가 좌우에 한 쌍씩 있다.

가장 큰 뼈는 넙다리뼈이며, 가장 작은 뼈는 가운데귀에 있는 귓속뼈이다.

● 설명 페이지

머리뼈(두개골)…P. 22 빗장뼈(쇄골)…P. 78 가슴우리(흉곽)…P. 64 복장뼈(흉골)…P. 67 갈비뼈(늑골)…P. 68
위팔뼈(상완골)…P. 80 노뼈(요골)…P. 84 자뼈(척골)…P. 85 골반…P. 112 넙다리뼈(대퇴골)…P. 118 정강뼈(경골)…P. 120
종아리뼈(비골)…P. 120 무릎뼈(슬개골)…P. 120 발목뼈(족근골)…P. 122 발허리뼈(중족골)…P. 122 발가락뼈(족지골)…P. 122
관자뼈(측두골)…P. 42 뒤통수뼈(후두골)…P. 40 아래턱뼈(하악골)…P. 58 어깨뼈(견갑골)…P. 76 척추…P. 92 목뼈(경추)…P. 96
등뼈(흉추)…P. 100 허리뼈(요추)…P. 102 엉치뼈(천골)…P. 104 꼬리뼈(미골)…P. 104 발꿈치뼈(종골)…P. 126
손목뼈(수근골)…P. 86 손허리뼈(중수골)…P. 88 손가락뼈(지골)…P. 88

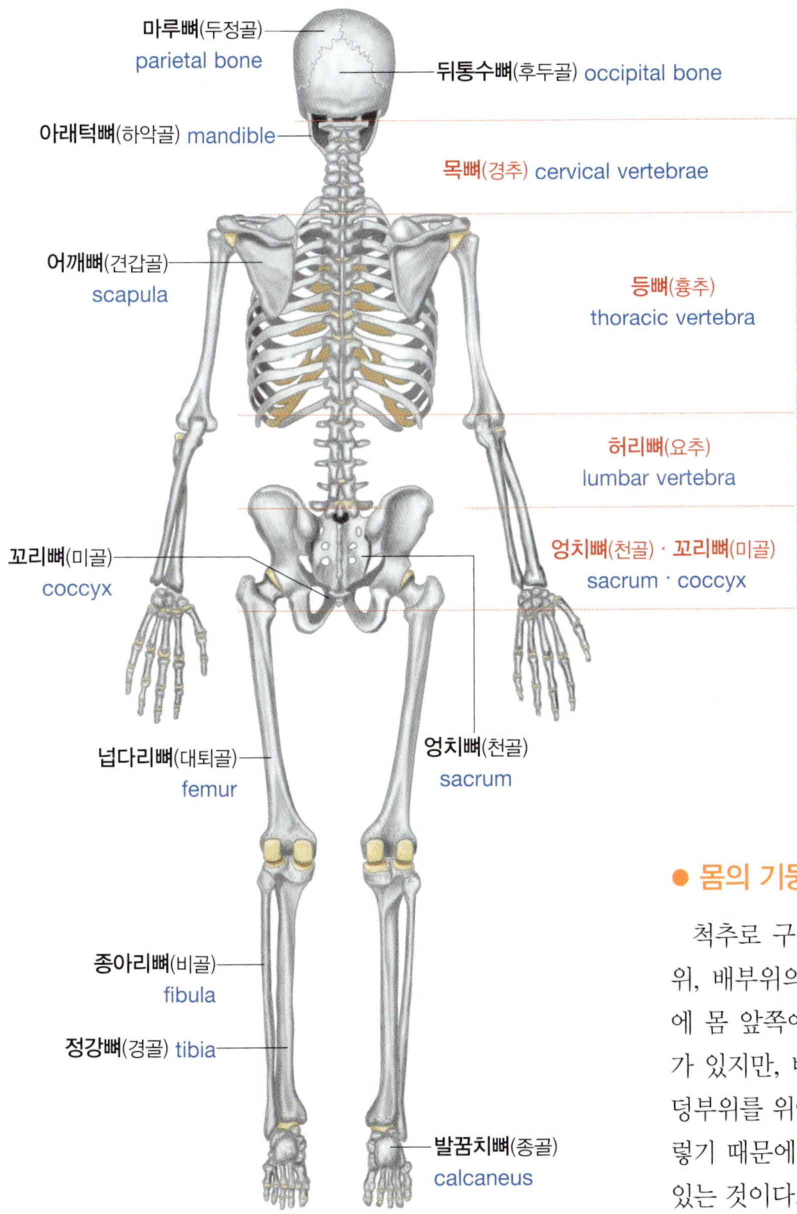

우리 몸 뼈대의 뒷쪽

● 몸의 기둥은 뒤쪽에 있다

척추로 구성되는 척주는 목부위, 가슴부위, 배부위의 뒤쪽에 위치하고 있다. 반면에 몸 앞쪽에는 가슴우리와 골반두덩부위가 있지만, 배부위에는 가슴우리와 골반두덩부위를 위아래로 이어주는 뼈는 없다. 그렇기 때문에 임산부의 배부위가 팽창될 수 있는 것이다.

뼈의 부위별 명칭과 분류

● 부위별 명칭

뼈의 모양은 다음과 같이 표현된다.

- ○ **머리(두)**: 뼈끝의 둥근 부분
- ○ **몸통(간 또는 체)**: 긴뼈 중앙의 긴 부분
- ○ **목(경)**: 뼈머리에 가깝고 얇은 부분
- ○ **오목(와)**: 얕게 패인 부분
- ○ **구멍(공)**: 주로 혈관이나 신경의 통로
- ○ **패임(절흔)**: 들어가 있는 자국
- ○ **고랑(구)**: 혈관이나 힘줄 등이 지나가는 얇고 긴 고랑
- ○ **가시(극)**: 가시 모양으로 확연하게 돌출되어 있는 부분
- ○ **돌기**: 작고 날카로운 돌출부
- ○ **결절**: 뼈 일부에 있는 약간 돌출한 부위
- ○ **관절융기(과)**: 뼈끝 등에 있는 혹 모양으로 튀어 나온 부분
- ○ **능선(능)**: 산의 능선과 같이 튀어 나온 부분
- ○ **활, 고리(궁)**: 활과 같이 비스듬하게 굽은 부분
- ○ **거친면(조면)**: 표면이 엉성하고 거칠거칠한 부분. 힘줄 등의 부착부

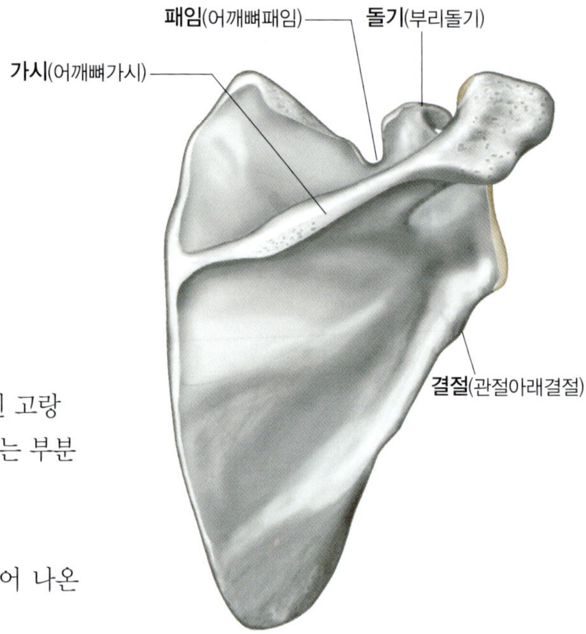

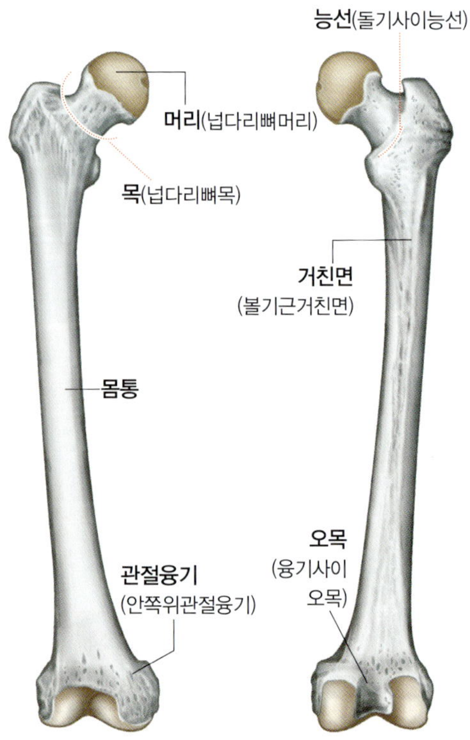

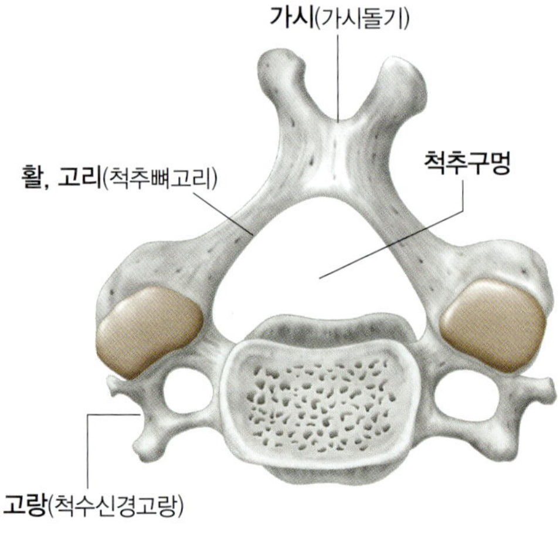

● 뼈의 분류

뼈는 그 모양에 따라 **긴뼈**, **짧은뼈**, **공기뼈**, **납작뼈**, **불규칙뼈**, **종자뼈**의 6종류로 나뉜다.

긴뼈(장골)

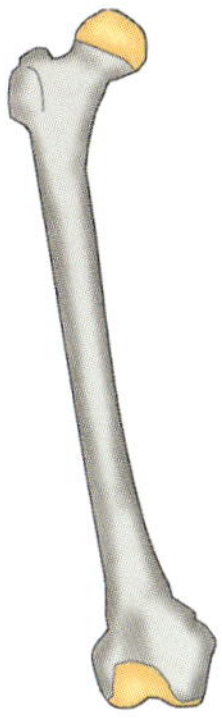

◀ 위팔뼈나 넙다리뼈와 같이 긴 뼈를 말한다. 뼈몸통 속은 속이 비어 있으며, 파이프 모양으로 되어 있는 것이 특징이다. 양끝이 두꺼우며, 여기에서 다른 뼈와 함께 관절을 만든다. 팔과 다리에 있으며, 여러 가지 운동의 중심적 역할을 하고 있다.

예) 위팔뼈, 자뼈, 노뼈, 넙다리뼈, 정강뼈, 종아리뼈

공기뼈(함기골)

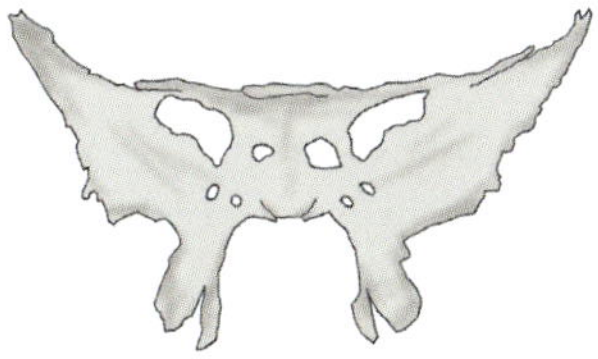

▲ 뼈 속에 구멍이 있는 뼈를 말한다. 위턱굴이나 이마굴 등의 코곁굴을 가진 뼈가 이에 해당된다. 이에 의해 머리뼈를 가볍게 하고 있다.

예) 이마뼈, 위턱뼈, 벌집뼈, 나비뼈

짧은뼈(단골)

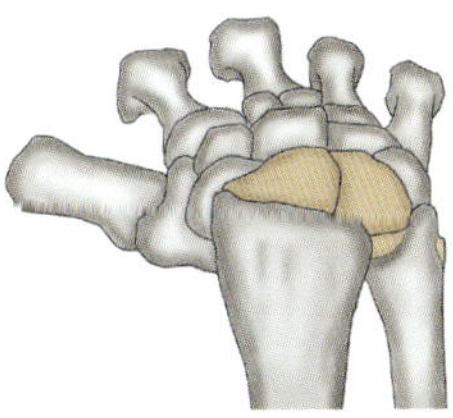

◀ 손목뼈의 반달뼈, 발목뼈의 목말뼈 등과 같이 블럭 모양으로 뼈의 긴축과 짧은 축의 길이가 별로 차이가 없는 뼈를 말한다. 뼈머리와 뼈몸통을 구별을 할 수 없다. 손목 부분이나 발목 부분은 몇 개의 짧은뼈가 서로 복잡하게 연결되어 있으며, 운동성은 떨어지지만, 강하고 유연한 골격을 형성하고 있다.

예) 손목뼈, 발목뼈

납작뼈(편평골)

▶ 머리뼈에서 볼 수 있는 납작한 뼈를 말한다. 얇은 뼈이지만, 안팎의 치밀질 층 사이에 해면질이 있다. 갈비뼈는 얇고 길기 때문에 긴뼈라고 생각하기 쉬우나, 팔다리의 긴뼈와는 달리 납작뼈에 해당된다.

예) 머리덮개뼈를 만드는 이마뼈나 마루뼈 등, 복장뼈, 어깨뼈, 갈비뼈, 엉덩뼈

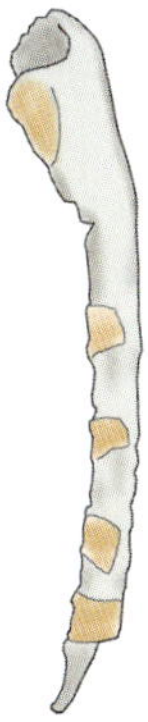

불규칙뼈(불규칙골)

▶ 형태가 불규칙한 뼈로, 긴뼈, 짧은뼈, 납작뼈로 분류되지 않는 뼈를 말한다. 가운데귀속의 망치뼈나 얼굴머리뼈를 구성하고 있는 뼈가 이에 해당된다.

예) 망치뼈, 위턱뼈, 아래턱뼈, 광대뼈

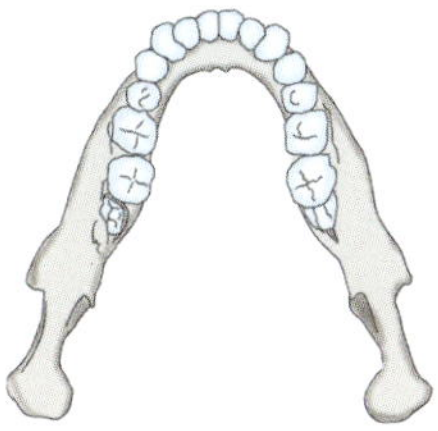

종자뼈(종자골)

▶ 힘줄 속 등에 존재하는 뼈로, 힘줄과 그에 접하는 뼈와의 마찰을 완화 시키는 역할을 한다. 가장 큰 종자뼈는 무릎뼈이다.

뼈의 기본 구조

■ 뼈는 기본적으로 뼈막, 뼈질, 골수, 연골질로 구성되어 있다.

성인의 넙다리뼈와 단면 그림

⊙ 오른쪽 그림은 성인의 넙다리뼈 몸통 부분의 몸쪽과 먼쪽의 단면을 표시한 것으로, 다음 페이지는 뼈몸통 부분을 확대한 것이다.

※ 긴뼈의 몸통은 치밀질 만으로 구성되어 있다.

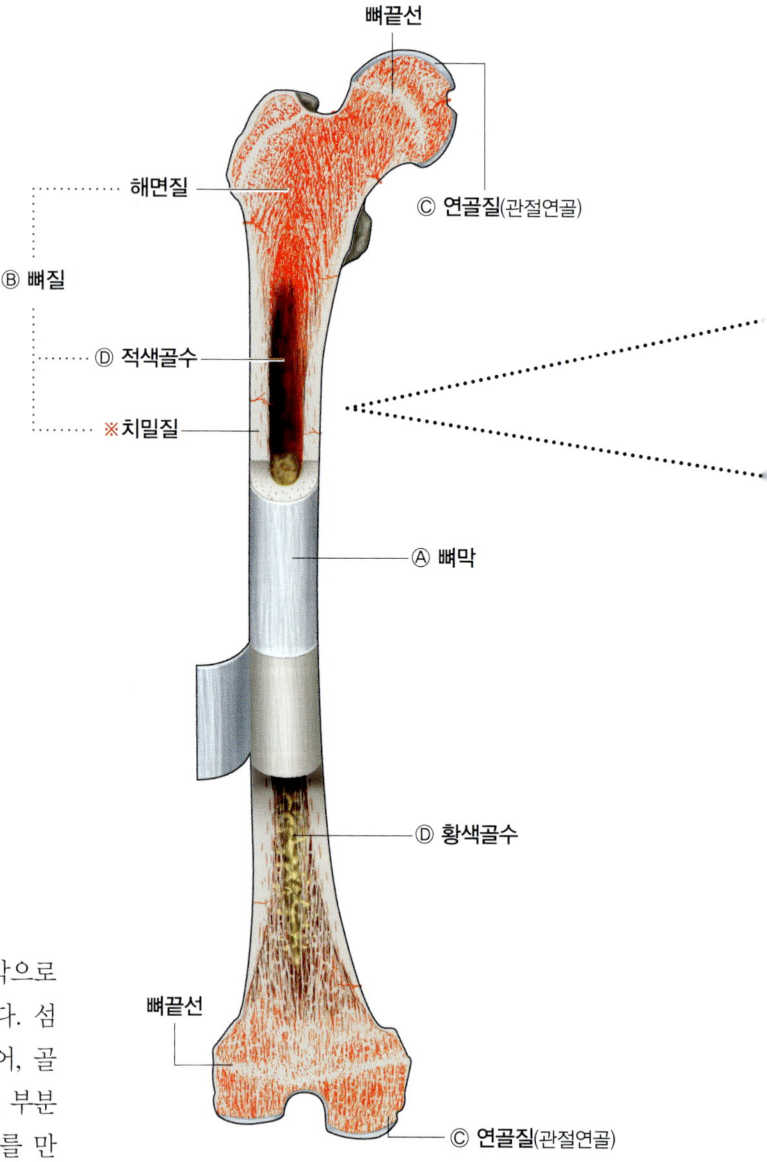

● 기본 구조

Ⓐ…뼈막

연골 부분을 제외하고 뼈 표면을 싸는 막으로 표면의 섬유층과 내면의 뼈 형성층이 있다. 섬유층의 섬유 일부는 샤피섬유로 되어 있어, 골질 안으로 들어간다. 또한 섬유층은 관절 부분에서 연골로 이행한다. 뼈 형성층에는 뼈를 만드는 뼈모세포의 근원이 되는 세포가 있으며, 뼈 두께의 성장과 관련이 있다. 뼈 형성층에는 혈관이나 신경이 풍부하게 분포되어 있다.

Ⓑ…뼈질

뼈의 표층을 구성하는 치밀질과 내부의 해면질이 있다.

치밀질은 딱딱하고 빽빽한 뼈로서 확대해서 보면 하버스관(Haversian canal)을 중심으로 동심원 모양, 층 모양으로 뼈 조직이 둘러싸, 뼈 단위를 형성하고 있다. 하버스관은 뼈 단위 사이를 가로로 통하는 볼크만관(Volkmann's canal)이 연결되어 혈관이나 신경은 이들을 통하여 뼈 안팎을 지나다니고 있다.

해면질은 해면같이 보이기 때문에 이 이름이 붙었다. 그 안은 골수로 채워져 있다.

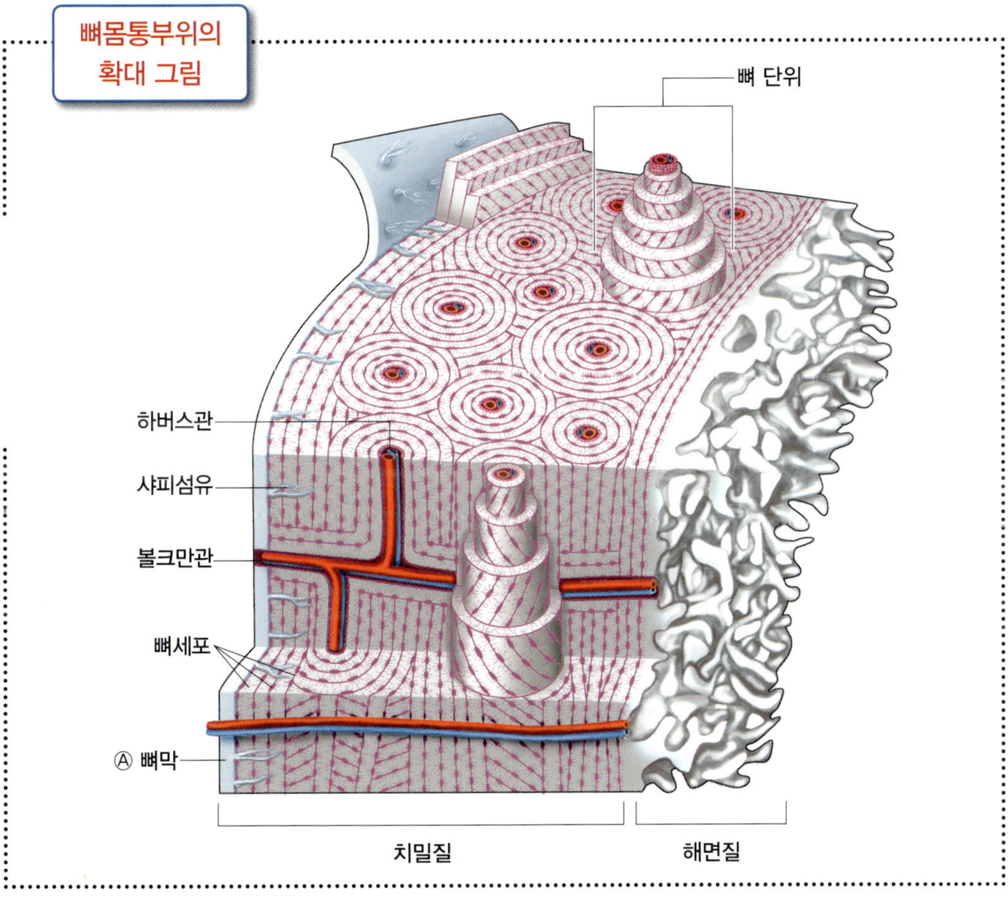

Ⓒ…연골질

뼈와 뼈가 접하는 관절부의 표면을 덮으며, 관절의 움직임을 순조롭게 함과 동시에 관절에 가해지는 압력의 완충재로 작용한다. 골격을 구성하는 연골질은 대부분이 유리연골로 불리는 조직으로, 유리연골은 손상되면 재생되지 않는다.

연골질은 뼈의 길이 성장과 관련이 있다.

Ⓓ…골수

골수는 뼈 안에 있으며, 혈관 기능을 담당하고 있다. 어릴 때에는 대부분이 조혈 기능이 왕성한 적혈골수이지만, 연령이 증가함에 따라 조혈 기능이 쇠퇴하여 지방조직으로 바뀐 황색골수가 증가한다. 성인 긴뼈 몸통부위의 골수는 황색골수이다.

뼈의 발육과 성장

■ 뼈는 태아기에 발생하여 출생기에는 아직 완성되어 있지 않다. 연령이 증가함에 따라 뼈발생이 진행되어 길고 굵게 성장하며, 성인이 되었을 때에는 성장이 멈춘다. 단, 뼈에 따라서 발생이나 성장 속도에 차이가 있다.

긴뼈의 발생과 성장의 모양

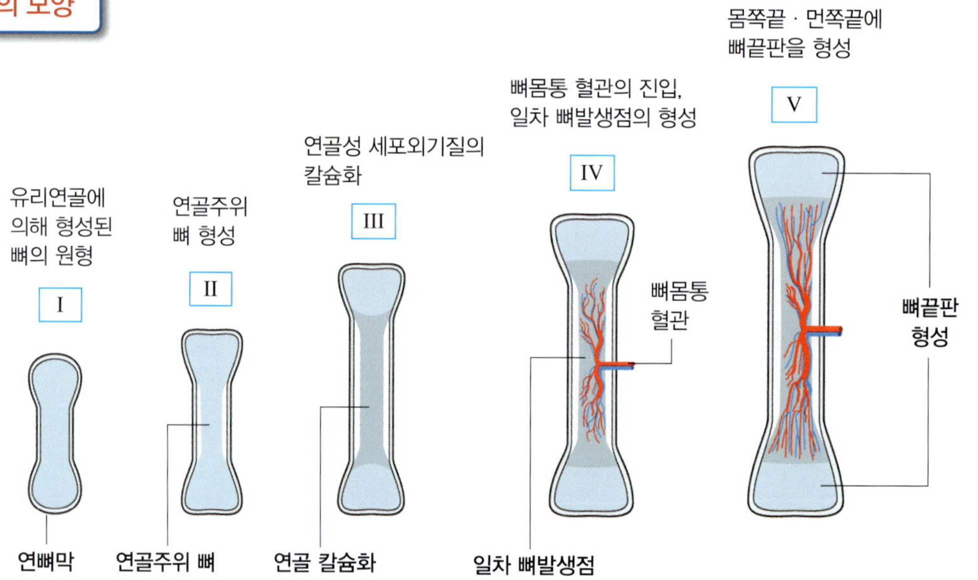

● 발육과 성장의 구조

(1) 뼈의 발생

뼈의 발생에는 연골성뼈발생과 막성뼈발생이 있다.

연골성뼈발생이란 우선 연골이 발생하고 연골이 서서히 뼈 조직으로 바뀌는 것으로, 이에 의해 생긴 뼈를 치환골이라고 한다. 뼈대의 대부분은 이 방법으로 만들어진다. 연골 안에서 뼈모세포가 분화되어 그 부분에서 뼈발생이 진행된다. 뼈발생이 이는 곳을 뼈발생점이라고 한다.

막성뼈발생이란 결합조직 안에 뼈모세포가 분화되어 직접 뼈발생이 진행되는 것으로 이에 의해 생긴 뼈를 막성뼈, 또는 부가뼈라고 한다. 머리뼈나 빗장뼈 등이 이 방법에 의해 만들어진다.

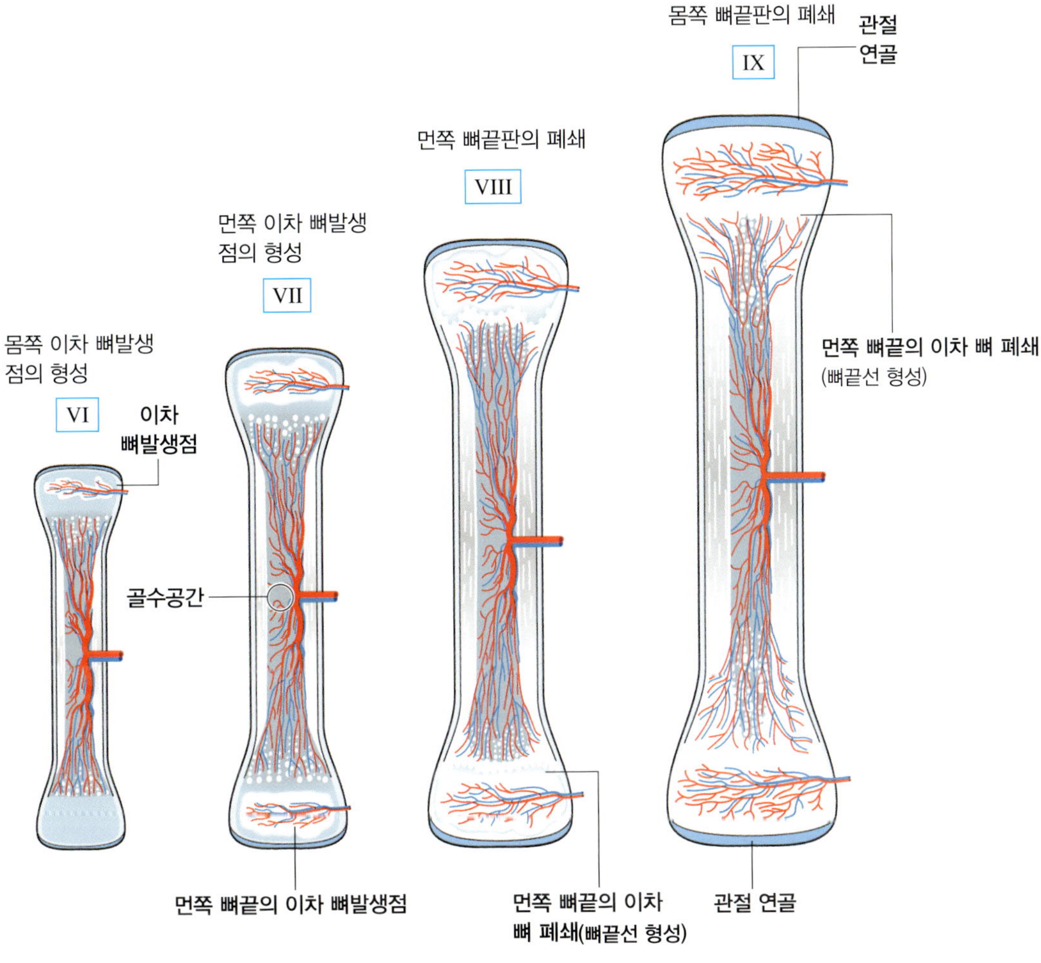

(2) 뼈의 성장

뼈의 길이는 뼈끝의 연골 증식과 뼈발생에 의해 성장한다. 뼈끝 연골이 왕성하게 증식하여 길어지면서 그 안에 생긴 이차 뼈발생점의 뼈모세포가 연골 조직을 뼈조직으로 바꾸어 간다. 뼈끝 연골의 성장이 멈추고, 연골이 완전하게 뼈조직으로 바뀌면 성장이 멈춘다.

긴뼈의 몸통은 이와 상관없이 뼈발생이 진행되기 때문에 몸통과 뼈끝 사이에는 경계가 생긴다. 이것을 뼈끝선이라고 한다.

뼈의 굵기 성장에는 뼈막과 관련이 있다. 뼈막 속면의 뼈 형성층에 의해 뼈 주변에는 새로운 뼈질이 부가되어 굵어진다. 동시에 뼈 안에서는 뼈파괴세포가 작용하여 뼈 안의 공간을 넓히면서 골질의 두께를 조정한다.

뼈의 연결

■ 뼈의 연결부에는 거의 움직임이 없는 부동결합(부동관절)과 움직일 수 있는 가동결합(가동관절)이 있다.

부동결합의 예

• 노뼈와 자뼈 사이 막에 의한 결합

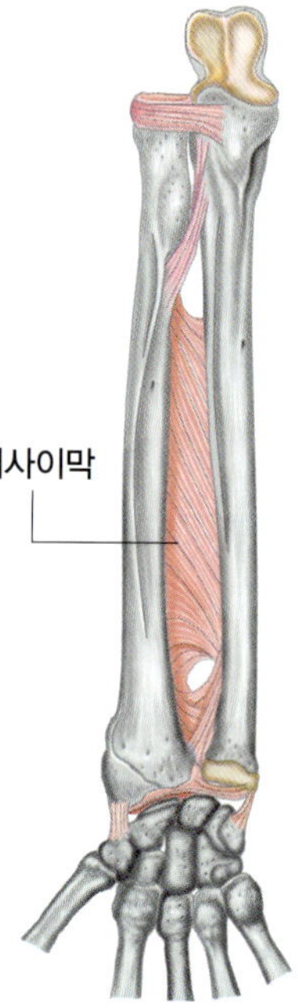

• 머리뼈의 봉합

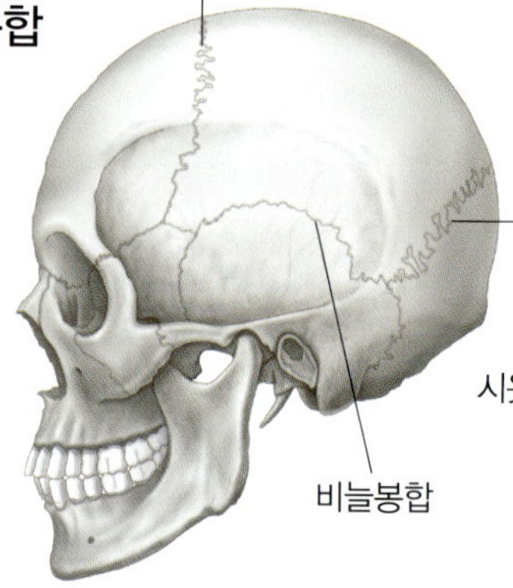

• 골반의 두덩결합

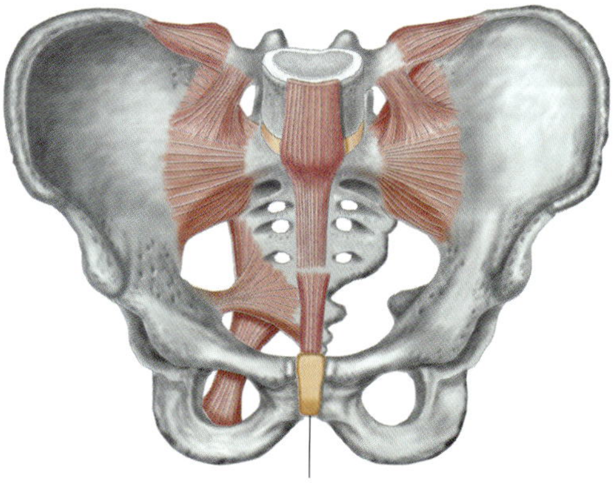

● 연결의 특징

● 부동결합(부동관절)

완전히 또는 거의 가동성이 없는 연결을 말한다. 뼈와 뼈 사이에 아교섬유나 탄성섬유가 있는 섬유성 연결과 뼈와 뼈 사이에 연골이 낀 연골성 연결이 있다.

섬유성 연결에는 머리덮개뼈 사이에서 보이는 봉합, 위턱뼈 · 아래턱뼈에 치아가 파묻혀 있는 못박이봉합, 아래팔에서 두 개의 뼈가 이어지는 뼈 사이막 등에서 보이는 인대결합이 있다.

연골성 결합에는 망치뼈와 척추사이원반에 의한 결합, 1번갈비뼈와 복장뼈의 유리연골에 의한 결합, 두덩뼈결합 등이 있다.

또한, 섬유나 연골이 뼈발생되어 연결된 것을 뼈결합이라고 한다. 이마뼈, 볼기뼈, 엉치뼈 등에서 볼 수 있다.

● 가동결합(가동관절)

일반적으로 말하는 관절을 말한다. 두 개 이상의 뼈가 접해 있으며, 굽힘 · 폄 · 돌림 등의 움직임이 가능하다. 관절은 기본적으로 다음과 같이 구성되어 있다.

- **관절**…두 개 이상의 뼈가 관련있다.
- **연골(관절연골)**…뼈끼리 접촉하는 뼈끝 부위를 덮는 유리연골
- **관절주머니(관절낭)**…관절을 싼다. 이 안을 관절공간이라고 한다.
- **윤활막(활막)**…관절주머니의 안쪽을 형성하는 층으로, 관절의 움직임을 매끄럽게 하는 윤활액을 분비한다.
- **인대**…관절 안팎에서 뼈들이 이어질 수 있도록 붙어서 관절을 보강한다.
- **그 외**…관절 내에 반달판 등의 보조 장치가 있는 경우가 있다.

가동결합의 예

● 엉덩관절의 관상단면

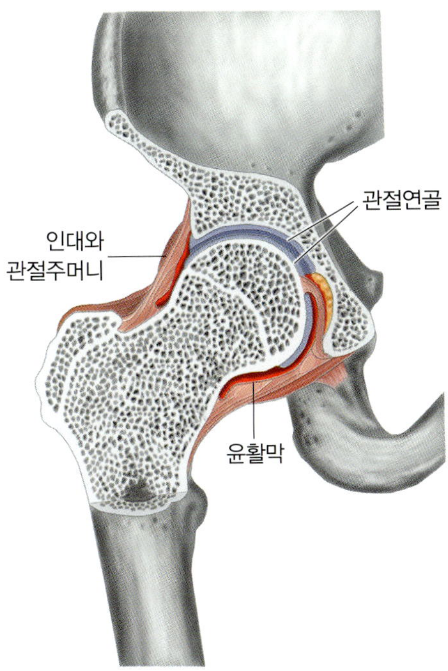

● 무릎관절

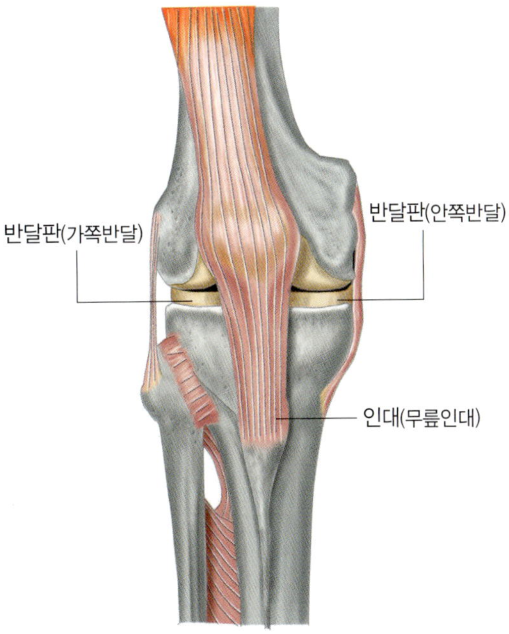

해부학 자세

■ 인체의 단면, 부위나 방향 등에 대해서는 해부학적 자세가 기준이 된다. 선 자세에서 팔을 내리고 손바닥이 앞을 향한 자세가 기본이 된다.

단 면

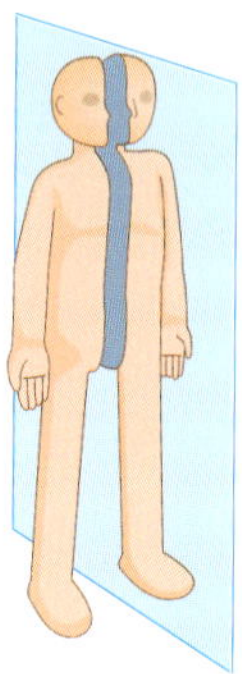

▼ **정중면**…인체를 가운데로 균등하게 나눈 중심의 면

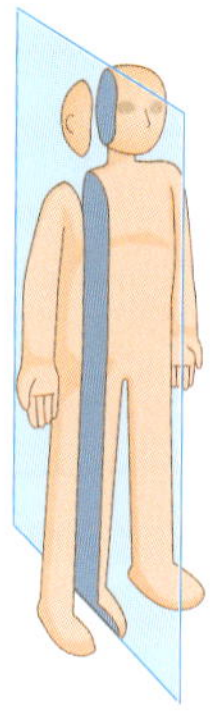

▲**시상면**…정중면과 평행한 면. 즉, 정중면은 정중 시상면이다

▼ **가로면**…수평면과 평행한 면

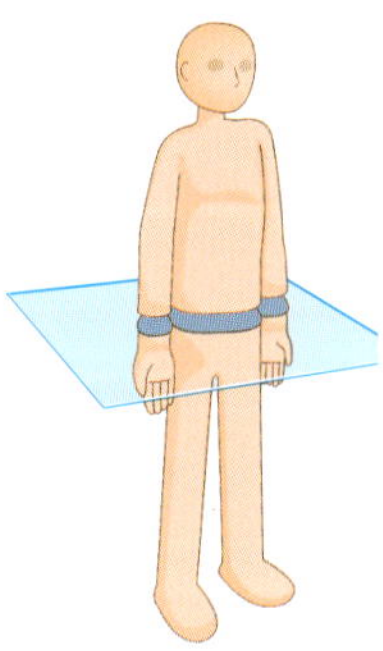

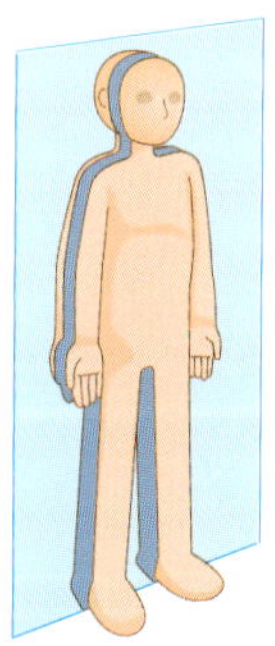

▲**관상면**…인체를 앞뒤로 나눈 면

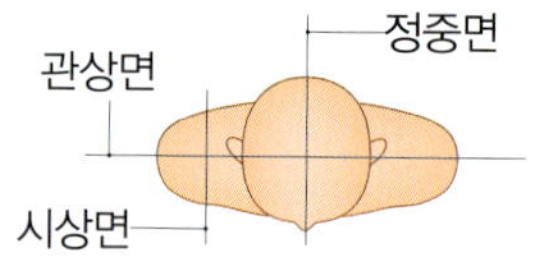

인체의 부위와 방향

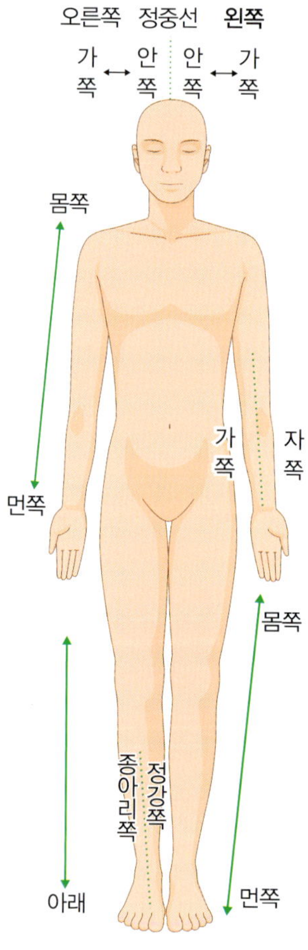

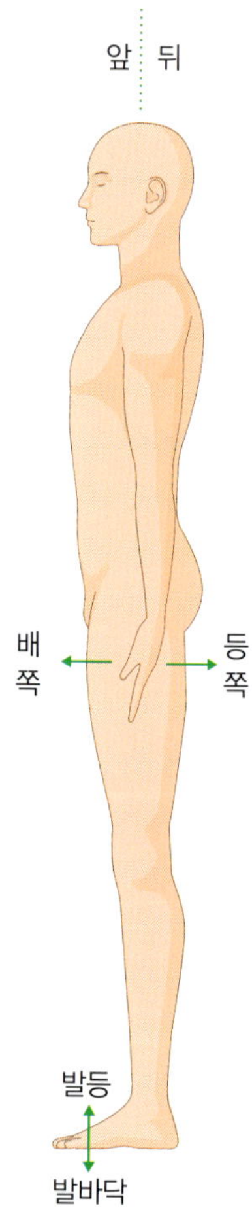

▶인체와 부위 및 방향

⊙ **좌 · 우**
정중선보다 왼쪽이 좌, 오른쪽이 우

⊙ **상 · 하**
머리 방향이 상, 다리 방향이 하

⊙ **안쪽 · 가쪽**
정중에 가까운 쪽이 안쪽, 정중에서 먼 쪽이 가쪽

⊙ **손바닥 쪽 · 손등 쪽**

⊙ **발등 · 발바닥**

⊙ **전 · 후**
신체의 앞방향인 배쪽이 전, 뒷방향인 등쪽이 후

⊙ **몸쪽 · 먼쪽**
팔다리 등에서 몸통에 가까운 부분이 몸쪽, 먼 부분이 먼쪽

⊙ **노쪽 · 자쪽**
아래팔에서 엄지손가락 쪽(노뼈쪽)이 노쪽, 새끼손가락 쪽(자뼈쪽)이 자쪽

⊙ **정강쪽 · 종아리쪽**
넙다리에서 엄지발가락 쪽(정강뼈쪽)이 정강쪽, 새끼발가락 쪽(종아리뼈쪽)이 종아리쪽

1장 머리뼈

Cranial bones

머리뼈(두개골) Cranial bones

머리뼈는 뇌를 보호하고, 얼굴을 구성하며, 감각기가 들어있다.

● 구조와 움직임의 특징

머리뼈는 15종 23개의 뼈로 구성되어 있다. 뇌를 둘러싸는 뇌머리뼈와 얼굴을 구성하는 얼굴머리뼈로 분류된다. 뇌머리뼈는 이마뼈, 마루뼈, 뒤통수뼈, 관자뼈, 나비뼈의 5종 7개이며, 얼굴머리뼈는 위턱뼈, 아래턱뼈, 광대뼈, 코뼈, 눈물뼈, 벌집뼈, 보습뼈, 입천장뼈, 아래코선반뼈, 목뿔뼈의 10종 16개이다. 단, 벌집뼈는 뇌머리뼈에 포함시키기도 한다.

뇌머리뼈는 뇌가 들어 있으며, 외부 힘으로부터 뇌를 보호하고 있다. 또한 얼굴머리뼈는 음식을 씹거나 삼키는 등 마시고 먹는 것과 관련된 동작, 숨쉬기, 말하기, 표정을 만드는 등의 작용과 관련이 있다. 또한, 머리뼈는 시각, 청각, 평형감각, 후각, 맛감각의 감각기 등이 들어있다.

각각의 뼈의 관절은 대부분이 부동관절로 이것을 연결하는 것을 봉합이라고 한다. 머리뼈 중 가동관절은 관자뼈와 아래턱뼈로 구성된 턱관절뿐이다.

이러한 머리뼈 외에도 가운데귀에는 3종 6개의 귓속뼈가 있다. 귓속뼈는 골격으로서의 뼈가 아니라, 청각과 관련된 뼈이다. 또한 위턱뼈와 아래턱뼈에 묻혀 있는 치아에 대해서도 이 항목에서 설명하고 있다.

⑥ □ **이마뼈**(전두골) cranial bones…P.36
⑦ □ **마루뼈**(두정골) parietal bone…P.38
⑧ □ **뒤통수뼈**(후두골) occipital bone…P.40
⑨ □ **관자뼈**(측두골) temporal bone…P.42
⑩ **귓속뼈**(이소골) auditory ossicle…P.44
⑪ □ **나비뼈**(접형골) sphenoid bone…P.46
⑫ □ **벌집뼈**(사골) ethmoid bone…P.48
⑬ □ **코뼈**(비골) nasal bone…P.50
□ **눈물뼈**(누골) lacrimal bone…P.50
⑭ □ **광대뼈**(협골) zygomatic bone…P.51
⑮ □ **보습뼈**(서골) vomer…P.52
⑯ □ **아래코선반뼈**(하비갑개) inferior nasal concha…P.53
⑰ **입천장뼈**(구개골) palatine bone…P.54
⑱ □ **위턱뼈**(상악골) maxilla…P.56
⑲ □ **아래턱뼈**(하악골) mandible…P.58
⑳ □ **치아** teeth…P.60
㉑ **목뿔뼈**(설골) hyoid…P.62

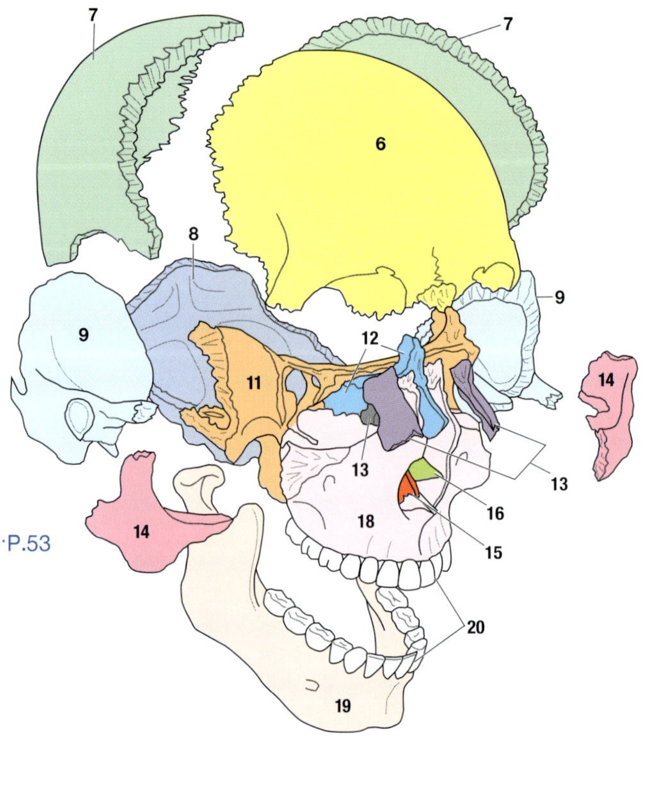

머리뼈 앞면

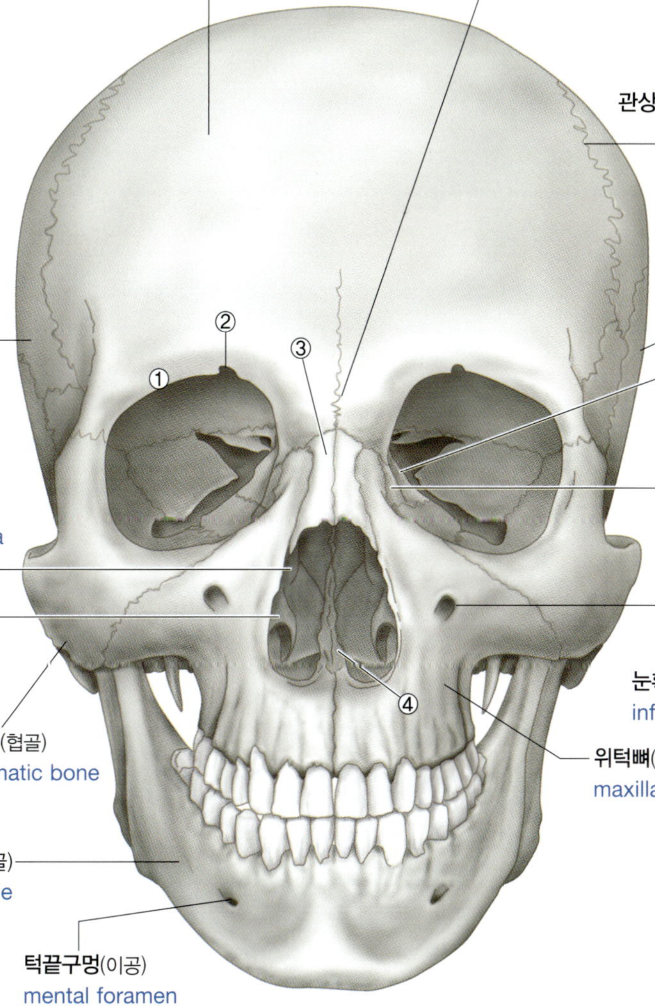

머리뼈의 특징

앞쪽에서 본 머리뼈

머리뼈의 둥근 돔 모양의 부분은 머리덮개뼈라고 한다. 이 안이 뇌가 들어있는 머리뼈공간이다. 정면에는 안구가 들어있기 때문에 크고 둥글게 움푹 패인 눈확이 있다. 가운데에는 코뼈와 위턱뼈에 의해 생긴 조롱박 모양의 구멍인 뼈콧구멍이 있으며, 그 안이 코안(비강)이다. 볼에는 띠 모양으로 가로 놓인 광대활이 보인다. 아래턱은 머리뼈 중 유일하게 움직이는 부분이다.

머리뼈 뒷면

● 그림에서는 목부위 뼈가 제외되어 있다.

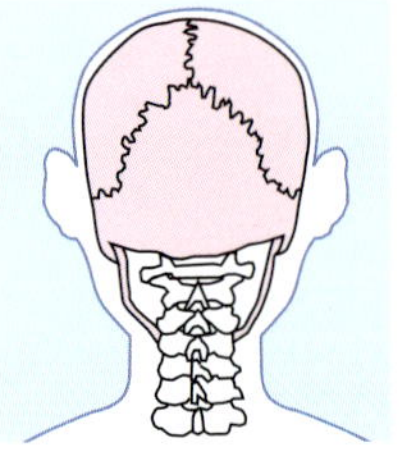

▲ 뒤쪽에서 본 머리뼈

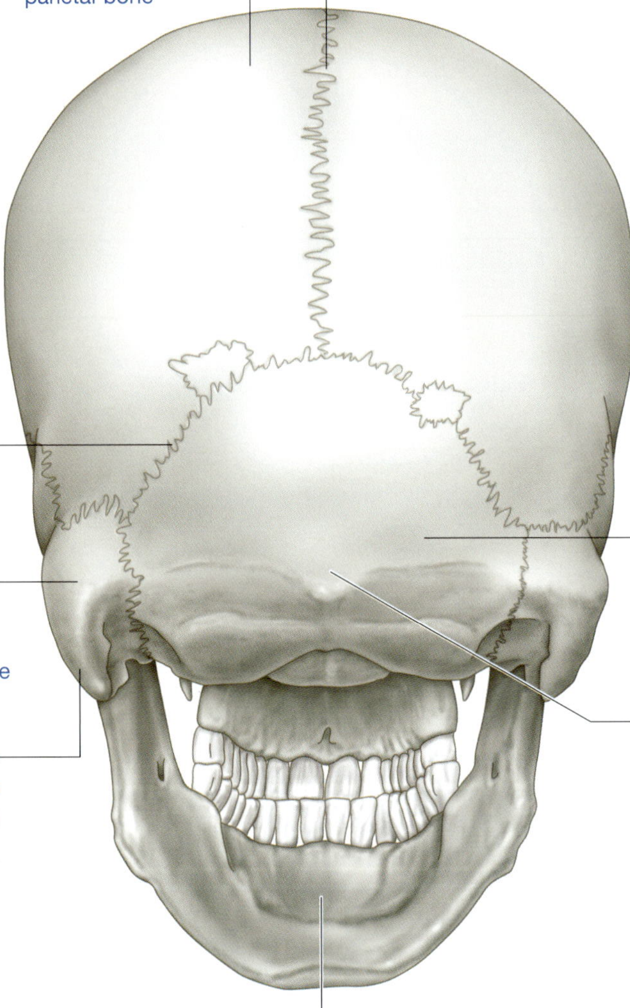

● 뒤쪽에서 본 머리뼈

머리덮개뼈에는 마루뼈와 관자뼈 사이의 시옷봉합이 보인다. 뒤통수뼈 아래쪽 중앙에는 바깥뒤통수뼈융기가 있다.

머리뼈공간 아래에 있으며 뇌를 아래에서 지지하고 있는 머리뼈바닥의 뒷부분이 수평하게 보인다. 머리뼈바닥의 앞쪽은 각도가 조금 위쪽을 향하고 있기 때문에 뒤쪽에서는 볼 수 없다. 양쪽에는 귀 뒤에 돌출되어 있는 관자뼈의 꼭지돌기가 보인다. 앞쪽에는 위턱뼈와 아래턱뼈, 치아 안쪽이 보이고 있다.

● 위쪽에서 본 머리뼈

머리뼈를 위쪽에서 보면, 앞쪽이 조금 좁고, 전체적으로는 달걀형에 가깝다. 이마뼈와 마루뼈 사이의 관상봉합, 좌우 마루뼈 사이의 시상봉합과 함께 마루뼈와 뒤통수뼈 사이의 시옷봉합이 조금 보인다.

앞쪽에 코뼈 끝이나 광대뼈 일부가 조금 보이긴 하지만, 얼굴 부분은 거의 보이지 않는다. 즉, 머리뼈 전체 중에서는 머리덮개뼈 주위가 가장 큰 것이다.

▼ 위쪽에서 본 머리뼈

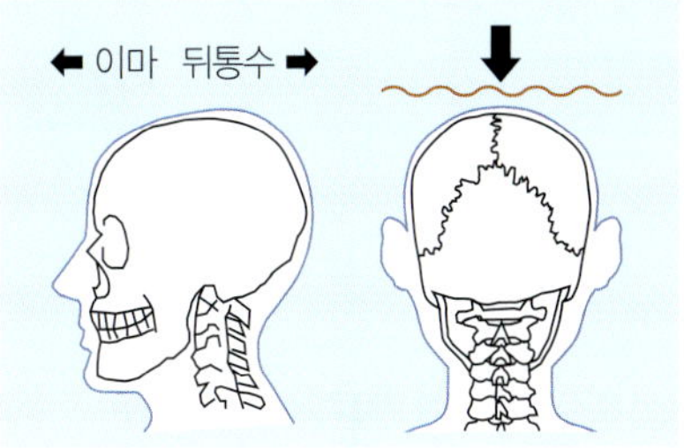

머리뼈 윗면

◉ 그림의 위가 이마부위, 아래가 뒤통수부위이다.

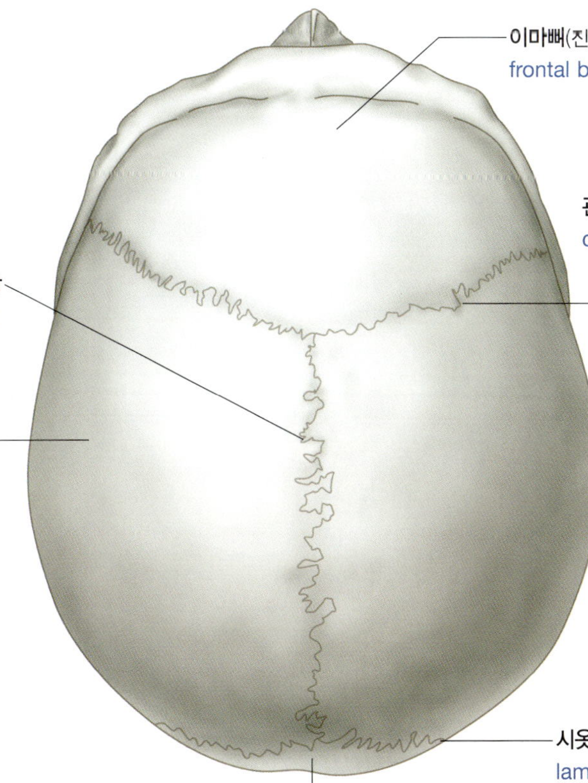

머리덮개뼈 속면

Ⓐ…시상봉합 sagittal suture

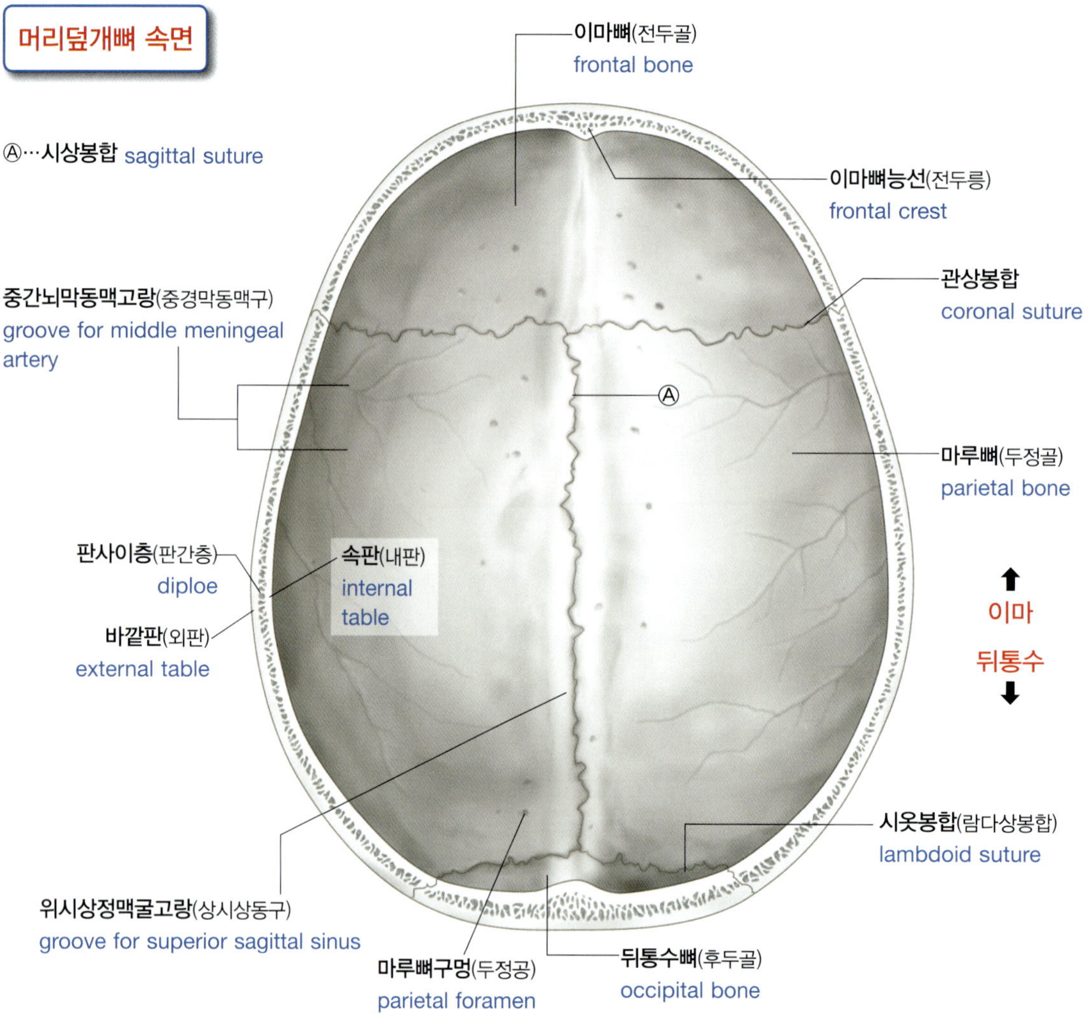

● 머리덮개뼈 속면

뇌머리뼈를 수평면으로 잘라 머리덮개뼈를 안쪽에서 보고 있다. 앞 페이지와 마찬가지로 관상봉합과 시상봉합, 시옷봉합이 보인다. 이마뼈의 중앙에는 안쪽에 돌출된 이마뼈능선이 있다. 벽에는 큰 혈관이 지나가는 고랑을 볼 수 있다.

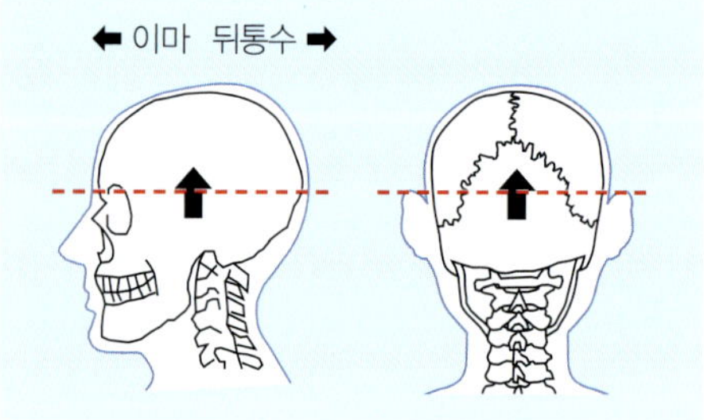

▲ 단면에서 올려다 본 머리덮개뼈의 속면

● 옆면에서 본 머리뼈(그림 · 다음 페이지)

머리뼈를 옆에서 보면, 관자뼈와 광대뼈, 아래 · 위의 턱뼈 구조를 잘 알 수 있다.

관자뼈에는 바깥귓구멍이 보이며, 그 뒤쪽에는 꼭지돌기가 보인다. 그 앞을 관자뼈와 광대뼈로 구성된 광대활이 얼굴 앞면까지 가로놓인다.

아래턱뼈와 관자뼈 사이에서 구성된 턱관절이나 그 앞쪽의 아래턱뼈근육돌기가 광대활의 안쪽에 위치하고 있는 것을 알 수 있다.

코의 대부분에는 뼈가 없고, 코뼈와 위턱뼈가 코의 기초가 되는 부분을 형성하고 있다.

머리뼈 왼쪽면

① **이틀돌기**(치조돌기) alveolar process
② **광대뼈**(협골) zygomatic bone
③ **나비뼈 큰날개**(접형골 대익) greater wing of sphenoid bone
④ **바깥귀길**(외이도) external acoustic meatus
⑤ **고막틀 부분**(고실부) tympanic part
⑥ **꼭지돌기**(유양돌기) mastoid process
⑦ **관자뼈**(측두골) temporal bone
⑧ **비늘봉합**(인상봉합) squamous suture
⑨ **광대활**(협골궁) zygomatic arch
⑩ **근육돌기**(근돌기) coronoid process

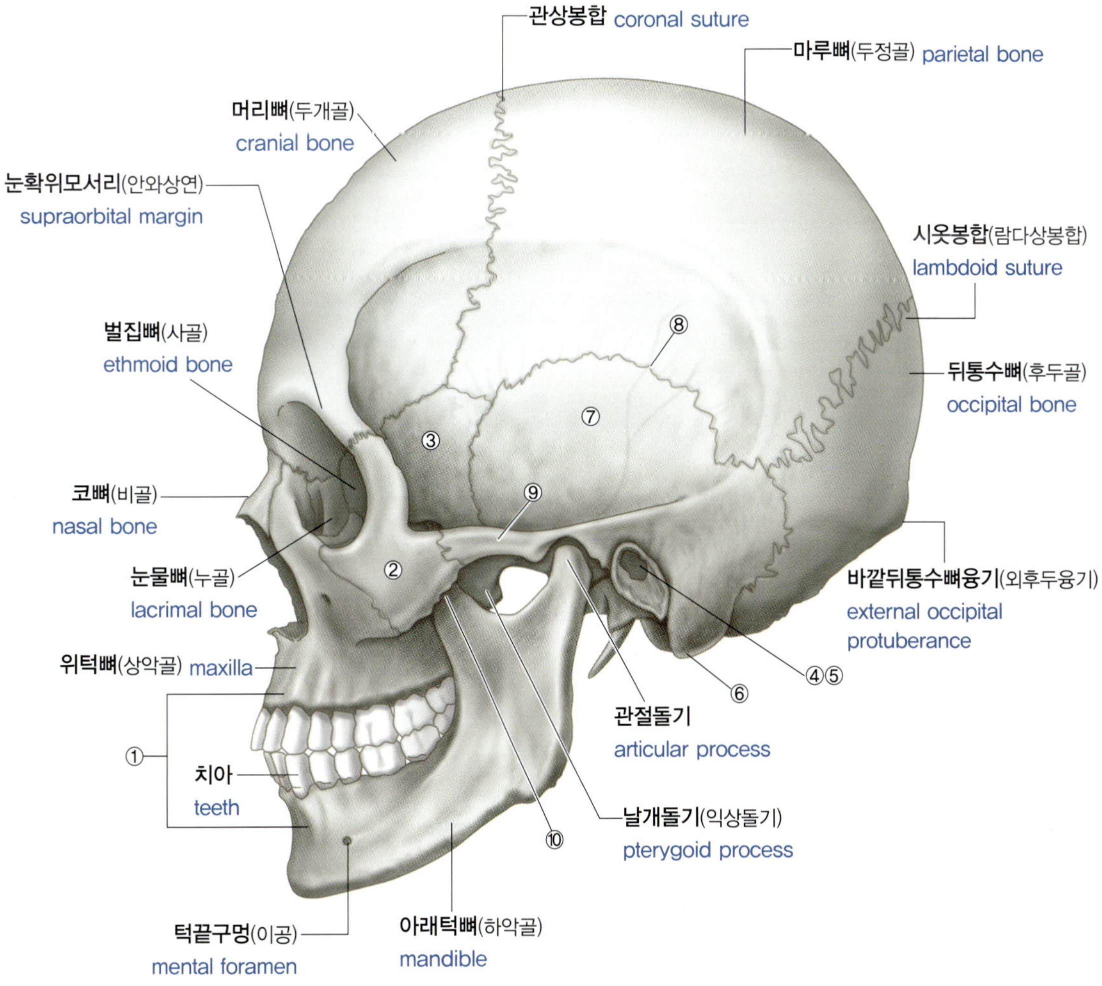

바깥쪽머리뼈바닥

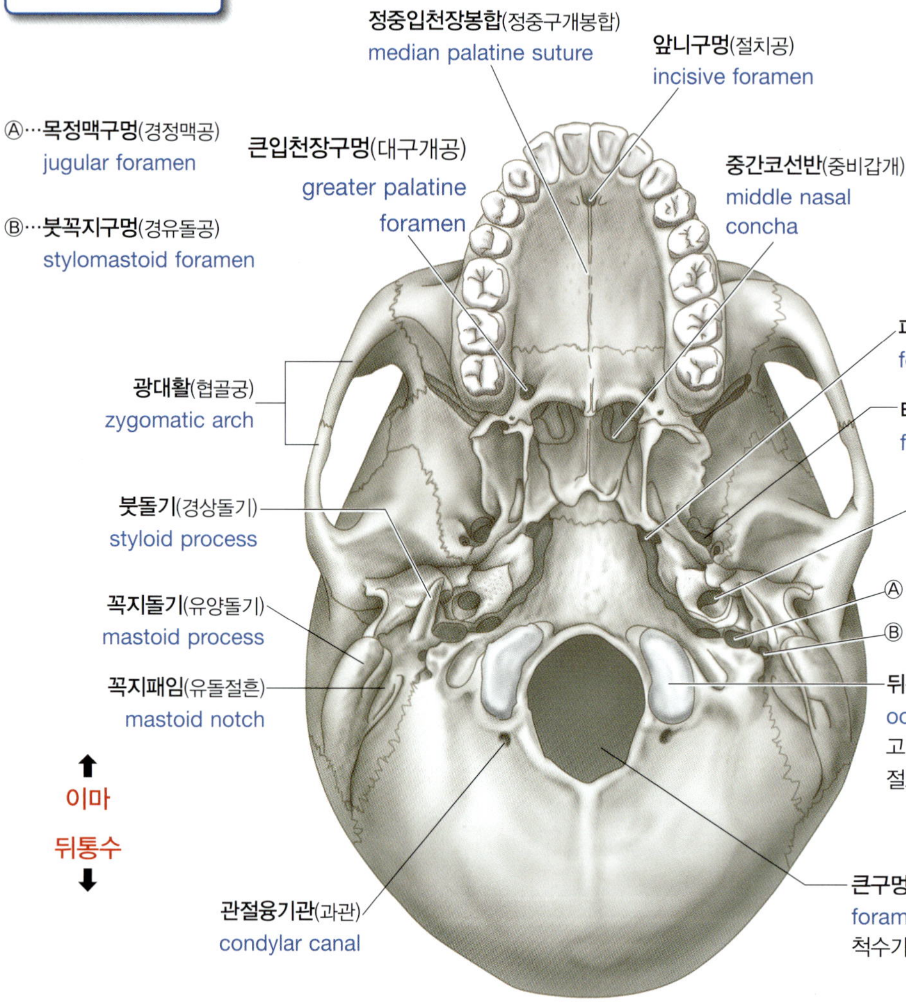

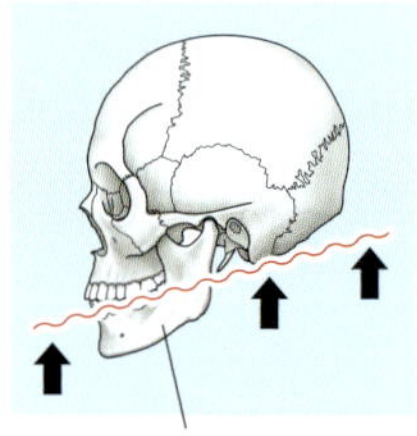

▲ 아래턱뼈를 제외한 머리뼈바닥을 아래쪽에서 본 그림

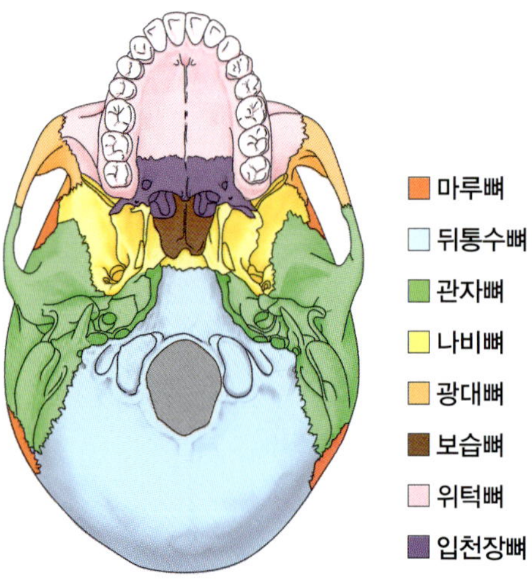

● 바깥쪽머리뼈바닥의 구조

아래턱뼈를 제외한 머리뼈를 아래에서 관찰하고 있다. 이 부분을 머리뼈바닥이라고 하며, 그 바깥쪽을 바깥쪽머리뼈바닥이라고 한다. 뒤통수뼈, 나비뼈, 관자뼈, 입천장뼈, 보습뼈, 위턱뼈, 광대뼈 등이 보인다.

뇌를 왕래하는 중추 · 말초신경이나 혈관의 통로가 되는 여러 구멍이 열려있는 것이 특징이다. 제일 큰 구멍은 뒤통수뼈의 큰 구멍으로, 여기에는 척수가 지나간다. 타원구멍에는 아래턱신경이, 목동맥관에는 목동맥이 지나고 있다.

안쪽머리뼈바닥

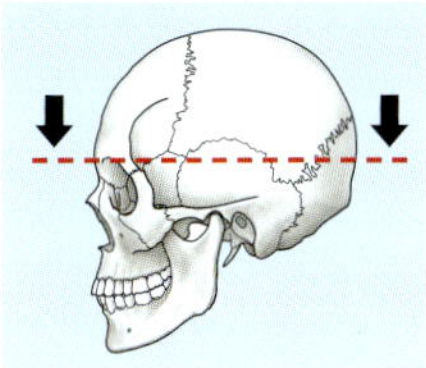

▲ 안쪽머리뼈바닥을 위쪽에서 본 그림

Ⓐ…목정맥구멍(경정맥공) jugular foramen

※ 뒤통수뼈 앞쪽 비스듬한 면을 비스듬틀, 그 앞쪽에 돌출되어 있는 벽과 같은 부분을 안장등이라고 하며, 그 앞쪽에 뇌하수체가 들어앉는 뇌하수체오목이 있다.

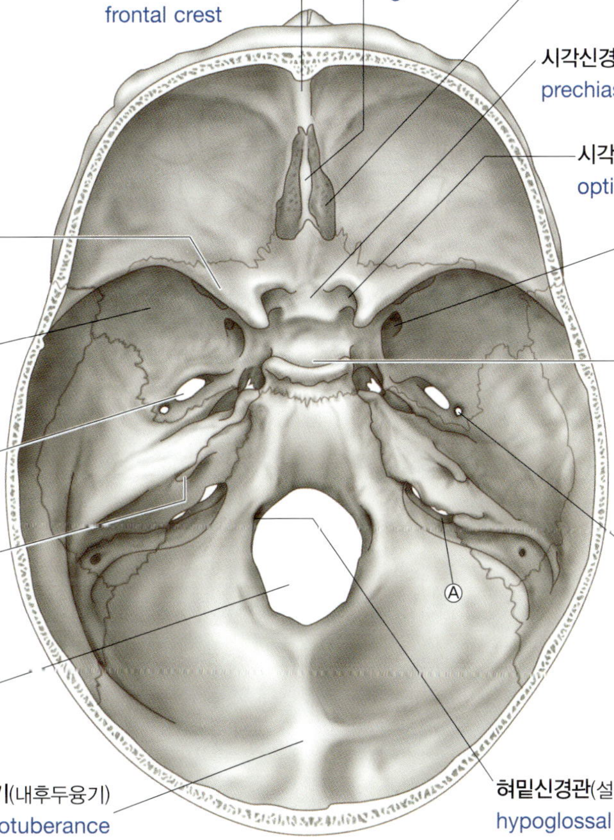

• 안쪽머리뼈바닥의 구조

머리뼈바닥을 안쪽에서 관찰하고 있다. 뇌가 들어있는 머리뼈공간 아랫부분으로, 안쪽머리뼈바닥이라고 한다. 바깥쪽 관찰에서 보였던 위턱뼈나 입천장뼈 등의 얼굴머리뼈는 보이지 않는다.

주로 뒤통수뼈, 나비뼈, 관자뼈, 이마뼈, 벌집뼈로 구성되어 안쪽에는 대뇌가 들어앉는 3종류의 패임이 있다. 앞쪽 패임은 이마뼈와 나비뼈로 구성된 앞머리뼈우묵으로, 이마뼈가 들어앉는다. 좌우 패임은 나비뼈와 이마뼈로 구성된 중간머리뼈우묵으로, 관자엽이 들어앉는다. 뒤쪽 관자뼈와 뒤통수뼈로 구성된 뒷머리뼈우묵은 뒤통수엽이 들어간다.

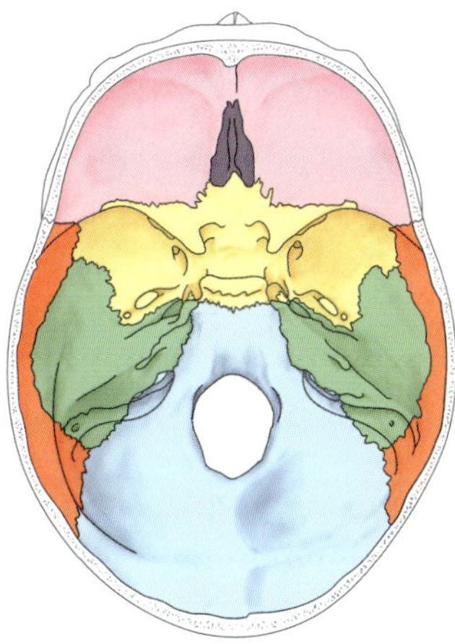

머리뼈 시상단면

① **앞코가시**(전비극) anterior nasal spine

② **뇌하수체오목** hypophyseal fossa

③ **위턱굴구멍**(상악동열공) maxillary hiatus

Ⓐ…**벌집**(사골봉소) ethmoidal cells

Ⓑ…**나비굴**(접형골동) sphenoidal sinus

Ⓒ…**위턱뼈**(상악골) maxilla

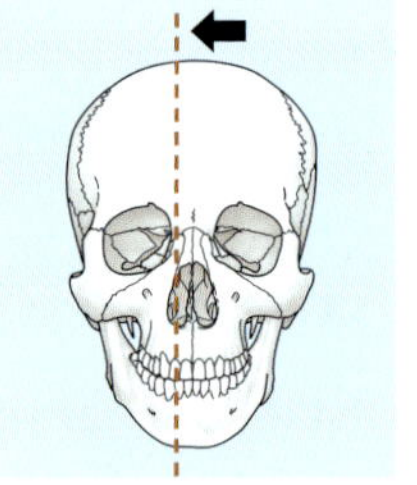

▲ 오른쪽으로 치우친 시상단면의 안쪽을 본 그림

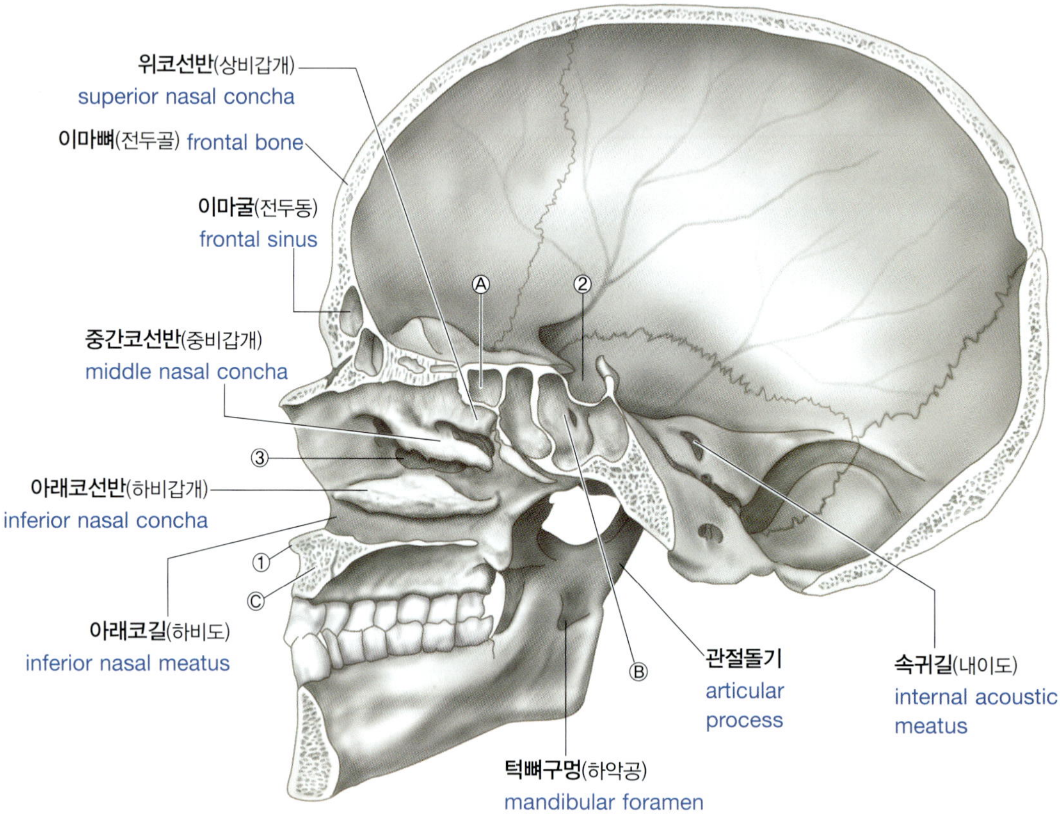

● 머리뼈공간의 구조

머리뼈를 시상단면에서 절단하여 오른쪽 머리뼈 안쪽을 관찰하고 있다.

머리뼈공간의 안쪽에는 주된 혈관이 지나고 있기 때문에 고랑이 보인다. 뇌하수체오목, 벌집, 나비굴, 이마굴 등을 관찰할 수 있다. 코 안과 밖의 벽에는 중간코선반(벌집뼈)이나 아래코선반이 보이며, 그 반대편에 위턱굴 입구가 되는 위턱굴구멍이 보인다.

아래턱 안쪽의 턱뼈구멍은 아래턱뼈 안에서 나뉘어져 그 끝의 하나는 앞쪽의 턱끝구멍에 연결되어 있다.

• 눈확, 코안, 코곁굴의 구조

눈확모서리의 뒤쪽 관자놀이 부근을 지나는 관상면에서 머리뼈를 절단하여, 앞쪽에서 관찰하고 있다.

머리뼈공간, 벌집(벌집굴), 눈확, 코안, 위턱굴을 관찰할 수 있다. 벌집굴과 위턱굴, 이마굴이나 나비굴은 코곁굴이라고 불리며, 모두 다 코안과 연결되어 있다. 코곁굴은 머리뼈를 가볍게 만든다. 코안의 염증이 코곁굴로 퍼져 두통이나 치통, 코막힘 등의 증상을 일으키는 것이 코곁굴염이다.

머리뼈 관상단면

Ⓐ…**벌집**(사골봉소) ethmoidal cells

Ⓑ…**나비굴**(접형골동) sphenoidal sinus

Ⓒ…**위턱뼈**(상악골) maxilla

Ⓓ…**벌집뼈**(사골) ethmoid bone

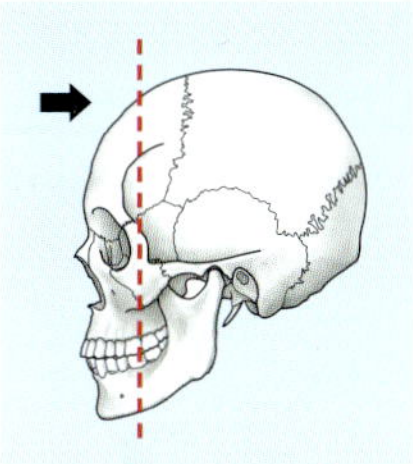

▲ 이마뼈부위의 관상단면을 앞쪽에서 본 그림

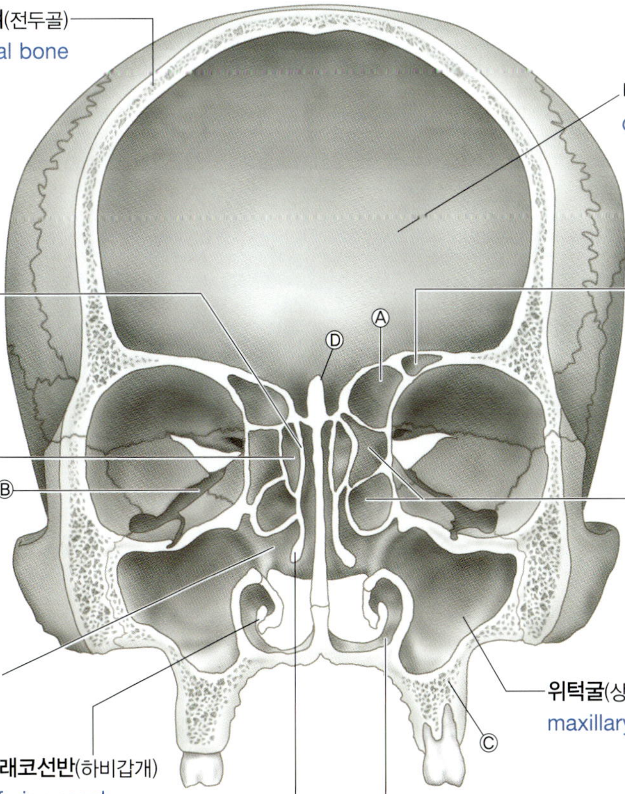

봉합 Suture

머리뼈는 많은 뼈로 구성되어 있다. 그 이음새의 대부분은 움직이지 않는 부동관절로 봉합이라고 부른다.

▼ 성인 머리부위의 봉합

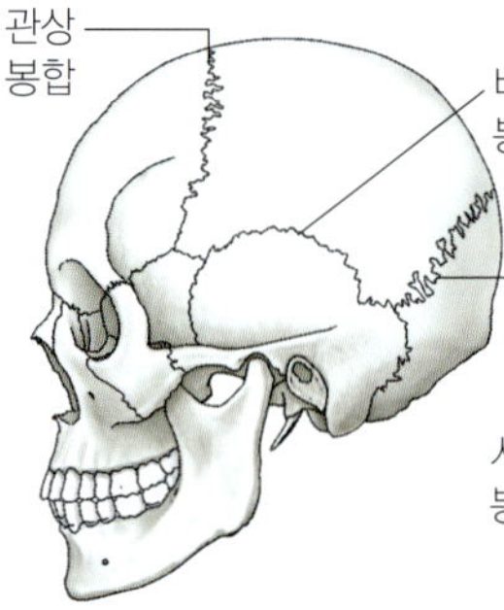

신생아의 머리뼈
(왼쪽면)

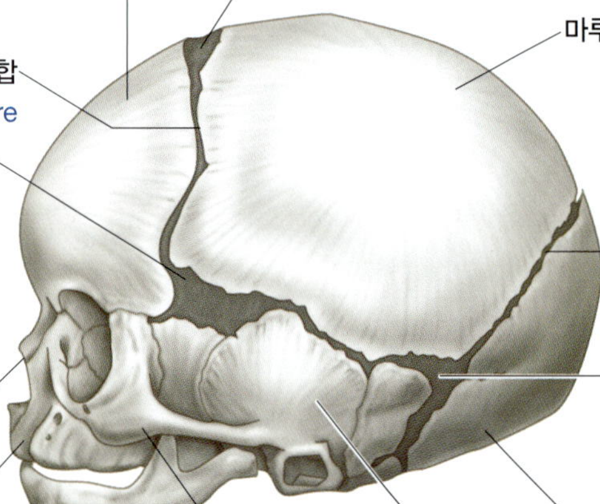

● 머리뼈의 봉합

머리뼈를 구성하는 각각의 뼈는 출생 시에는 연결되어 있지 않으며, 성장함에 따라 연결된다. 그 연결 부분은 가늘고 불규칙한 선이며, 사이에 소량의 결합조직을 끼고 서로 조합되어 있다. 그것을 봉합이라고 한다. 봉합이라는 형태의 관절은 머리뼈에서만 볼 수 있다.

대표적인 봉합은 머리뼈와 좌우 마루뼈 사이의 관상봉합, 좌우 마루뼈 사이의 시상봉합, 마루뼈와 뒤통수뼈 사이의 시옷봉합※, 마루뼈와 관자뼈 사이의 비늘봉합※이다.

※ 시옷봉합은 'ㅅ'자와 비슷하다는 이유에서 붙여진 이름이다. 비늘봉합은 모서리 부분이 얇아진 뼈가 포개어져 연결되어 있다.

숫구멍(천문) Fontanel

출생 시 뇌머리뼈의 각각의 뼈는 연결되어 있지 않다. 그렇기 때문에 머리덮개뼈의 뼈와 뼈 사이에는 몇 개의 틈새가 있으며, 이것을 숫구멍이라고 한다.

▼ 성인 머리부위의 봉합

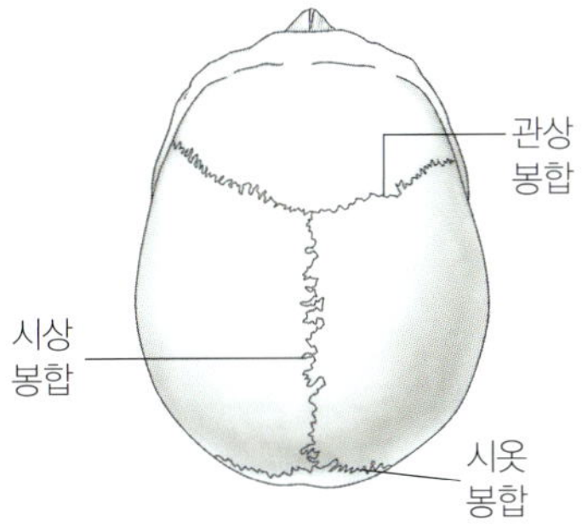

신생아의 머리뼈
(윗면)

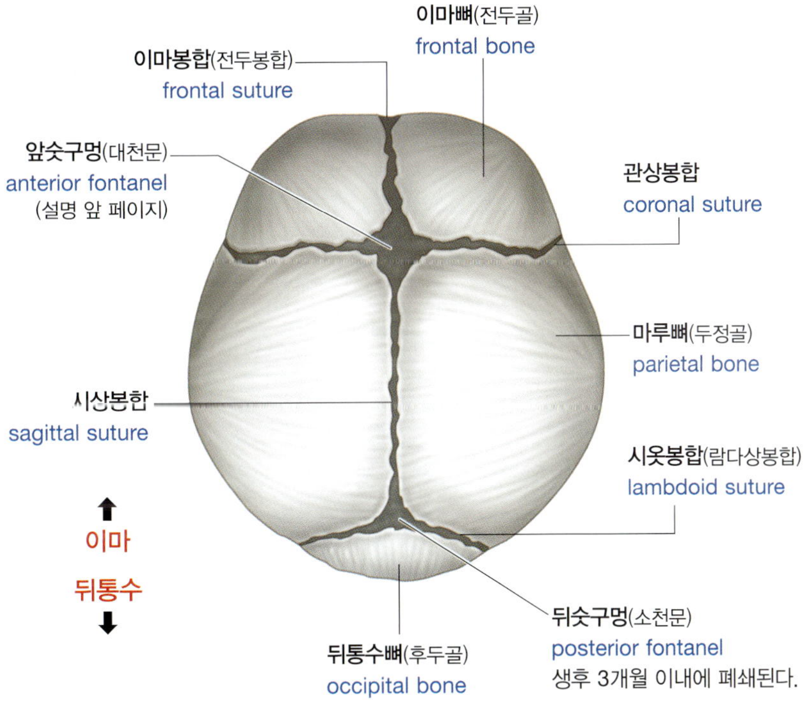

● 숫구멍의 특징

신생아의 머리뼈에는 6개의 숫구멍이 있다. 가장 큰 숫구멍은 이마뼈와 마루뼈 사이에 있는 앞숫구멍이다. 출생 시, 이마뼈는 아직 좌우로 나뉘어 있기 때문에 앞숫구멍은 마름모꼴로 되어 있다. 마루뼈와 뒤통수뼈 사이에는 조금 작은 삼각형 모양의 뒤숫구멍이 있다. 또한 옆면에는 마루뼈, 이마뼈, 나비뼈 사이에 뒤가쪽숫구멍이 각각 좌우에 있다.

숫구멍 부분에는 뼈는 없으며, 섬유질의 막으로 막혀 있다.

분만 시에는 앞숫구멍이나 뒤숫구멍부위를 촉진함으로써 태아의 위치를 확인할 수 있다.

눈확(안와) Orbital surface

안구가 들어가는 머리뼈 앞면에 있는 둥근 패임을 눈확이라고 한다. 눈확은 몇 개의 뼈로 복잡하게 구성되어 있다.

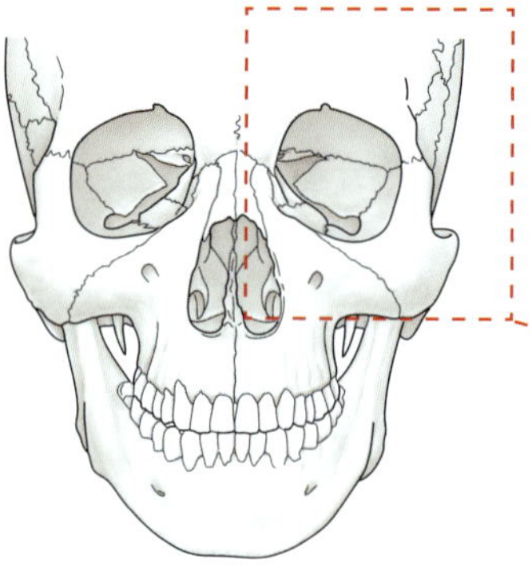

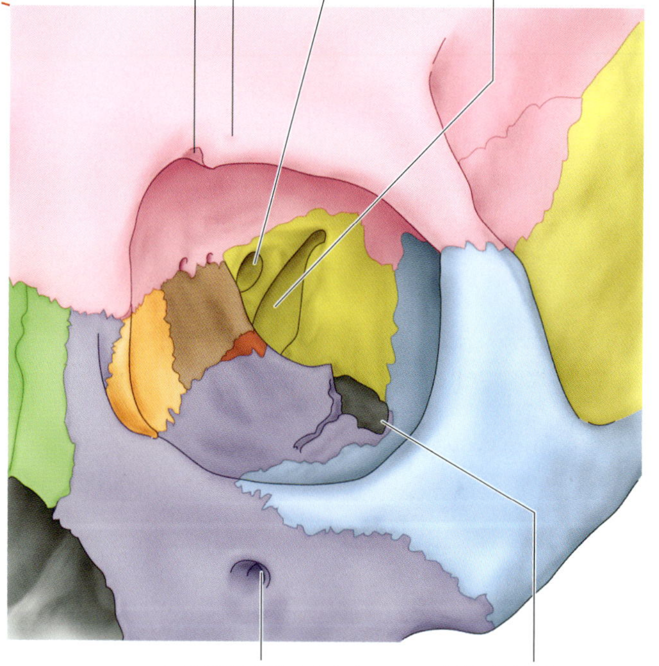

● 눈확의 특징

눈확에는 7종의 뼈가 관련되어 있다. 눈확 주위의 눈확모서리는 위모서리가 이마뼈, 가쪽모서리는 광대뼈, 아래모서리에서 안쪽모서리에 걸쳐서는 위턱뼈로 구성되어 있다.

눈확 내부의 윗벽은 거의 이마뼈의 눈확 부분인데, 깊숙이 나비뼈의 작은날개가 위치하고 있다. 가쪽 벽에는 광대뼈의 눈확면과 그 속에 나비뼈의 큰날개가 있다. 아래벽에는 앞쪽은 광대뼈의 일부와 위턱의 눈확면이 차지하고 있으며, 그 속에 입천장뼈의 눈확돌기가 위치하고 있다. 안쪽벽은 앞쪽에서 안쪽을 향하여 위턱뼈의 이마돌기, 눈물뼈, 벌집뼈의 눈확판, 벌집뼈몸통으로 구성되어 있다.

눈확 안쪽에는 위눈확틈새 등의 틈이 있으며, 여기에 안구의 움직임이나 시각과 관련된 신경이나 혈관이 들어가 있다.

코안가쪽벽(비강외측벽) Lateral wall of nasal cavity

코안(비강)은 여러 개의 뼈로 구성되어 있으며, 복잡한 구조를 하고 있다.
여기에서는 특히 코안(왼쪽)의 가쪽벽에 대해서 설명한다.

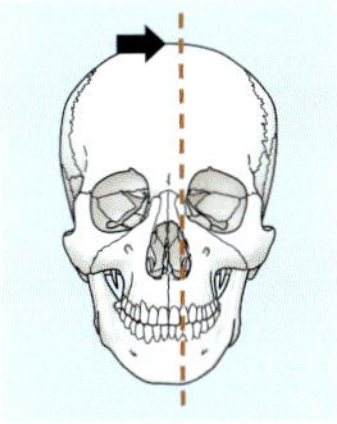

▲조금 왼쪽으로 치우친 시상단면의 안쪽 그림

코안가쪽벽

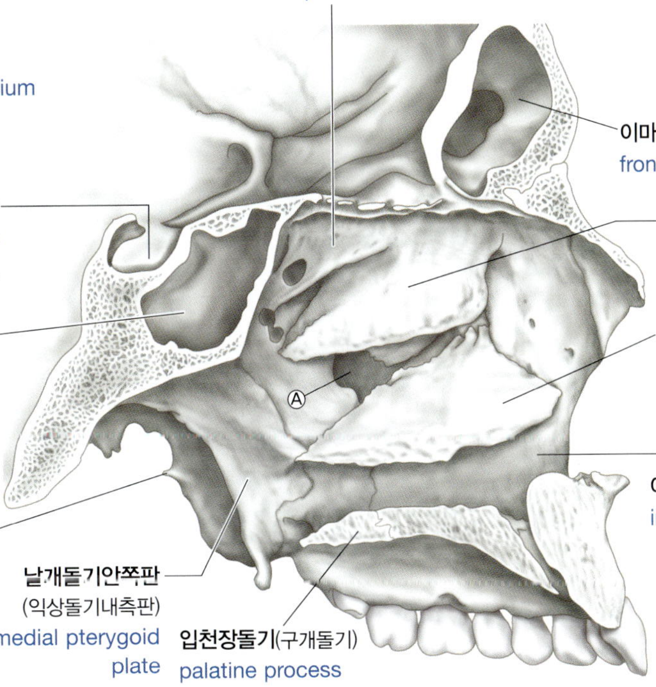

● 코안을 구성하는 뼈

코안은 좌우 위턱뼈 등으로 만들어진 공간이 벌집뼈나 보습뼈 등에 의한 코중격으로 나누어져 좌우 코안을 형성하고 있다. 그림은 코중격이 제거된 모습이다.

가쪽벽부터 위·중간·아래의 코선반이 안쪽으로 튀어나와 있으며, 코안 공간은 의외로 좁다.

가쪽벽을 옆에서 보면, 앞쪽은 앞이마 부분에 이마뼈, 그 밑에 코뼈가 붙으며, 더 밑에는 아래턱뼈가 있다. 코안 윗벽의 앞쪽은 벌집뼈, 뒤쪽은 나비뼈로 구성되어 있다.

이마뼈, 나비뼈에는 모양이 일정하지 않은 뼈굴인 코곁굴이 보인다.

코안 아랫부위에는 아래코선반이 있다. 아래코선반의 아래쪽 코안이 아래코길이다. 아래코선반 반대편에 보이는 구멍은 위턱굴로 이어지는 위턱굴의 입구이다.

코안 뒤쪽에는 입천장뼈의 수직판이 있으며, 수평판은 입천장의 뒤쪽도 구성하고 있다.

입천장뼈 더 뒤쪽에는 나비뼈의 날개돌기안쪽판이 있으며, 마찬가지로 그 바깥쪽에는 가쪽판이 가려져 있다.

이마뼈(전두골) Frontal bone

이마뼈는 이마 부분의 뼈로 눈확위벽도 구성하고 있다. 출생 시는 좌우 두 개의 뼈로 되어 있으나, 적어도 2살 즈음에는 가운데에서 융합되어 한 개의 뼈가 된다.

▶ 이마뼈를 앞쪽에서 본 그림

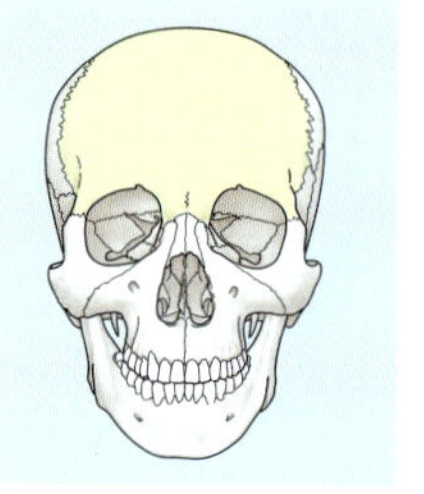

이마뼈 앞면

● 눈확위패임 안쪽에 이마뼈 패임이라고 불리는 틈이 있다.

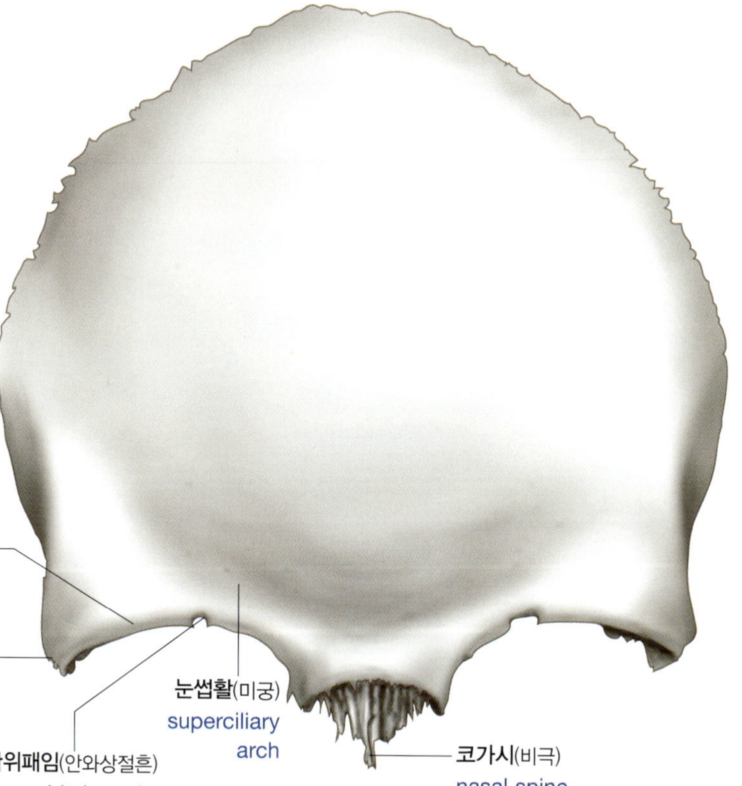

● 이마뼈의 특징

앞면의 넓고 편평한 곡선을 띠는 부분을 앞비늘 부분이라고 한다. 그 위쪽은 좌우 마루뼈와 이어지며, 좌우 약간 아래쪽은 나비뼈와, 그보다 더 앞쪽의 광대돌기는 광대뼈와 이어지고 있다. 눈썹활사이에서 좌우 눈확위 부분에 걸친 뼈 중에서는 이마굴이라고 불리는 뼈굴(코곁굴)이 있다.

아래쪽은 안쪽으로 구부러지며, 구부러진 부분은 눈확위벽을 구성한다. 이 부분을 눈확 부분이라고 한다. 틈새 부분은 눈확위모서리의 눈썹활을 만든다, 눈썹활의 도중, 눈확위패임으로 불리는 틈에는 눈신경가지가 지난다. 중앙 눈썹활 아래에는 중앙에서 양쪽을 향하여 코뼈, 위턱뼈, 눈물뼈가 붙는다.

눈확 부분 중앙에는 벌집패임이라는 큰 자국이 있으며, 그 모서리는 복잡한 형태를 띠고 있다. 그 부분을 코부위라고 한다. 여기에는 벌집뼈가 자리 잡고 있다.

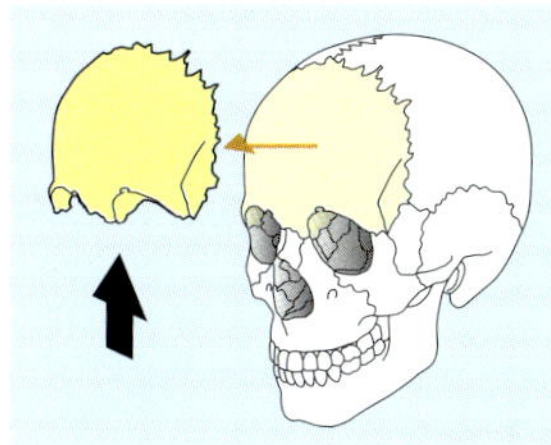

▲ 이마뼈를 아래쪽에서 본 그림

이마뼈 아래면

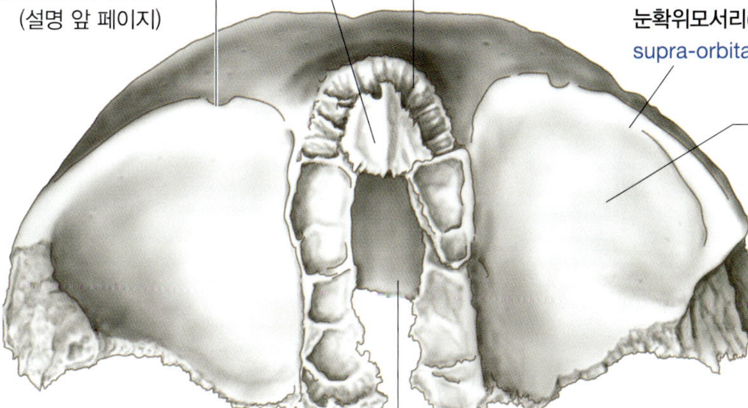

이마뼈 뒷면

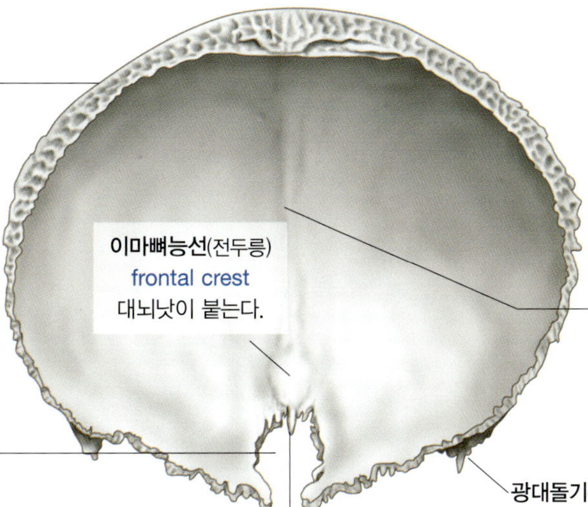

▶ 이마뼈를 뒤쪽에서 본 그림

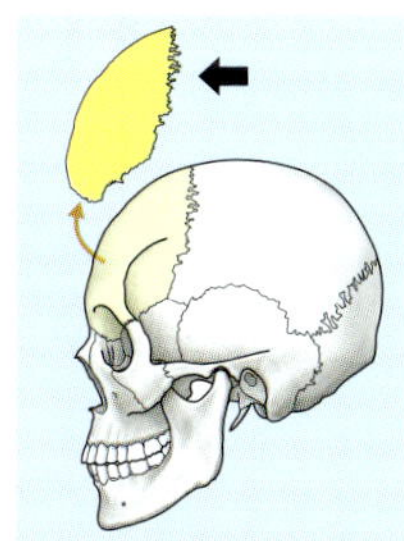

마루뼈(두정골) Parietal bone

마루뼈는 마루부위에 있는 좌우 한 쌍의 뼈로 머리덮개뼈의 많은 부분을 차지하고 있다.

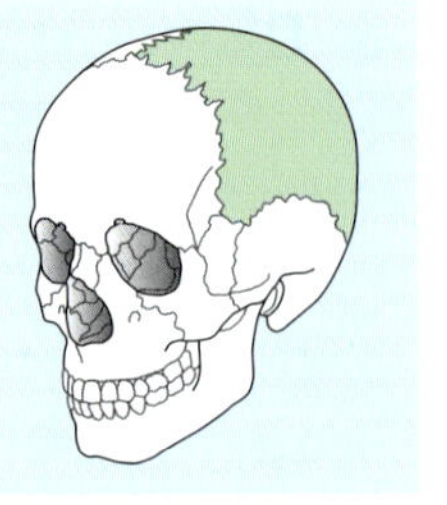

▶ 머리뼈에서 왼쪽 마루뼈의 위치

마루뼈의 바깥면 (왼쪽)

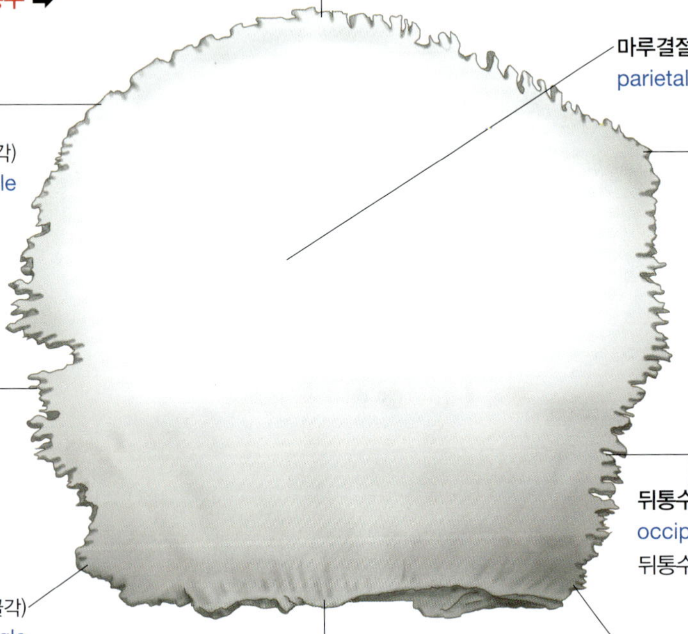

▼ 왼쪽에 이마가 오게 하여, 위쪽 비스듬한 방향에서 내려다본 마루뼈

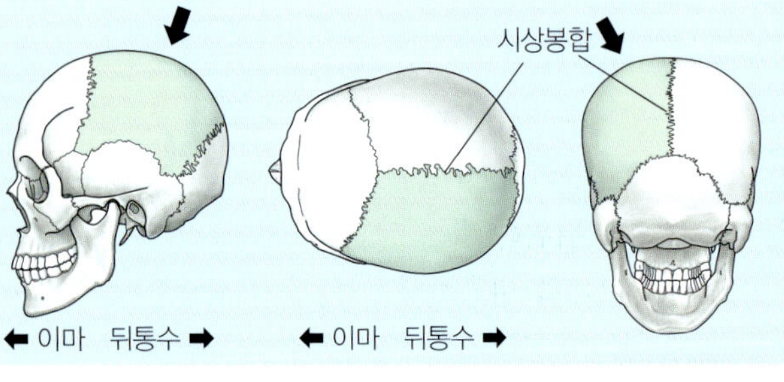

◀ 각각 왼쪽면, 윗면, 등면에서 본 왼쪽마루뼈 (녹색)

● 마루뼈의 특징

전체적으로는 얕은 접시같은 완만한 만곡을 띤 뼈로 거의 사각형에 가깝다. 앞위쪽 각을 이마각, 앞아래쪽 각을 나비각, 뒤위쪽 각을 뒤통수각, 뒤아래쪽 각을 꼭지각이라고 한다.

네 개의 모서리는 위모서리를 정중모서리, 앞모서리를 이마모서리, 아래모서리를 비늘모서리, 뒤모서리를 뒤통수모서리라고 한다.

앞쪽에서는 이마뼈, 위쪽에서는 반대쪽 마루뼈, 뒤쪽에서는 뒤통수뼈, 아래쪽에서는 관자뼈와 연결된다. 또한 나비각은 나비뼈와도 연결된다.

이마뼈 속면(왼쪽)

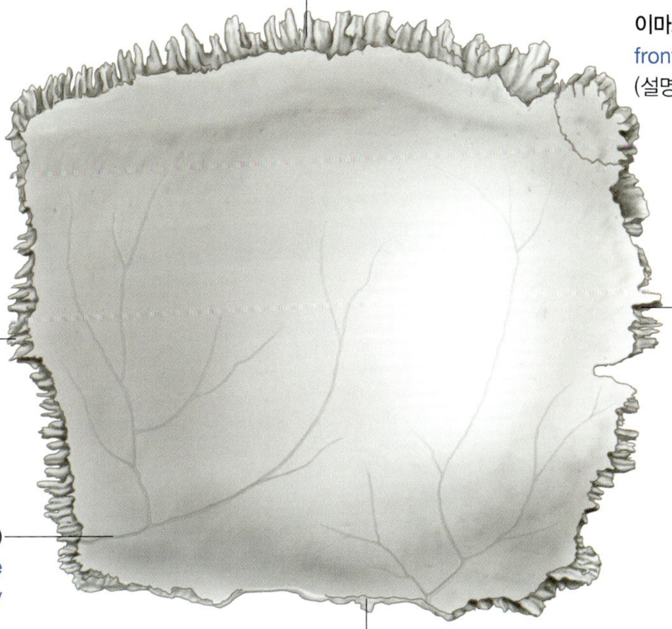

▼ 안쪽(시상봉합쪽)에서 본 마루뼈

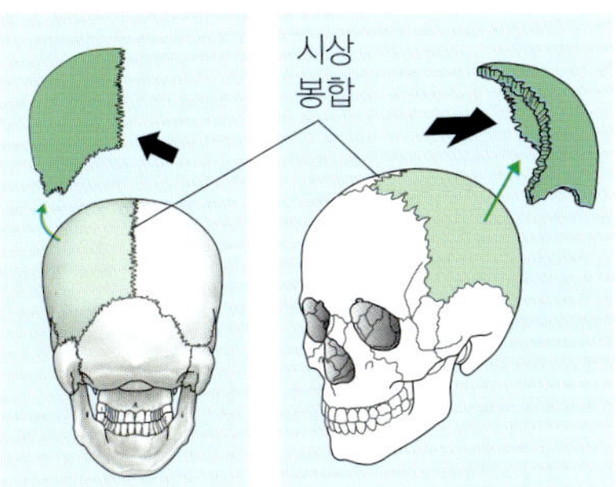

● 마루뼈 속면 고랑

마루뼈 속면에는 혈관이나 정맥구멍에 의해 생긴 몇 개의 고랑이 보인다. 특히 확실히 보이는 것은 중간뇌막동맥고랑으로, 앞뒤 아래각부터 뒤위쪽 또는 앞위쪽으로 지나고 있다. 상부 시상모서리에는 반대쪽 마루뼈와 사이에 위시상정맥굴고랑이 있다. 여기에는 위시상정맥굴이 들어있다.

뒤통수뼈(후두골) Occipital bone

뒤통수뼈는 뒤통수부위에 있는 뼈로 머리뼈바닥을 구성하고, 머리뼈를 척추에 접속시킨다. 척수를 통과시키는 큰구멍이 있는 것이 특징이다.

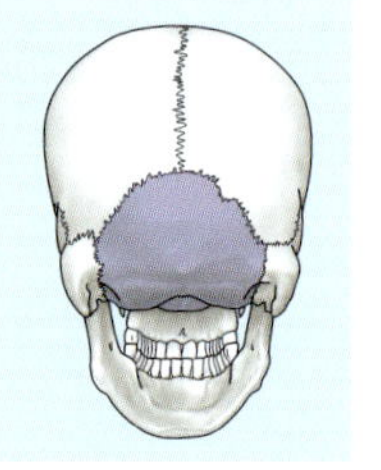

▶ 뒤쪽에서 본 뒤통수뼈의 위치

뒤통수뼈 윗면

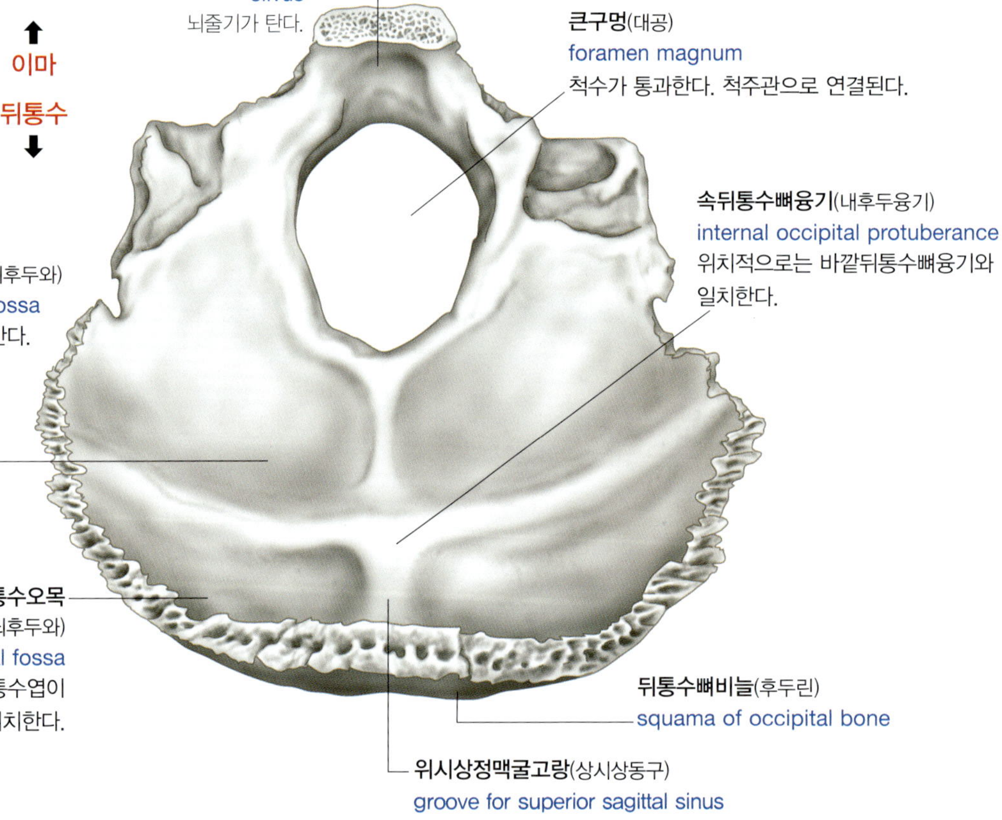

▼ 이마가 위쪽으로 오게하여 위에서 본 뒤통수뼈

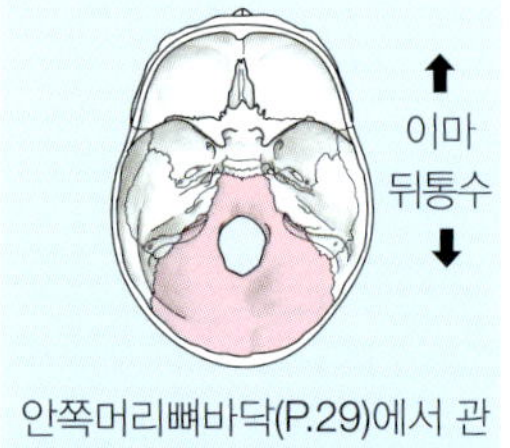

안쪽머리뼈바닥(P.29)에서 관찰 할 수 있는 뒤통수뼈 부분(핑크색)

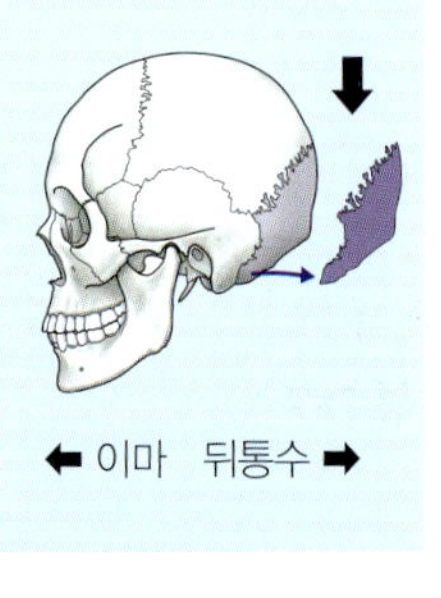

● 뒤통수뼈의 특징

마루뼈 뒤에서 머리뼈바닥 부분을 지탱하고 있는 뼈로 앞쪽에는 큰구멍이 있다.

이것은 대뇌에서 아래쪽으로 뻗는 척수가 통하는 구멍으로 척주관으로 이어진다.

뒤쪽에 비교적 편평하고 넓은 부분을 뒤통수뼈비늘이라고 한다. 뒤통수뼈비늘은 대뇌를 뒤쪽 아랫부위에서 지탱하고 있다. 뒤통수뼈비늘 모서리의 대부분은 마루뼈와 이어지며, 옆쪽에서는 관자뼈와 이어지고 있다.

큰구멍 앞쪽에 돌출되어 있는 부분은 바닥 부분으로 나비뼈와 이어진다. 바닥의 비스듬틀에는 뇌줄기가 위치한다.

큰구멍의 양쪽을 뒤통수뼈의 가쪽부위라 하며 이곳에 뒤통수뼈관절융기가 있다.

뒤통수뼈 아래면

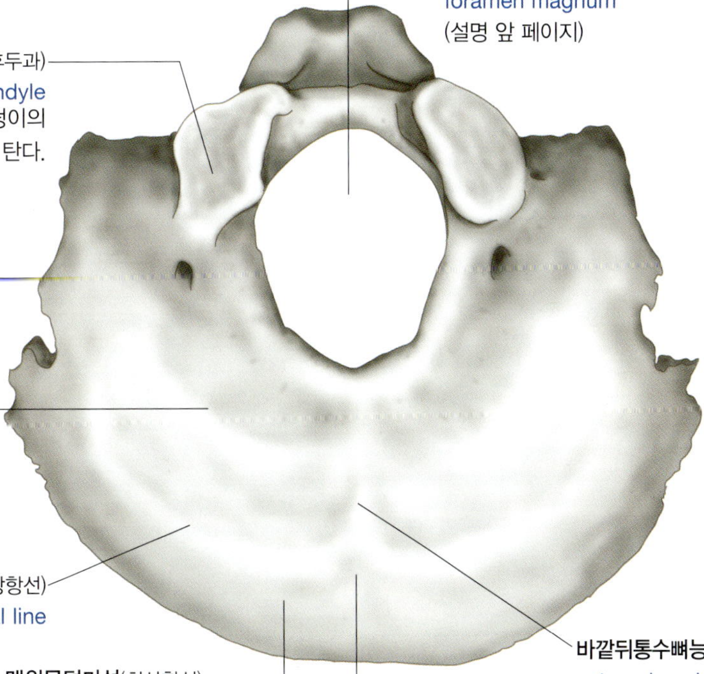

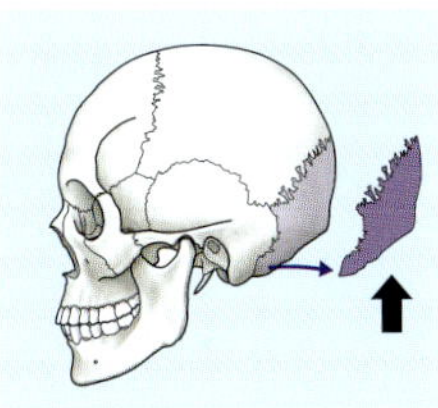

◀ 아래쪽에서 본 뒤통수뼈

• 소뇌우묵과 그 역할

뒤통수뼈 속면에는 속뒤통수뼈융기를 중심으로 하여 십자방향으로 지나는 능선으로 구분된 패임이 있다. 큰구멍의 좌우에는 소뇌와 접하는 소뇌우묵이, 그 위쪽에는 좌우 대뇌반구의 뒤통수엽과 접하는 뒤통수우묵이 있다.

관자뼈(측두골) Temporal bone

관자뼈는 귀 주변에 위치하고 있는 뼈로, 복잡한 형태를 띠고 있다. 머리덮개뼈를 형성하는 것 외에도 안에 청각 · 평형감각과 관련된 조직이 들어가는 바위 부분이 있다.

관자뼈 속면(왼쪽)

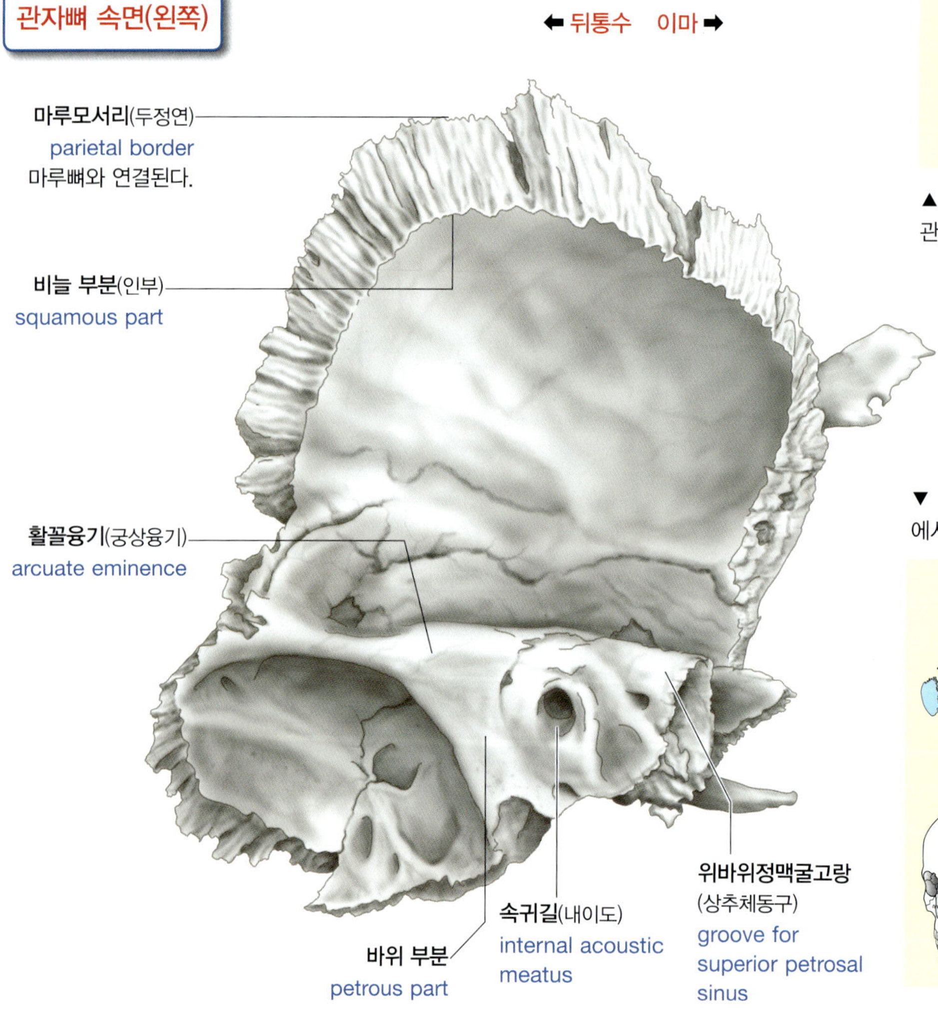

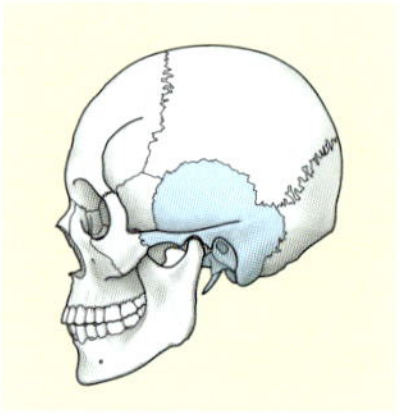

▲ 머리뼈에서 왼쪽 관자뼈의 위치

▼ 왼쪽 관자뼈를 안쪽에서 본 그림

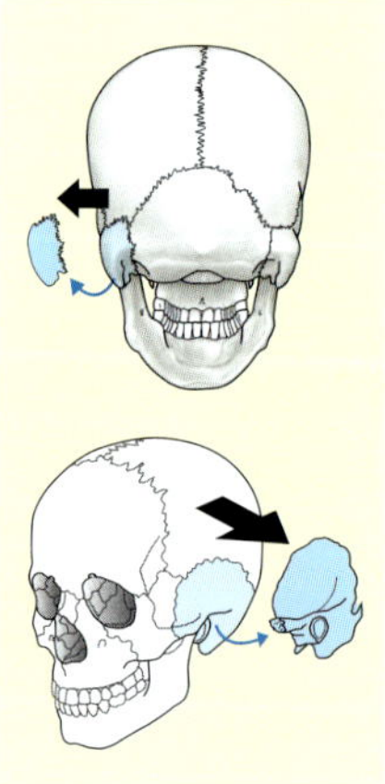

● 관자뼈의 특징

관자뼈는 귀나 그 윗부분을 감싸며, 일부는 머리뼈바닥에 들어가 있다.

상부의 비교적 평탄하고 둥글게 펼쳐진 부분을 비늘 부분이라고 한다. 대부분은 마루뼈와 연결되며, 앞쪽은 나비뼈와 연결된다. 가쪽에는 광대돌기가 튀어나와 있으며, 이것은 광대뼈의 관자돌기와 연결되어 광대활을 형성한다.

관자뼈 가쪽 하부 중앙에 바깥귀길이 있다. 바깥귀길의 앞, 아래벽 부분은 고실부라고 부른다.

바깥귀길의 뒤아래방향에 돌출된 부분을 꼭지돌기라고 한다. 꼭지돌기는 귀 뒤에서 만져진다. 이 바깥귀길의 뒤쪽부터 꼭지돌기 부분, 더 뒤쪽의 뒤통수뼈로 이어지는 부근을 꼭지 부분이라고 한다. 또한, 관자뼈의 속면에 피라미드 모양으로 돌출된 덩어리를 바위 부분이라고 하며, 꼭지 부분과 바위 부분을 합쳐서 바위꼭지 부분이라고 한다. 바위 부분 아래에서 얇고 긴 붓돌기가 펼쳐져 있다. 붓돌기의 길이는 1~5cm로 개인차가 있으며, 여기에는 인대와 근육이 붙는다.

바깥귀길의 앞쪽, 광대돌기 아래 둥글게 패인 부분을 턱관절오목이라고 하며, 여기에 아래턱뼈의 턱뼈머리가 붙어 턱관절을 형성한다.

관자뼈 바깥면(왼쪽)

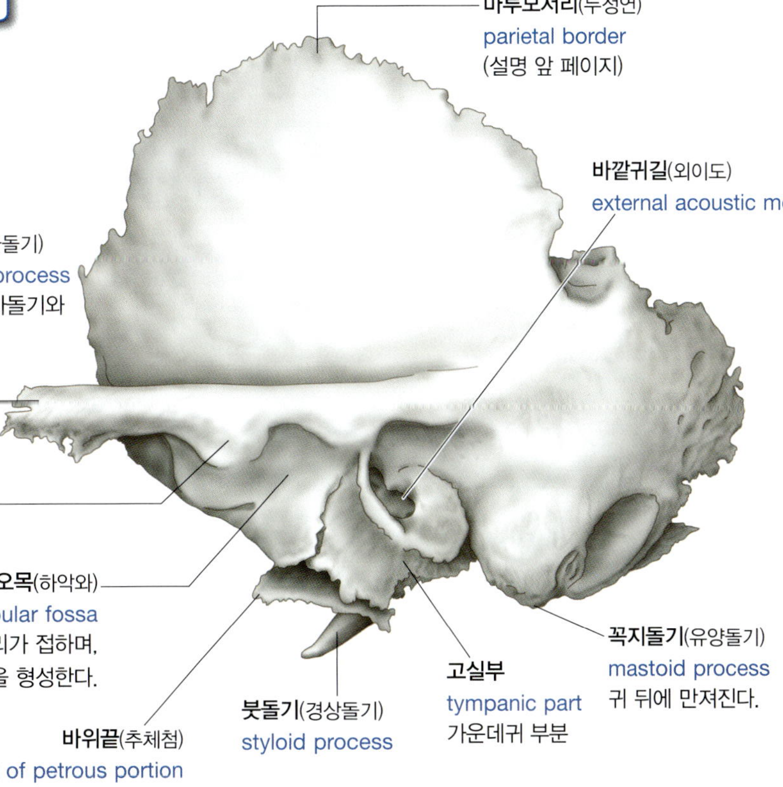

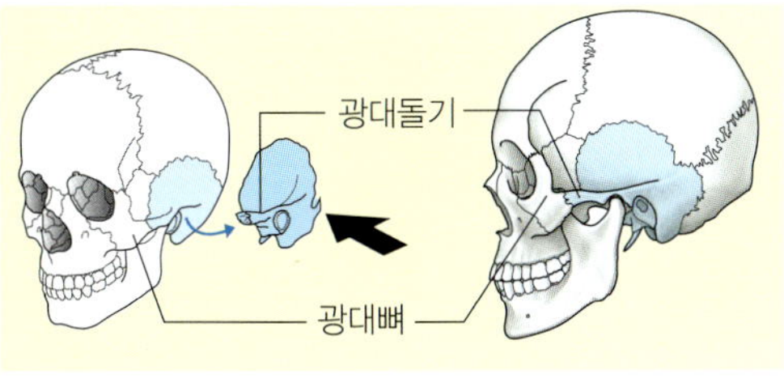

▲ 왼쪽 관자뼈를 가쪽에서 본 그림

• 바위 부분 내 위치하고 있는 속귀

관자뼈의 바위 부분은 머리뼈의 조금 뒤쪽에서 뒤통수뼈의 큰구멍 앞쪽을 향하여 비스듬하게 자리 잡고 있다(P. 29 그림 참조). 바위 부분 안에는 반고리관, 안뜰, 달팽이와 같은 속귀의 장치가 묻혀있다.

귓속뼈(이소골) Auditory ossicle

가운데귀에는 소리의 진동을 가운데귀로 전달하는 귓속뼈가 있다. 귓속뼈는 사람의 가장 작은 뼈로 망치뼈, 모루뼈, 등자뼈로 3종, 좌우 총 6개가 있다.

▶귓속뼈가 들어있는 쪽 머리뼈 고실부분의 위치

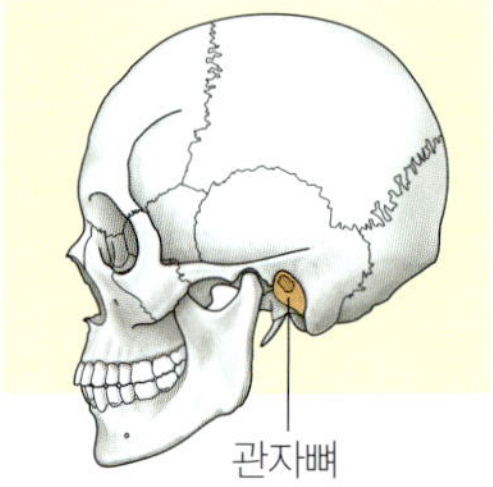

귀 속 구조

① **망치뼈**(추골) malleus 고막에 붙는다.
② **모루뼈**(침골) incus
③ **등자뼈**(등골) stapes 속귀 안뜰창에 붙는다.

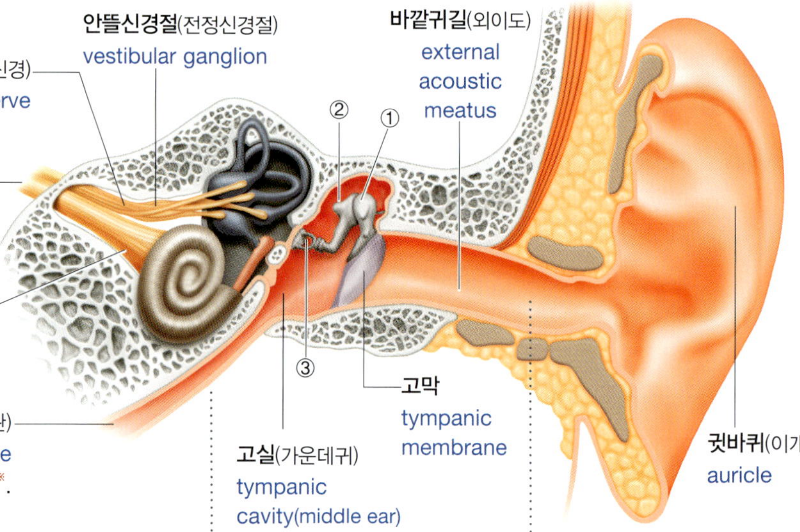

※ 고실은 귀관에 의해 인두와 연결된다.

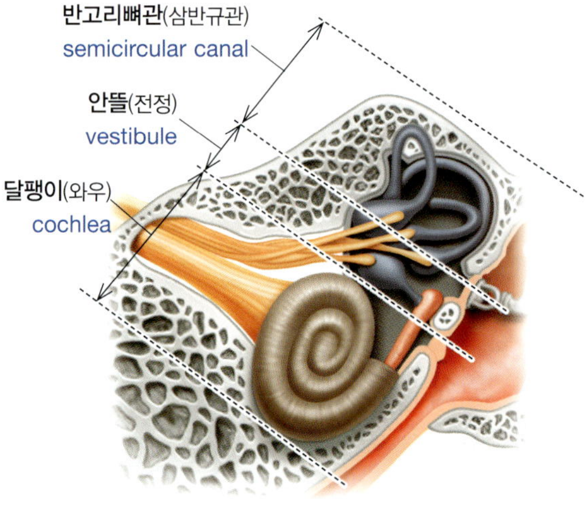

● 귓속뼈의 특징

청각을 지배하는 기관은 좌우 귀에 있다. 귓바퀴와 바깥귓구멍에서 고막까지의 바깥귀길을 바깥귀라고 한다. 바깥귀는 밖에서 들어온 소리의 진동을 고막에 전달한다. 고막 안의 공간은 가운데귀로, 고실 또는 중이강이라고 한다. 여기에는 망치뼈, 모루뼈, 등자뼈라는 3종의 귓속뼈가 있으며, 고막의 진동을 가운데귀로 전달하고 있다. 가운데귀는 관자뼈의 바위 부분에 묻혀있으며, 평형감각을 주관하는 기관과 소리를 감지하는 기관을 가지고 있다. 소리는 귓속뼈에 의해 달팽이 상태로 감긴 청각기관으로 전달되어 여기에서 신경자극으로 변환되어 정보가 대뇌로 전달된다.

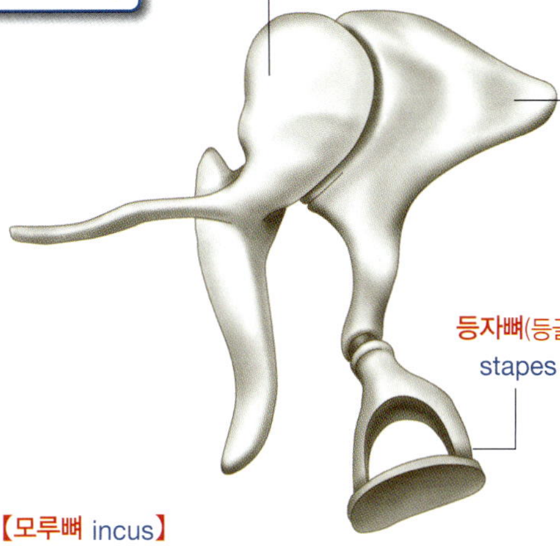

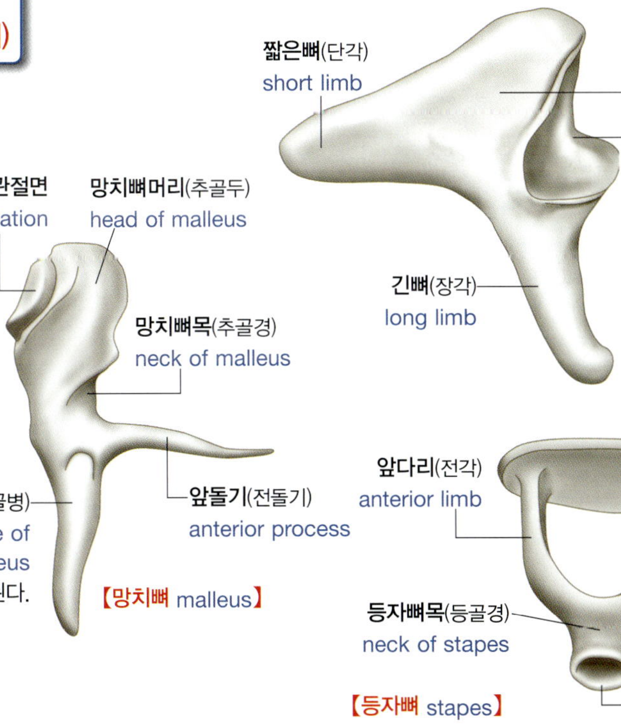

• 귓속뼈의 작용

귓속뼈는 사람의 가장 작은 뼈로 모두 수 mm 정도이다. 고막에는 망치뼈가 붙어 있으며, 망치뼈는 고막과 함께 진동한다.

망치뼈는 모루뼈와, 모루뼈는 등자뼈와 관절을 형성하며, 각각의 관절부에서 진동이 증폭된다. 또한 등자뼈는 속귀의 안뜰창에 붙어 여기에서도 진동이 증폭된다.

나비뼈(접형골) Sphenoid bone

나비뼈는 뒤통수뼈의 앞쪽에 있는 뼈로 머리뼈바닥의 앞부분을 구성한다. 나비가 날개를 벌린 것과 같은 모양을 하고 있어서 붙여진 이름이다.

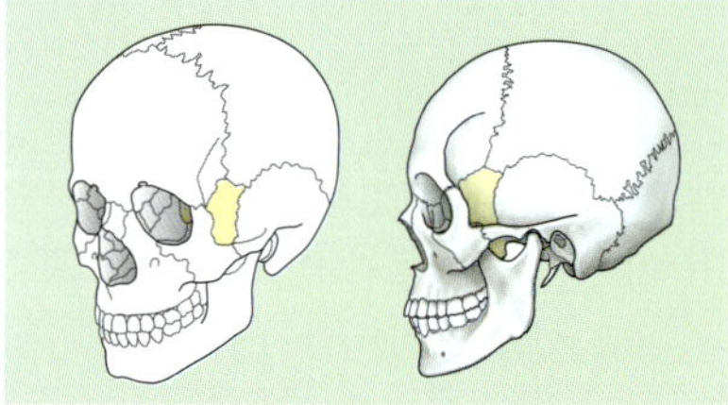

▲ 머리뼈에서 나비뼈의 위치

나비뼈의 앞면

Ⓐ…**나비뼈능선**(접형골릉)
sphenoidal crest
몸통 앞쪽의 능선

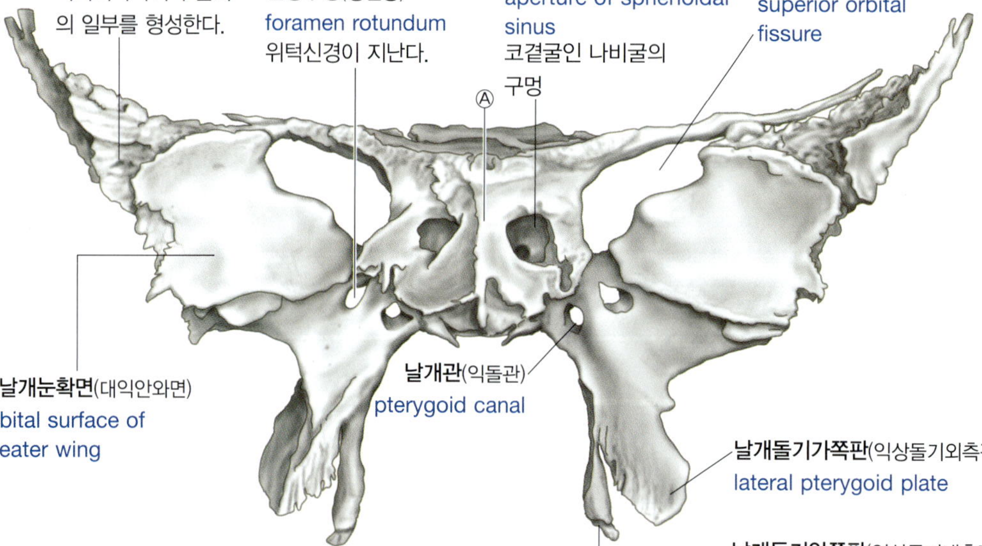

▼ 앞쪽에서 본 나비뼈(머리뼈 표면에서는 보이지 않는 부분이 많다)

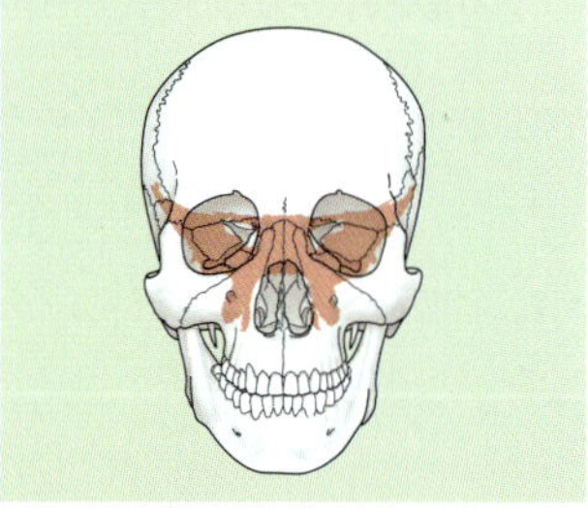

● 나비뼈의 특징

나비뼈는 중앙의 몸통 부분에 세 개의 날개가 붙은 모양을 띠고 있다. 좌우로 크게 펼쳐진 것이 큰날개, 그 위에 얇은 삼각형 부분이 작은날개, 몸통 아래쪽에 늘어진 것이 날개돌기이다.

큰날개는 머리뼈바닥 앞부분을 구성하고, 옆면 뒤쪽은 관자뼈와, 앞쪽은 이마뼈와 연결되어 있다. 또한 큰날개와 작은날개는 눈확의 벽을 구성한다. 큰날개와 작은날개 사이 틈은 위눈확틈새라고 하며, 여기에 신경이나 혈관이 지난다. 작은날개의 앞모서리는 이마뼈와 연결되고 있다.

날개돌기는 끝이 안쪽판과 가쪽판, 두 개로 나뉘어 있으며, 이 갈라진 부분에는 입천장뼈의 피라미드돌기가 들어가 있다. 날개돌기는 코안 속 좌우 벽의 일부를 구성하고 있다.

중앙의 몸통 앞쪽은 벌집뼈와 접하며, 뒤쪽은 뒤통수뼈와, 아래쪽 중앙에는 보습뼈가 연결되고 있다. 위쪽에는 둥근 패임을 형성하는 뇌하수체오목이 있으며, 여기에 뇌하수체가 들어간다. 또한, 몸통 가운데는 크기가 일정하지 않은 뼈굴이 자리잡고 있다. 또한, 나비뼈는 16~18살 즈음에 뒤통수뼈와 융합된다.

나비뼈 윗면

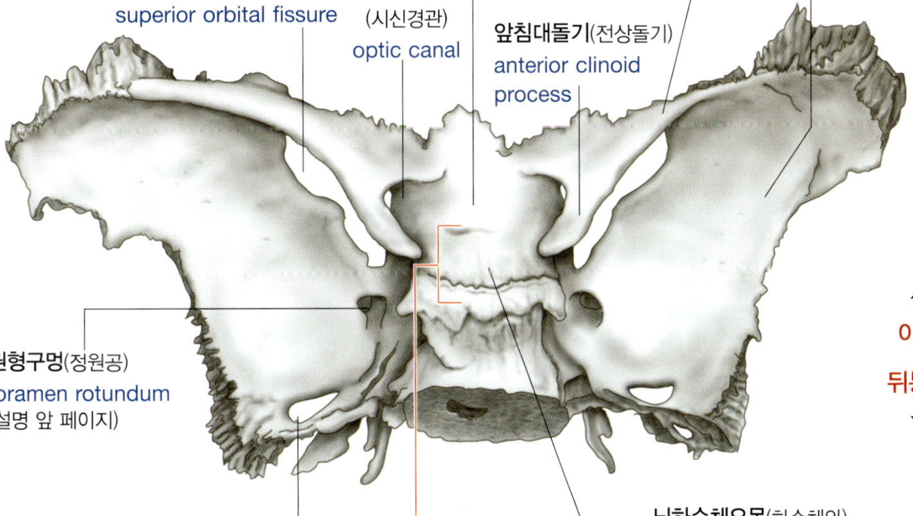

• 시각신경이 교차하는 고랑

나비뼈몸통을 위에서 보면, 좌우로 펼쳐진 작은날개의 뿌리 부분에 패임이 있으며, 이곳을 시각신경교차고랑이라고 한다. 시각신경은 좌우 안구에서 나와 그 일부가 여기에서 교차하며, 대뇌의 시각 구역을 향한다.

▼ 이마를 멀리 놓고 뒤위쪽에서 본 나비뼈

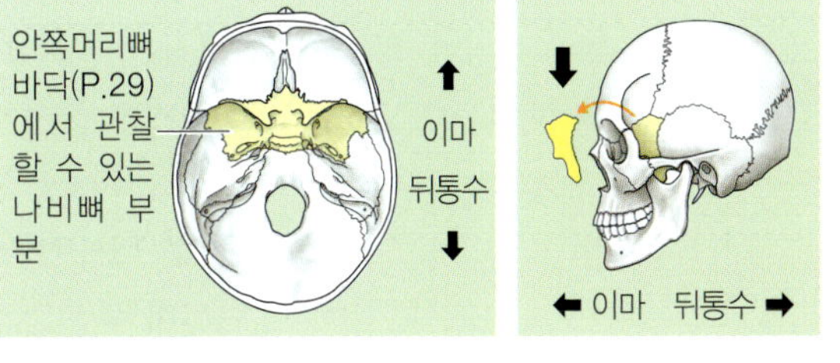

벌집뼈(사골) Ethmoid bone

복잡한 형태를 띤 벌집뼈는 이마뼈 아래면의 벌집패임에 들어가 코안이나 눈확의 일부를 형성하고 있다.

※ 벌집뼈(사골)의 '사'는 '낡았다'는 뜻이다.

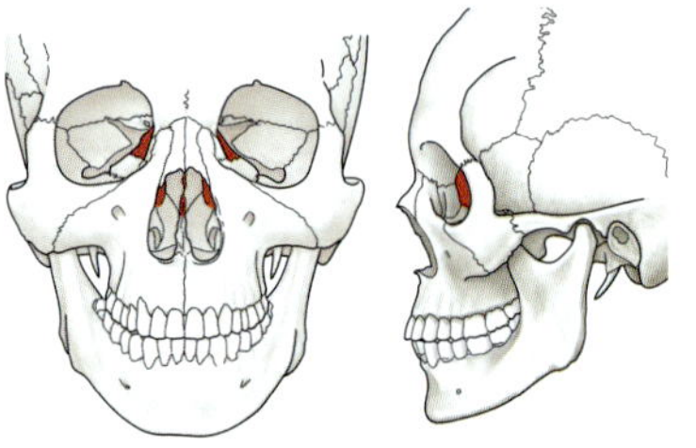

▲ 앞쪽과 왼쪽 옆에서 본 벌집뼈의 부위(빨간색 부분)

벌집뼈 앞면 그림

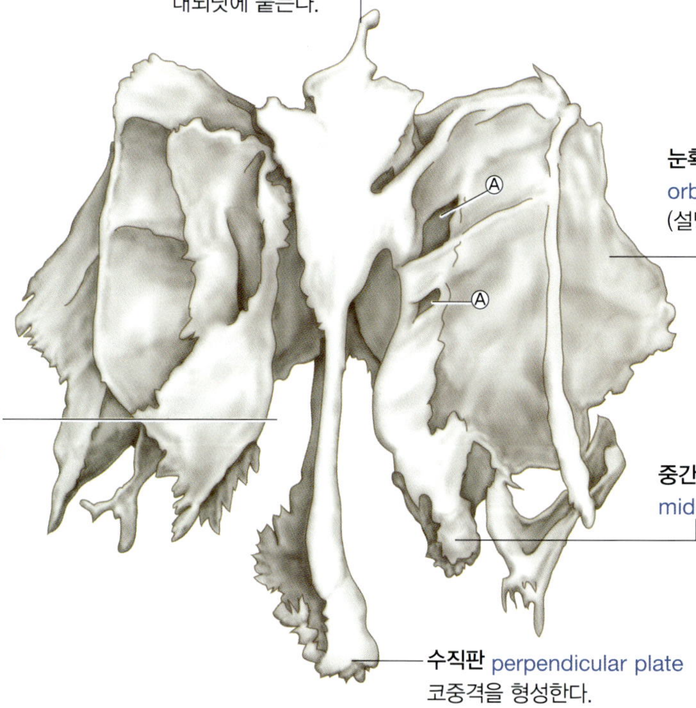

▼ 앞쪽에서 본 벌집뼈(머리뼈 표면에서는 보이지 않는 부분이 많다)

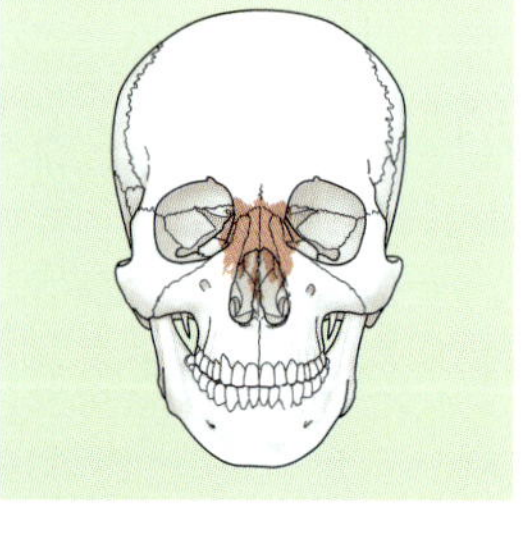

● 벌집뼈의 특징

벌집뼈를 앞에서 보면, 중앙에 세로로 지나는 판 상태의 수직판과 윗부분에서 수직판과 교차하는 벌집체판, 그리고 양쪽에 불규칙한 형태로 튀어나와 있는 벌집뼈미로 부분으로 나눌 수 있다.

수직판은 코중격의 일부를 형성한다. 앞부분은 이마뼈에, 뒷부분은 나비뼈에 뒤아래 부분은 보습뼈와 연결된다. 수직판 위에 튀어 나온 볏돌기는 머

벌집뼈 윗면 그림

▶ 이마를 멀리 놓고 위에서 본 벌집뼈

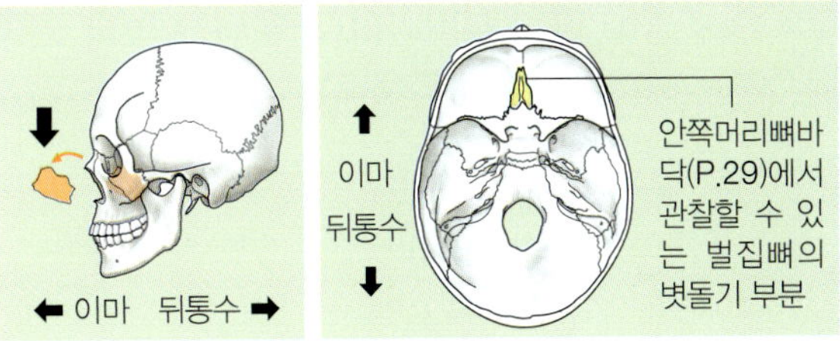

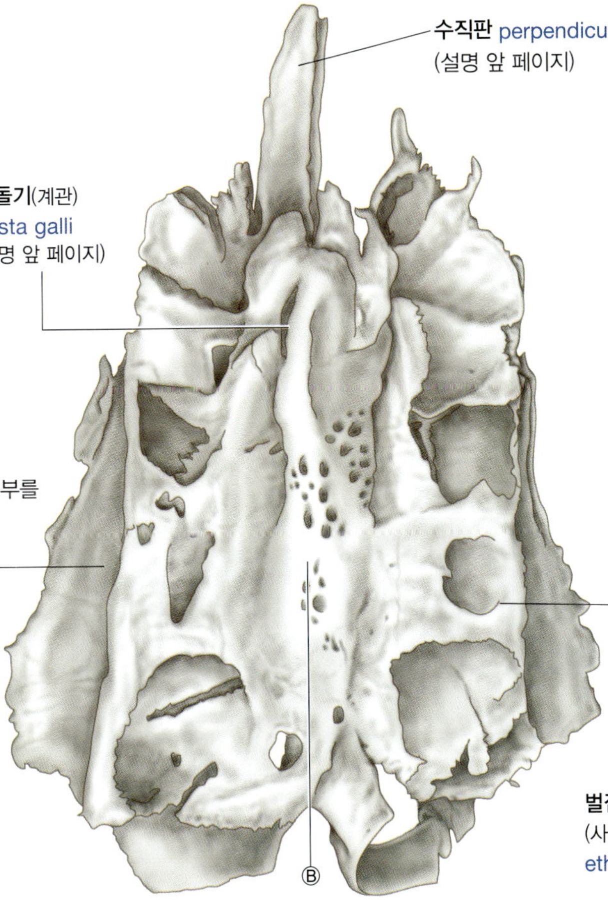

리뼈공간으로 돌출되며, 여기에 대뇌낫(좌우 대뇌반구를 가르는 경질막돌기, 낫과 같은 형태를 띠고 있다)가 붙는다.

벌집체판은 이마뼈의 벌집패임에 들어가 있는 부분으로 이 위에 후각신경망울이 접한다. 벌집체판에 작게 열려 있는 구멍에는 코안의 후각상피신경이 지난다.

벌집뼈미로는 내부가 굉장히 얇은 뼈에 의해 벌집모양(봉소)으로 나뉘어져 있다. 가쪽눈확판은 눈확 안쪽벽을 형성한다. 또한 안쪽을 향하여 위코선반(그림에서는 보이지 않는다)과 중간코선반뼈가 튀어나와 있다.

눈물뼈(누골) · 코뼈(비골) Lacrimal bone · Nasal bone

코뼈는 콧등을 만드는 뼈이며, 눈물뼈는 눈확 안쪽에 위치하는 뼈이다. 둘 다 좌우에 한 쌍씩 있다.

※ 눈물뼈는 얼굴을 구성하는 뼈 중 가장 작은 뼈이다.

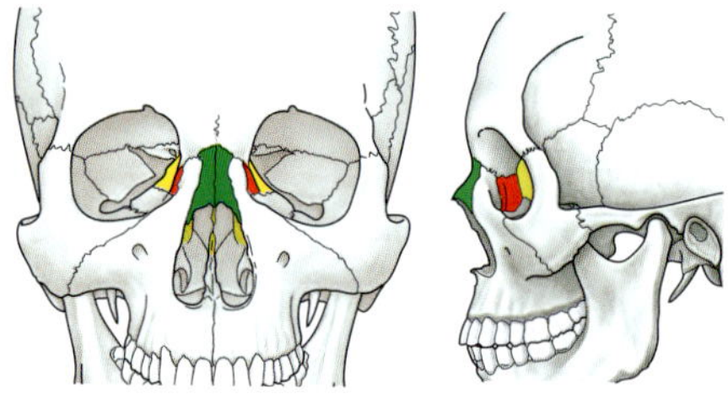

▲ 앞쪽과 왼쪽 옆에서 본 눈물뼈(빨간색) · 코뼈(녹색)의 위치(노란색은 벌집뼈)

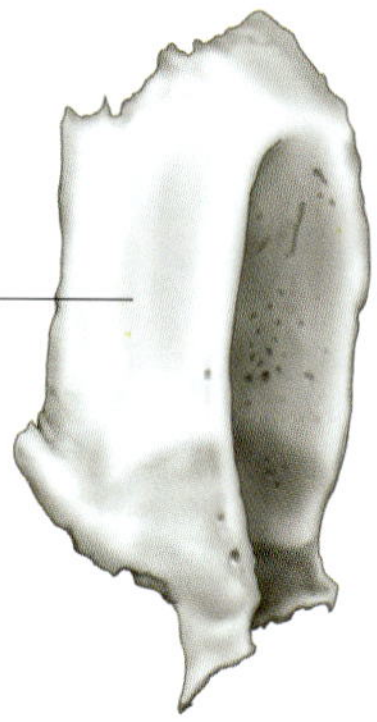

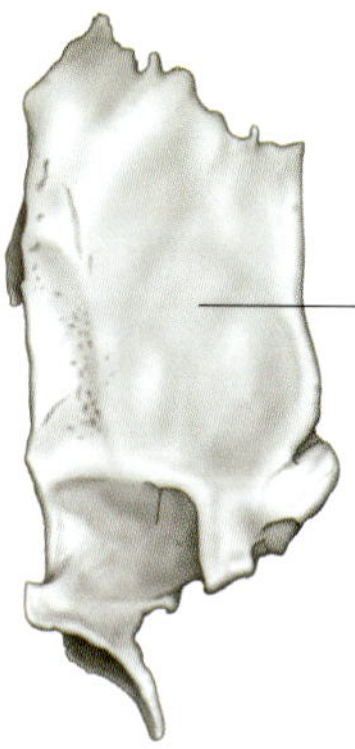

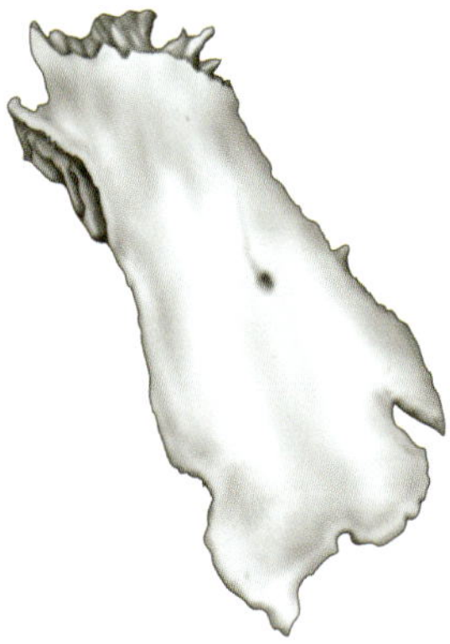

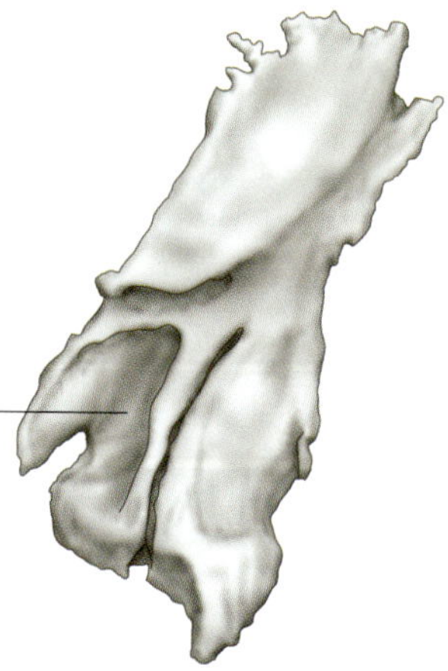

● 코뼈의 특징

얇고 긴 미끄럼틀 모양의 뼈로, 좌우 두 개가 중앙에서 연결되어 콧등을 형성한다. 위는 이마뼈에 뒤는 위턱뼈에 붙는다.

● 눈물뼈의 특징

눈확 안쪽에 위치하는 얇고 작은 뼈로, 이마뼈의 아래, 위턱뼈의 뒤, 벌집뼈의 앞에 있다. 즉, 코뼈와 눈물뼈 사이에는 위턱뼈 돌기가 들어있다.

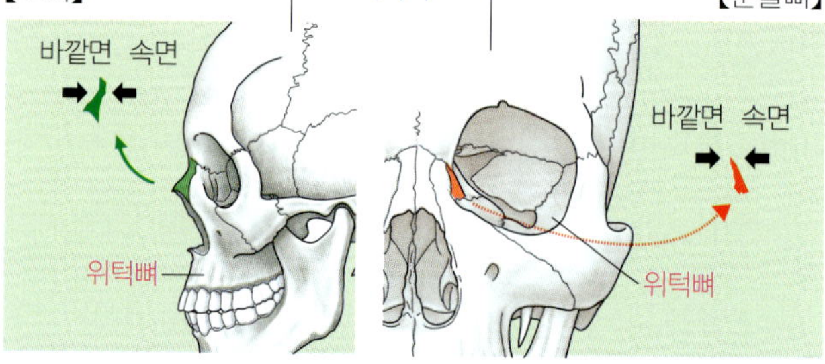

⊙ 가쪽면의 패임은 눈물오목의 일부를 구성한다. 또한 안쪽면은 코안의 중간코길벽의 일부가 되며, 아래코선반과도 접해있다.

광대뼈(협골) Zygomatic bone

볼이 튀어 나온 부분에 있는 뼈로, 좌우에 한 쌍씩 있다. 눈확의 가쪽 아랫부분의 일부를 차지하고 있다.

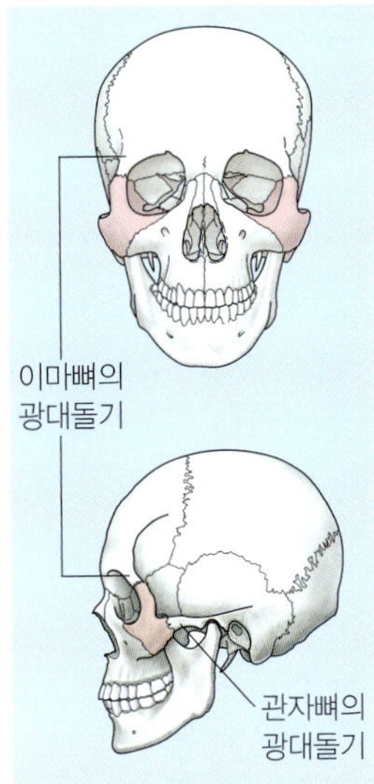

▲ 앞쪽과 왼쪽 옆에서 본 광대뼈의 위치

광대뼈 바깥면 (오른쪽)

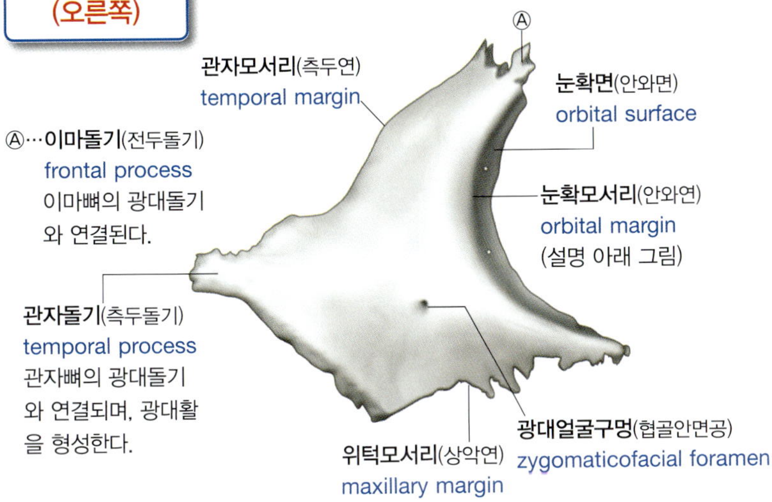

광대뼈 속면 (오른쪽)

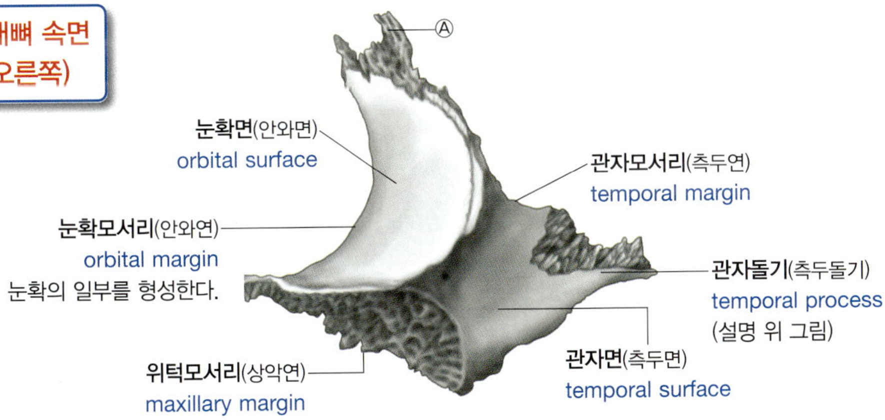

● 광대뼈의 특징

▼ 오른쪽 광대뼈를 안쪽과 가쪽에서 본 그림

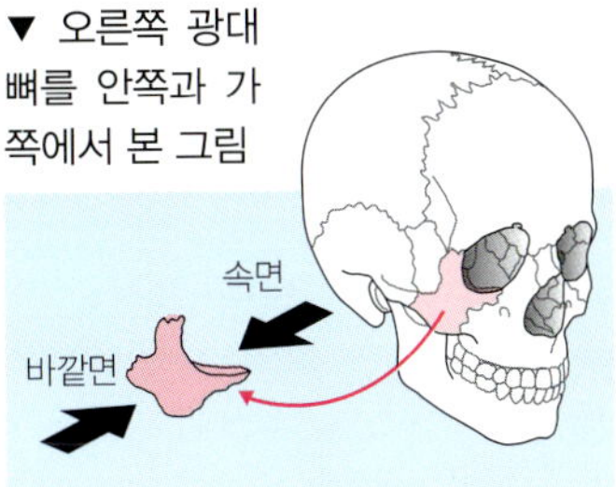

이마뼈돌기는 이마뼈의 광대돌기와 연결되며, 관자돌기는 관자뼈의 광대돌기와 연결된다. 관자뼈의 광대돌기와 관자돌기로 만들어진 활모양의 구조를 광대활이라고 한다. 또한 위턱모서리는 위턱뼈와 연결되고 있다.

눈확모서리는 매끄러운 곡선을 그리며, 눈확의 가쪽 아랫부분의 일부를 구성하고 있다.

15

보습뼈(서골) Vomer

보습뼈는 코중격 아랫부위를 구성하는 아주 얇은 뼈이다.

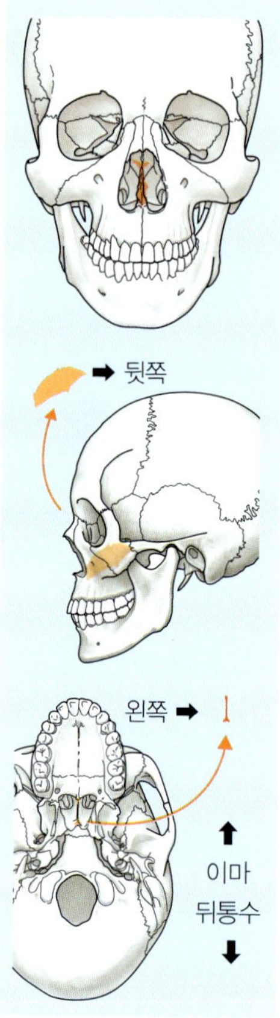

▲ 각각 앞쪽, 왼쪽 옆, 아래쪽(가쪽머리뼈바닥, P.28)에서 본 보습뼈의 위치(머리뼈의 좌우 가쪽에서는 볼 수 없다)

● 보습뼈의 특징

코중격 아랫부위를 구성하는 매우 얇은 사각형 모양으로, 농기구의 가래와 같은 모양이라고 해서 지어진 이름이다.

보습뼈는 벌집뼈수직판의 아래, 나비뼈몸통의 앞, 위턱뼈 · 입천장뼈의 위에 위치하고 있다. 윗부분은 작게 펼쳐진 보습뼈날개를 형성하고, 나비뼈몸통 바닥의 돌기를 끼우듯이 연결되고 있다.

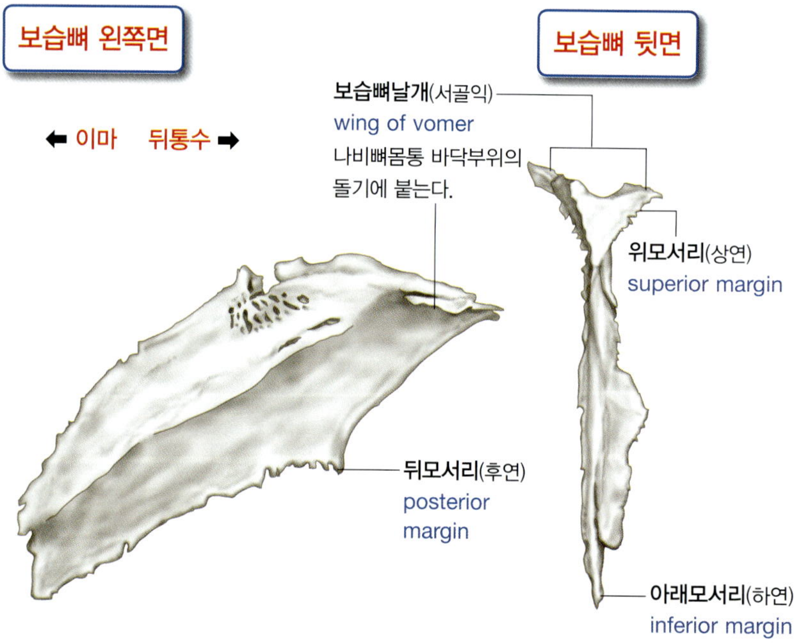

머리뼈 모양의 성별 차이

머리뼈의 모양에는 성별 차이가 있다.

남성의 머리뼈는 전체적으로 다부지며, 특히 근육 부착부위가 잘 발달되어 있다. 눈썹 부분 융기(눈썹활)나 꼭지돌기, 바깥뒤통수뼈융기가 많이 돌출되어 있다. 또한, 광대활도 남성 쪽이 두껍고 폭도 넓다.

그에 비해 여성의 머리뼈는 전체적으로 화려하고 매끈한 모양을 하고 있는 것이 특징이다.

아래코선반(하비갑개) Inferior nasal concha

아래코선반은 코 안 가쪽에서 튀어나온 위 · 중간 · 아래의 코선반 중에 아래코선반을 연결하는 독립적인 뼈로, 좌우에 한 쌍씩 있다.

아래코선반
가쪽면(왼쪽)

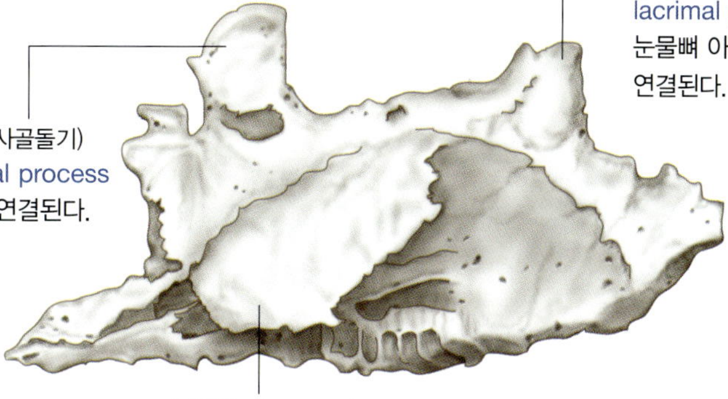

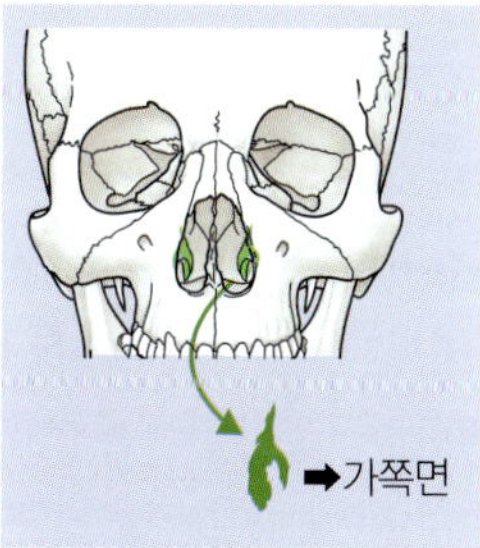

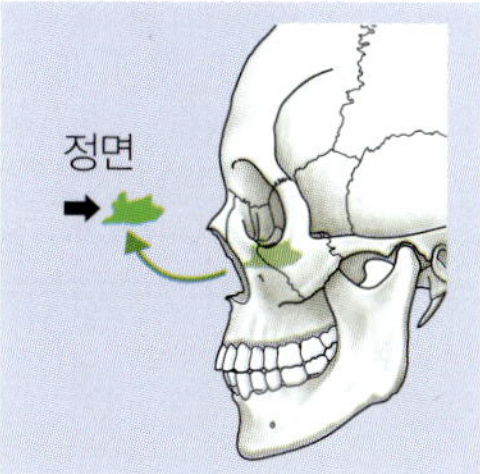

◀ 각각 앞쪽, 왼쪽 옆에서 본 아래코선반의 위치

아래코선반
정면(왼쪽)

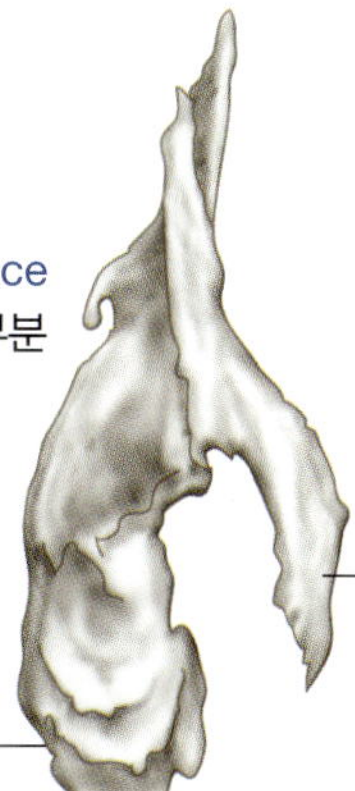

● 아래코선반의 특징

얇고 긴 나뭇잎 같은 모양의 뼈로 코 안쪽 벽에서 튀어 나온 아래코선반을 형성한다.

가쪽에 늘어지듯이 돌출되어, 위턱뼈 안쪽에 붙는 위턱돌기는 위턱뼈의 위턱굴구멍을 막는다. 또한 앞쪽 앞쪽의 눈물뼈돌기에서는 눈물뼈 아랫단에, 뒤쪽 상부 벌집돌기에서는 벌집뼈와 연결되고 있다.

● 코선반의 구조

코 안에는 가쪽에서 튀어나온 세 개의 코선반 중 가장 큰 아래코선반은 독립된 뼈로 구성된다. 위 또는 중간코선반은 벌집뼈의 일부가 코선반을 형성하고 있다.

입천장뼈(구개골) Palatine bone

입천장뼈는 입천장과 코안의 뒤쪽을 구성하는 L자 형태의 얇은 뼈로 좌우 한 쌍 있다.

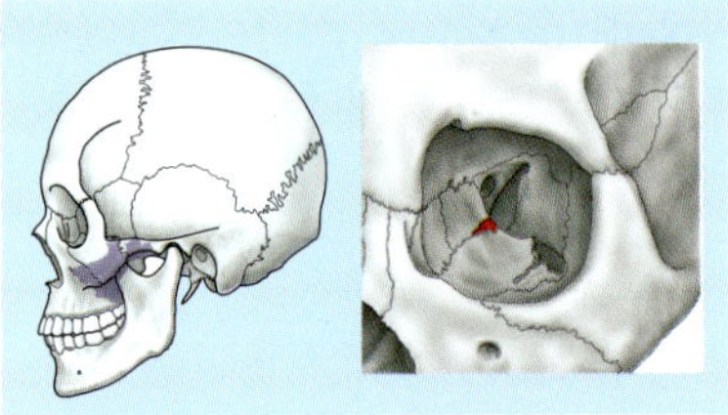

▲ 왼쪽에서 본 입천장뼈의 위치. 또한 입천장뼈는 눈 내부에서 눈확돌기로 볼 수 있다(오른쪽 그림 빨간색 부분).

입천장뼈 안쪽면
(왼쪽)

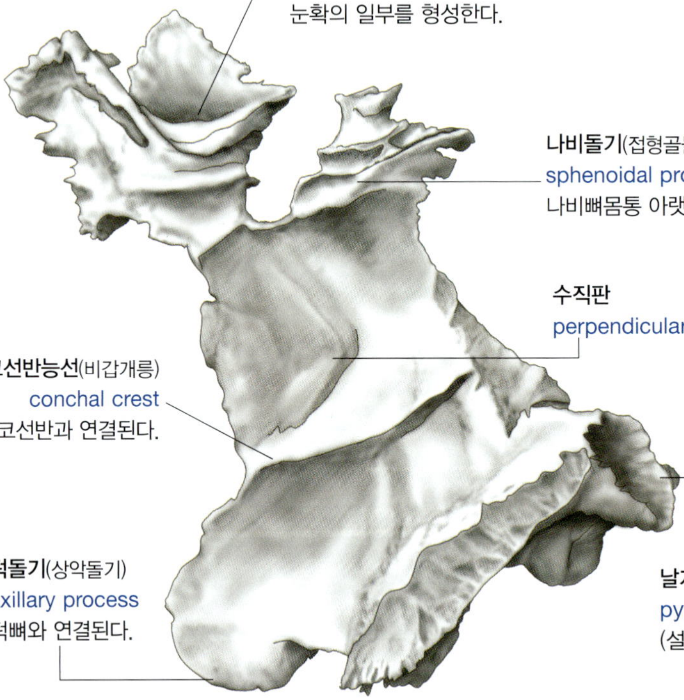

▼ 앞쪽에서 본 입천장뼈의 위치(머리뼈 표면에서는 보이지 않는다)

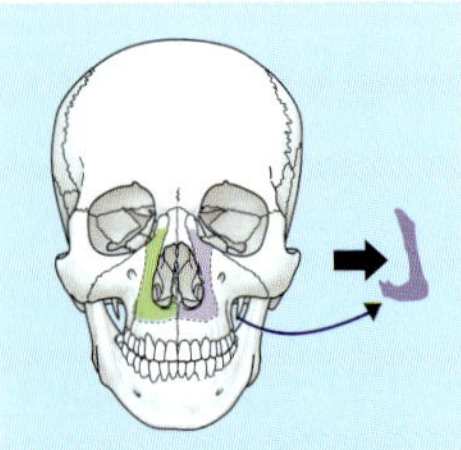

위 그림에서는 왼쪽 입천장뼈를 안쪽에서 관찰

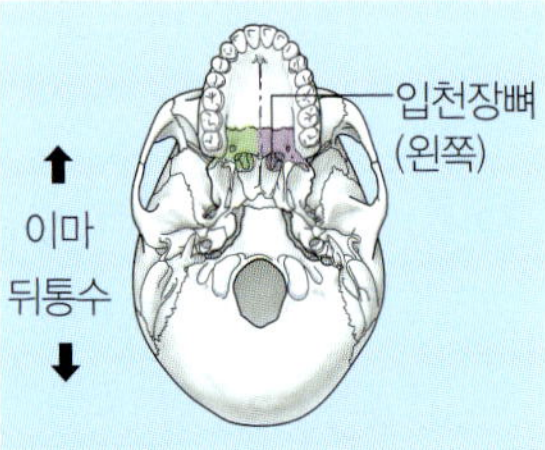

가쪽머리뼈바닥(P.28)에서 관찰할 수 있는 입천장뼈 부분

● 입천장뼈의 특징

입천장뼈를 앞에서 보면, 조금 안쪽으로 기울어져 있는 수직판과 짧은 수평판으로 구성되어 있다. 좌우 입천장뼈의 수평판이 정중앙에서 연결되며, 수직판은 코안 뒤쪽의 외벽을, 수평판은 입천장의 뒷부분을 구성한다.

앞-아래쪽의 위턱돌기에서는 위턱뼈와, 뒤쪽 날개패임돌기에서는 나비뼈의 날개돌기와 연결된다.

위쪽에는 두 개의 돌기가 있다. 앞쪽 눈확돌기는 그 일부가 눈확 아래벽을 구성하며, 위턱뼈, 벌집뼈, 나비뼈와 연결된다. 뒤쪽 나비뼈돌기는 나비뼈몸통 아랫부분과 연결되어 있다. 안쪽면에 옆으로 놓인 코선반능선에는 아래코선반이 붙는다.

입천장뼈 가쪽면 (왼쪽)

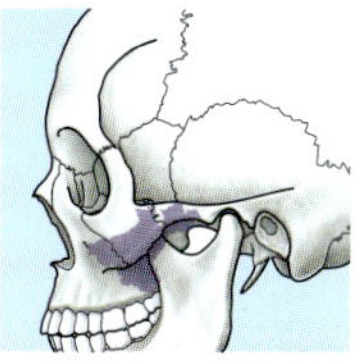

▲ 가쪽에서 본 왼쪽 입천장뼈

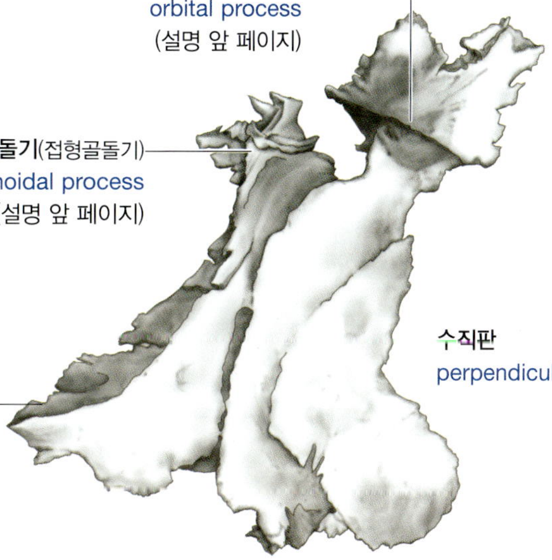

입천장뼈 앞면 (왼쪽)

▼ 앞쪽에서 본 왼쪽 입천장뼈

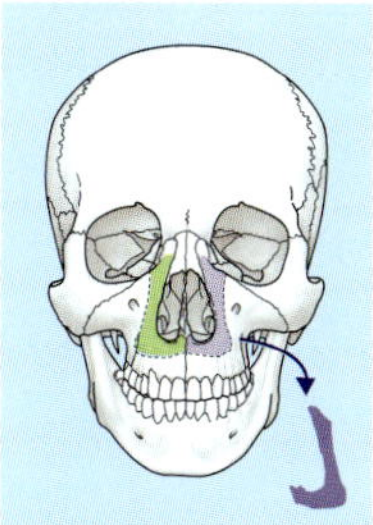

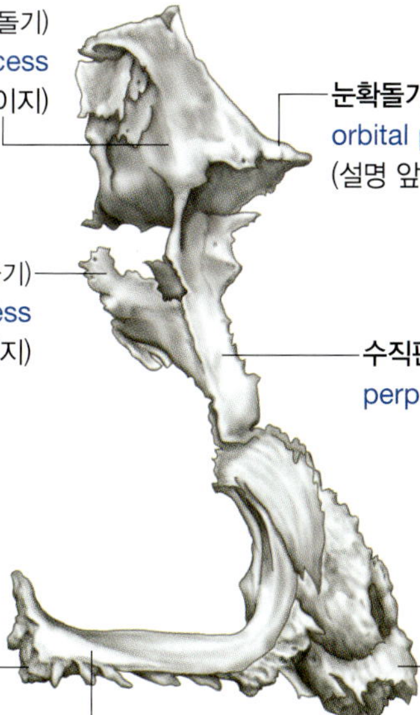

위턱뼈(상악골) Maxilla

위턱뼈는 눈확 아래에서 위턱, 코안, 입천장 등 얼굴의 많은 부분을 차지하는 뼈이다. 양쪽의 위턱뼈가 가운데에서 연결된다.

▶ 머리뼈에서 위턱뼈의 위치

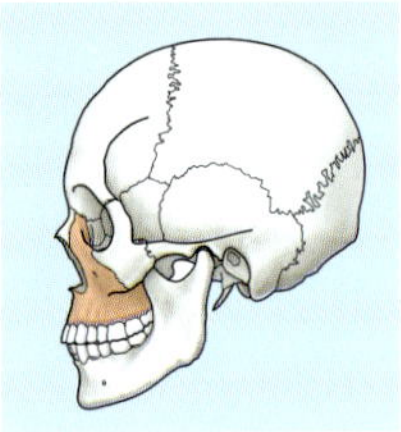

위턱뼈 가쪽면(오른쪽)

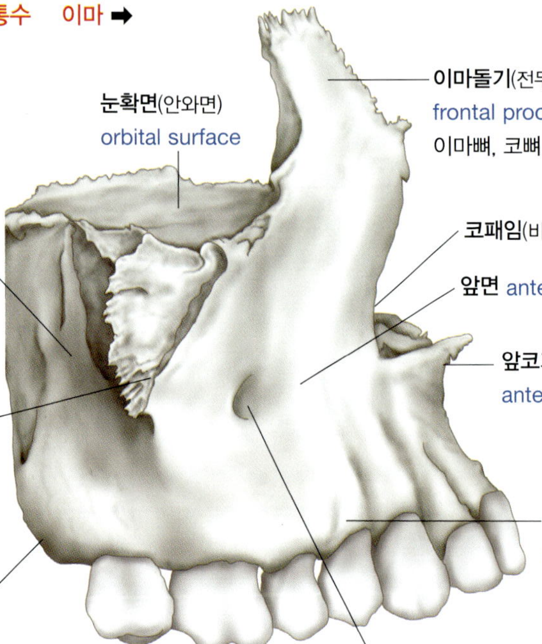

▼오른쪽 위턱뼈를 가쪽에서 본 그림

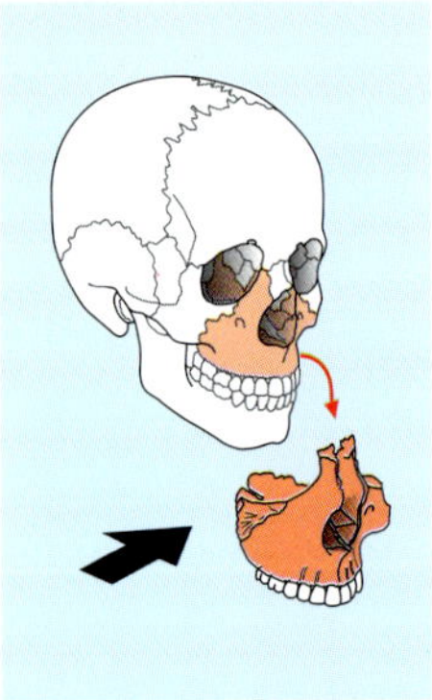

● 위턱뼈의 특징

위턱뼈는 중심 부분의 몸통과 4개의 돌기로 나뉘어져 있다. 4개의 돌기란 위쪽에 돌출되어 있는 이마돌기, 가쪽으로 돌출되어 있는 광대돌기, 안쪽 하부에 수평으로 펼쳐지는 입천장돌기, 아래쪽 모서리에 쌓여있는 이틀돌기이다.

몸통은 삼각주 모양을 띠고 있으며, 그 안쪽 부분의 대부분은 위턱굴 공간이다. 몸통에는 4개의 면이 있다.

윗면의 눈확면은 눈확 하부를 구성하며, 뒤에서 나비뼈큰날개와 연결된다. 몸통 앞면 안쪽에는 코패임이 있으며, 좌우 코패임이 중앙에서 합쳐지면 조롱박 모양과 같은 형태가 되기 때문에 이것을 조롱박입구라고 한다. 또한 눈확아래모서리 아래에는 신경이나 혈관이 지나는 눈확아래구멍이 있다.

몸통 안쪽면은 코안 바깥벽 앞부분을 형성하고 있다. 여기에는 위턱굴로 연결되는 구멍이 있는 위턱굴구멍이 크게 열려있다. 그 뒤쪽에는 입천장뼈가 연결된다. 몸통 뒷면은 관자아래면이라고 불린다.

위턱뼈 안쪽면(오른쪽)

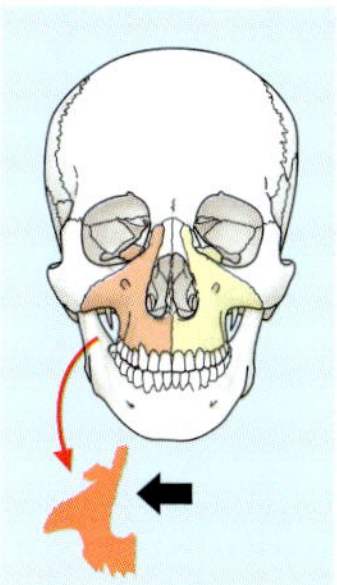

▲ 오른쪽 위턱뼈를 안쪽에서 본 그림

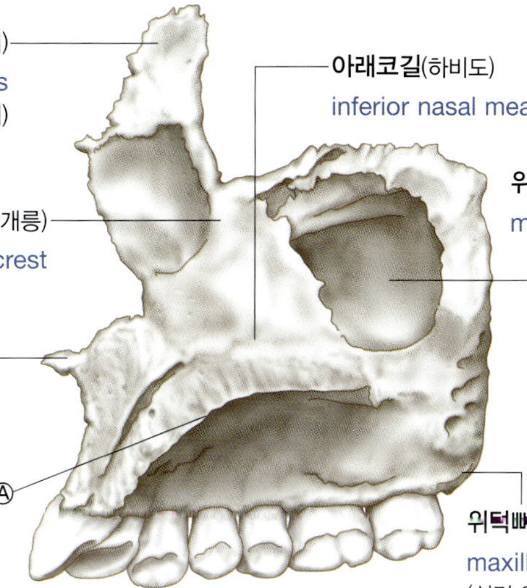

위턱뼈 아래면(오른쪽)

▶ 가쪽머리뼈바닥(p.28)에서 관찰할 수 있는 오른쪽 위턱뼈의 위치

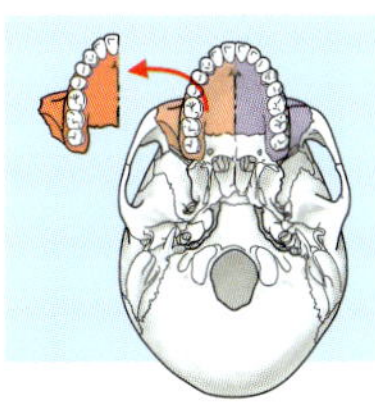

Ⓐ…**입천장돌기**(구개돌기)
palatine process
입천장 앞쪽을 형성한다. 뒤쪽은 입천장뼈와 연결된다.

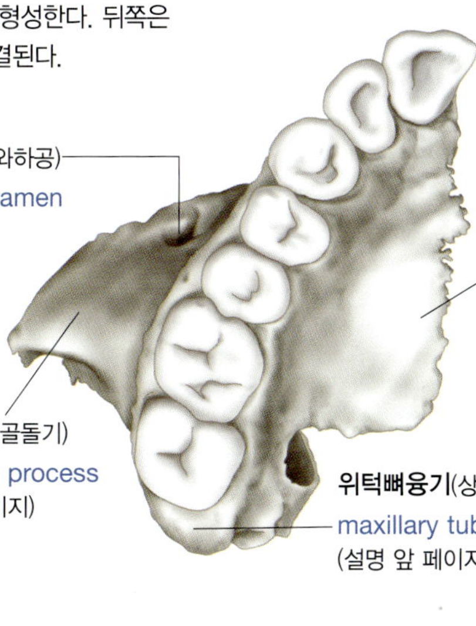

● 위턱뼈의 4개의 돌기

위쪽에 돌출되어 있는 이마돌기는 그 끝이 이마뼈와 연결되며, 앞쪽에서는 코뼈와, 뒤쪽에서는 눈물뼈와 연결되어 눈확모서리를 구성한다.

광대돌기는 광대뼈와 연결된다.

입천장돌기는 입천장의 전반부를 구성하는 수평판 모양의 돌기로 반대쪽 입천장돌기와 중앙에서 연결되고 있다. 뒤쪽에는 입천장뼈의 수평판이 연결된다.

이틀돌기는 위턱의 치아가 묻혀있기 때문에 제방과 같이 쌓여있는 부분이다.

아래턱뼈(하악골) Mandible

아래턱뼈는 아래턱의 뼈로, 아래 치아가 관절을 형성하고 있다. 머리뼈 중에서 유일하게 움직이는 뼈로 음식을 씹거나 말을 하는데 관련이 있다.

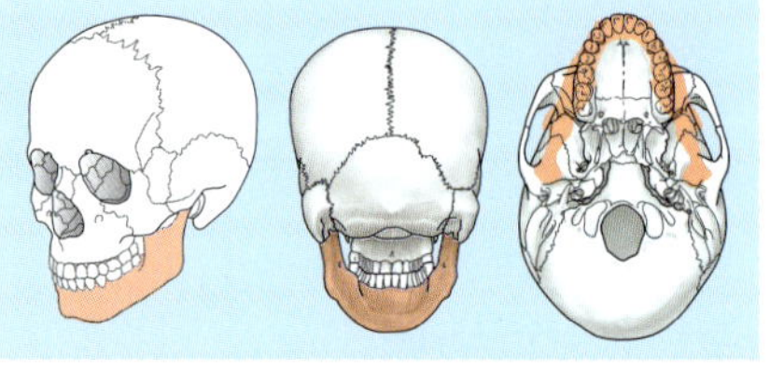

▲ 머리뼈에서 아래턱뼈의 위치, 가장 오른쪽 그림은 아래쪽에서 본 아래턱뼈의 위치[가쪽머리뼈바닥(P. 28)에 겹쳐진 상태]

아래턱뼈 윗면

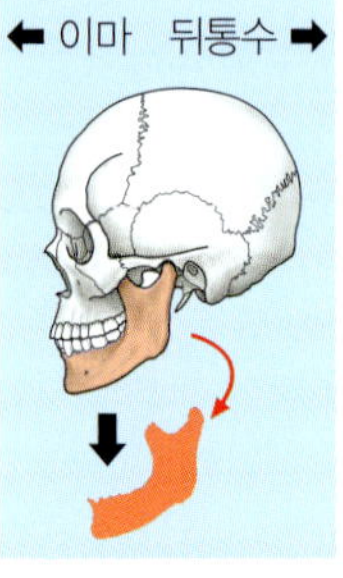

▲ 이마를 위쪽으로 하여 위에서 본 아래턱뼈

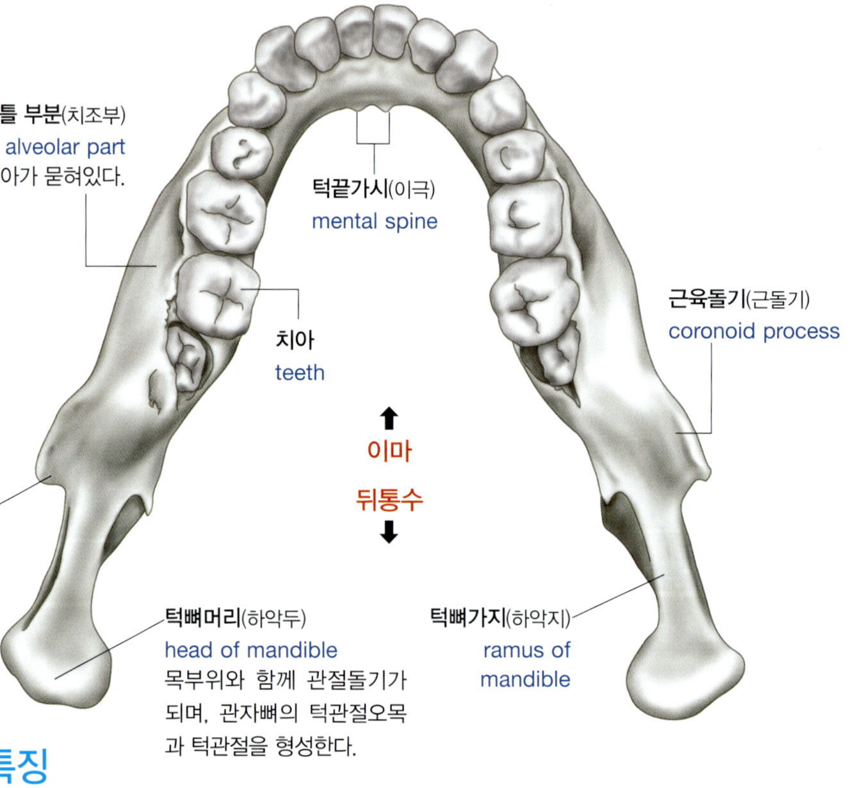

● 아래턱뼈의 특징

아래턱뼈는 위에서 보면 말굽 모양으로 중앙 부분을 몸통 부분, 양쪽 위로 늘어선 부분을 가지라고 부른다.

몸통 부분 위모서리는 이틀 부분이라고 하며, 여기에는 치아가 관절을 형성하고 있다. 아래모서리는 턱뼈바닥이라고 하며, 중앙에 가장 돌출된 부분(턱끝)을 턱끝융기라고 한다. 턱끝융기 가쪽모서리에는 입술의 움직임을 주관하는 몇 개의 근육이 붙는다. 중앙에서 조금 가쪽으로 턱끝구멍이 있으며, 여기에는 신경이나 혈관이 통과하고 있다.

몸통 뒤 아래쪽의 각, 즉, 아래턱의 양쪽 부분을 턱뼈각이라고 한다. 여기에서 턱뼈가지가 뻗어나가며, 그 앞에는 앞뒤로 두 개의 돌기가 있다. 앞쪽 날카로운 근육돌기와 그 아랫부분인 턱뼈가지 부분에는 아래턱뼈를 움직이기 위한 몇 개의 근육이 붙는다. 뒤쪽의 끝이 둥근 돌기가 관절돌기이며, 끝이 둥근 부분을 턱뼈머리, 그 아래 조금 얇아진 부분을 턱뼈목이라고 한다. 이 관절돌기가 관자뼈의 턱관절

머리

아래턱뼈 안쪽면 (오른쪽)

⬅ 이마 뒤통수 ➡

Ⓐ…**턱뼈구멍**(하악공) mandibular foramen

Ⓑ…**턱뼈패임**(하악절흔) mandibular notch

▼ 절단한 아래턱뼈 (오른쪽)를 안쪽에서 본 그림

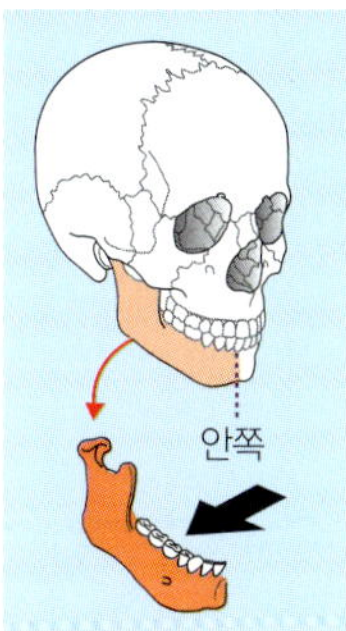

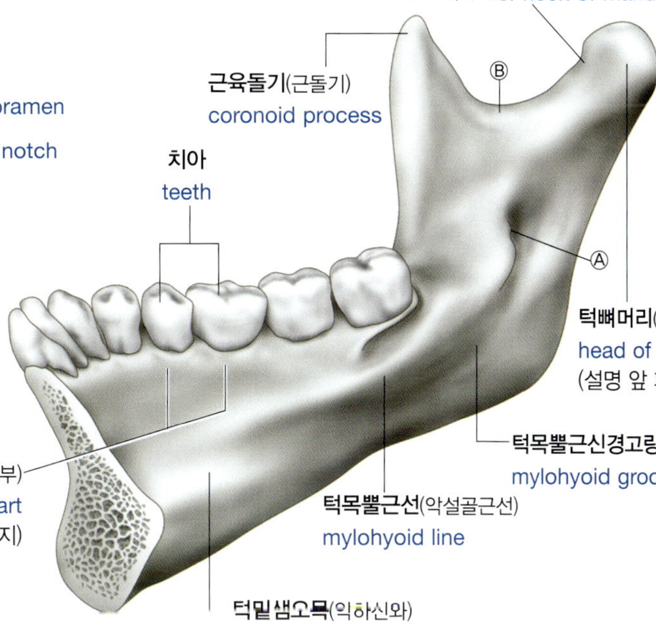

아래턱뼈 앞면

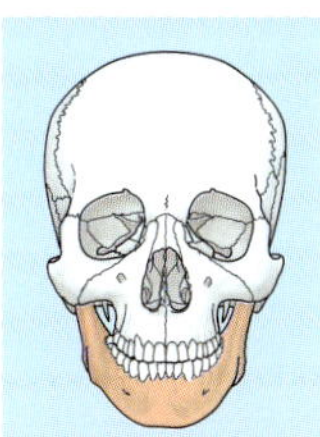

▲ 아래턱뼈를 앞쪽에서 본 그림

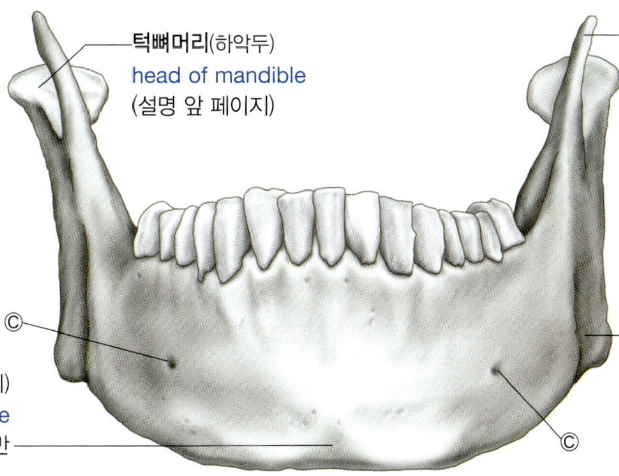

오목과 턱관절을 형성한다.

안쪽에는 아래턱뼈와 목뿔뼈를 연결하는 근육이나 음식을 씹을 수 있도록 아래턱을 움직이는 근육 등이 붙는 등, 혀밑샘관이 들어가는 패임이 있다.

치아 Teeth

치아는 위턱뼈의 이틀과 관절하고 있다. 젖니는 20개, 영구치는 32개이다. 위와 아래, 오른쪽과 왼쪽에서 대응하는 치아는 같은 명칭이 붙는다.

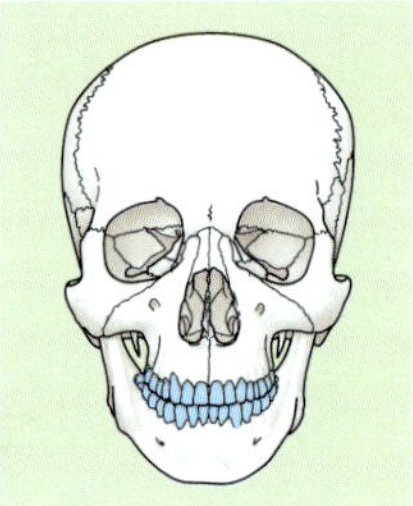

▶ 앞쪽에서 본 치아의 위치

위턱뼈 아래면

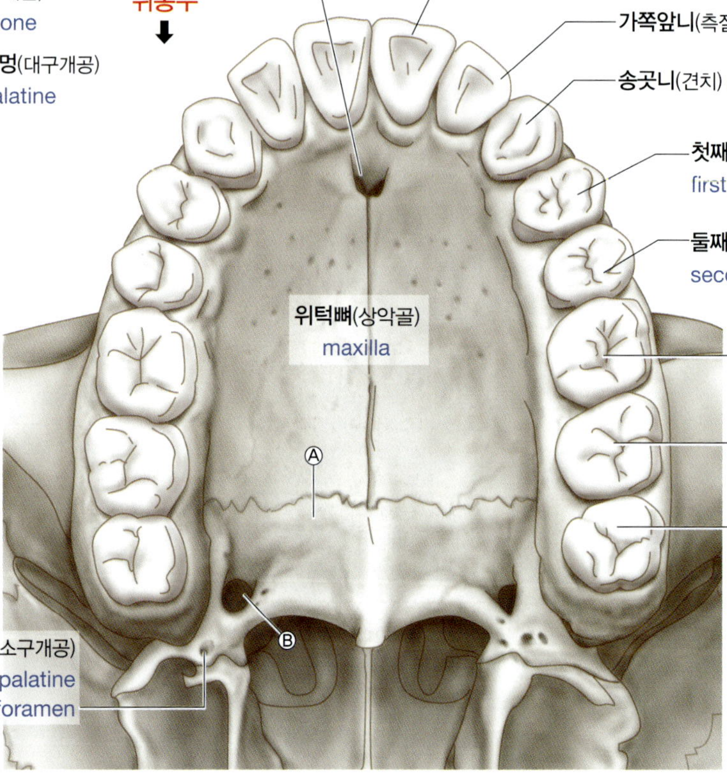

일반적으로 사랑니가 나오는 시기는 20세 전후로, 나오지 않는 경우도 있다.

▼ 위쪽에 이마를 두어 위턱뼈의 치아를 아래서부터 본 그림

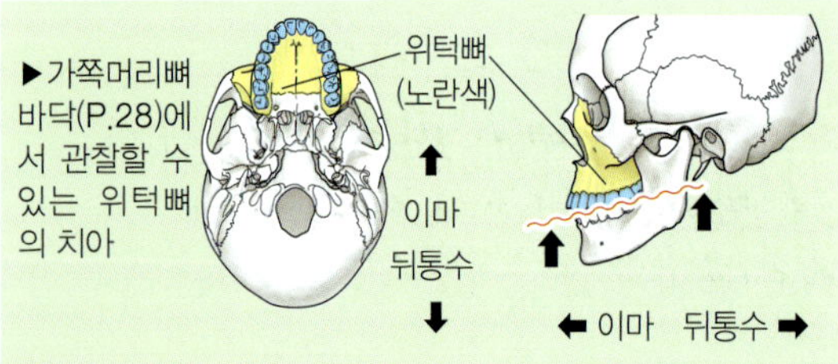

● 치아의 특징

치아는 위턱뼈와 아래턱뼈의 이틀과 관절하고 있다. 보통 출생 시에는 치아가 나와 있지 않으며, 생후 7~8개월부터 2~3세경에 걸쳐 순서대로 젖니가 나온다. 젖니는 중앙부터 가운데앞니, 가쪽앞니, 송곳니, 첫째어금니, 제일 큰 어금니로, 좌우와 위아래 턱에 있기 때문에 총 20개가 된다. 젖니는 6~7세경부터 빠지기 시작하여 그 대신에 이틀에서 영구치가 나온다.

● 영구치의 특성

영구치에는 가운데부터 가운데앞니, 가쪽앞니, 송곳니, 첫째작은어금니, 둘째작은어금니, 첫째큰어금니, 둘째큰어금니, 사랑니가 있다. 사랑니를 제외한 28개의 치아는 중학생이 될 무렵까지는 다 난다. 일반적으로 사랑니가 나오는 시기는 20대 전후로, 늦다. 사람의 경우, 영구치가 빠진 후에 사랑니가 나오는 경우는 없다.

치아가 나란히 늘어서 구성된 활모양의 상태를 치아활이라고 한다. 위턱의 위치아활은 아래턱의 아래치아활보다 조금 넓기 때문에 입을 닫을 때, 위치아활이 아래치아활보다 앞 · 가쪽으로 나오게 된다.

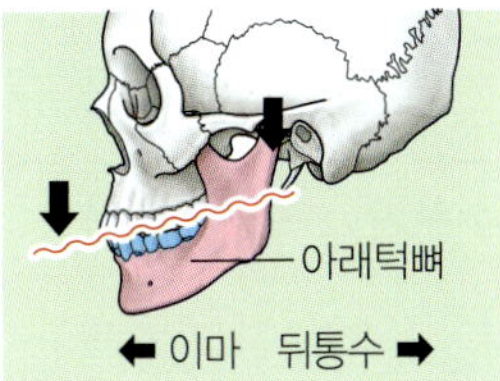

▲ 이마를 멀리 놓고 아래턱의 치아를 위에서부터 본 그림

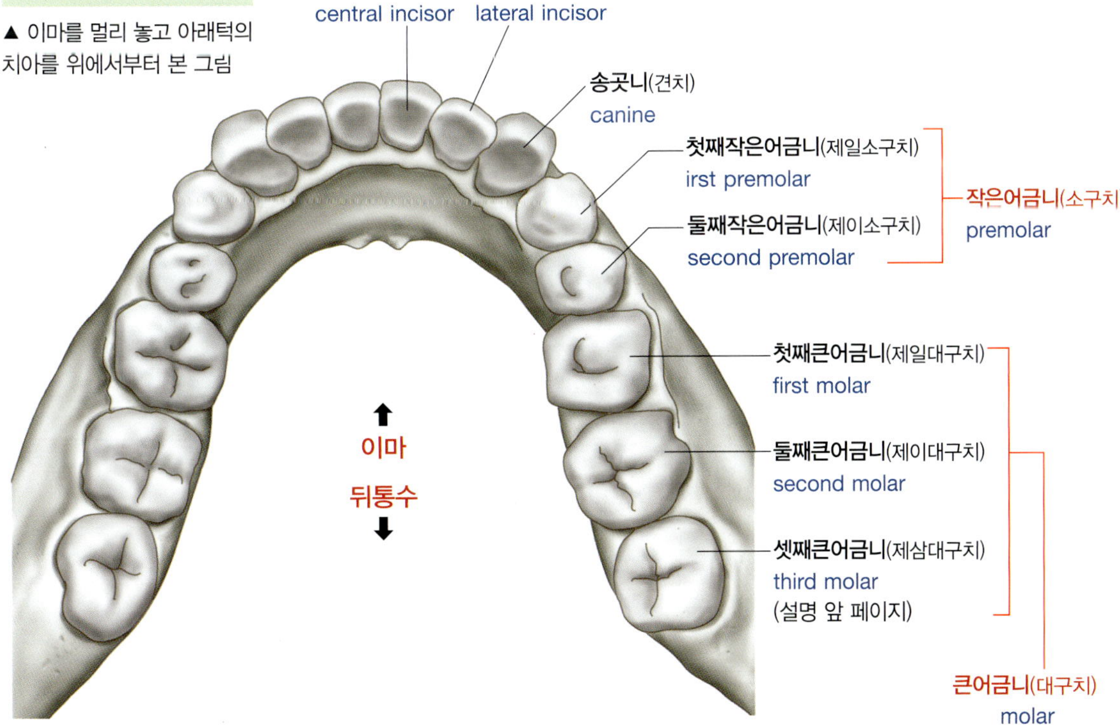

• 치아 모양의 특징과 기능

턱 앞면에 늘어서는 앞니는 음식물을 자른다. 그 옆의 송곳니는 음식물을 찢으며, 어금니는 음식물을 갈아 으깨는 기능을 가진다.

목뿔뼈(설골) Hyoid

목뿔뼈는 목구멍 위쪽, 혀뿌리 위치에 있는 U자형 뼈로, 다른 뼈와 관절을 형성하지 않는 독립적인 뼈이다.

※ 목뿔뼈는 일반적으로 머리뼈인 얼굴뼈의 하나로 분류하는데, 기능은 목부위나 인후두와 관계가 깊다.

▶ 왼쪽에서 본 목뿔뼈의 위치

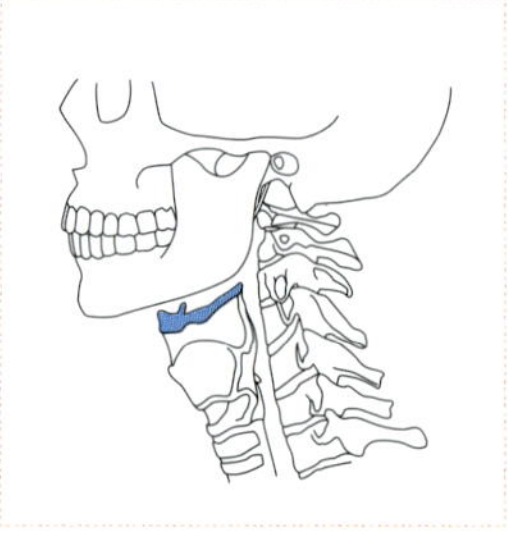

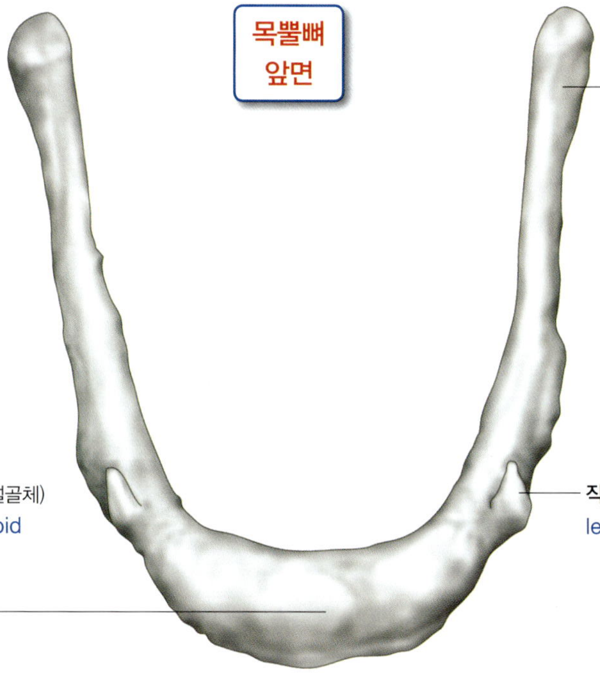

● 목뿔뼈의 특징

목뿔뼈는 후두 위, 혀뿌리 부분에 있으며, 다른 머리뼈와 떨어져 있고, 관절이나 접합부를 형성하지 않는다. U자형의 얇은 뼈로 중앙의 몸통과 양쪽 큰뿔, 큰뿔 아랫부분에 작게 돌출된 작은뿔 부분으로 나눌 수 있다.

목뿔뼈는 근육이나 인대에 의해 위쪽은 아래턱뼈나 관자뼈 등의 머리뼈와 아래쪽은 복장뼈나 어깨뼈, 방패연골 등과 접속되어 있다. 혀뿌리를 지탱하여 입을 여는 동작과도 관련이 있다. 또한, 법의학에서는 목을 매어 죽거나, 목을 졸라 죽인 것을 판정하는 데에도 이용된다.

2장 가슴우리뼈

Thorax

❶ 가슴우리(흉곽) Thorax

가슴우리란 등뼈와 갈비뼈, 복장뼈로 형성된 뼈에 의한 바구니 모양의 구조를 말하는 것으로, 그 역할은 중요한 내장의 보호와 호흡(환기)이다.

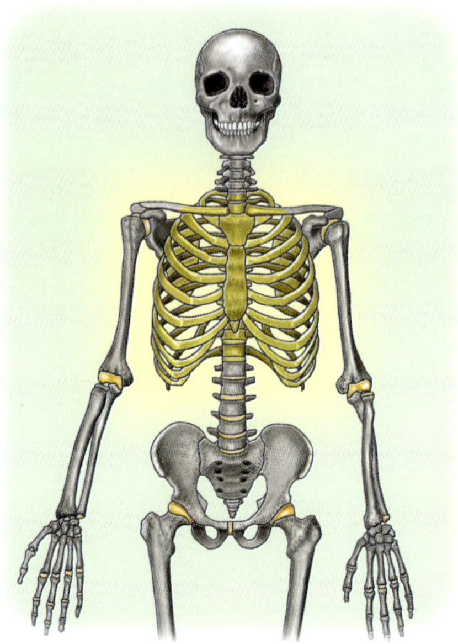

● 구조와 구성

가슴우리는 등쪽에 세로로 늘어선 12개의 등뼈와 그 각각에 붙는 12쌍 24개의 갈비뼈, 가슴 중앙에 위치하는 복장뼈로 구성된 바구니 모양의 구조이다. 윗부분은 좁고, 아래를 향하여 넓게 벌어져 있으며, 둥그스름한 원뿔모양을 띠고 있다.

가슴우리와 복장뼈 사이의 갈비사이근, 가슴우리 아랫부분에 위치하고 있는 가로막에 의해 가슴벽이 형성되며, 그 안쪽 공간을 가슴안이라고 한다.

② **복장뼈**(흉골) sternum…P.67　③ **갈비뼈**(늑골) rib…P.68

가슴우리의 호흡 시 운동

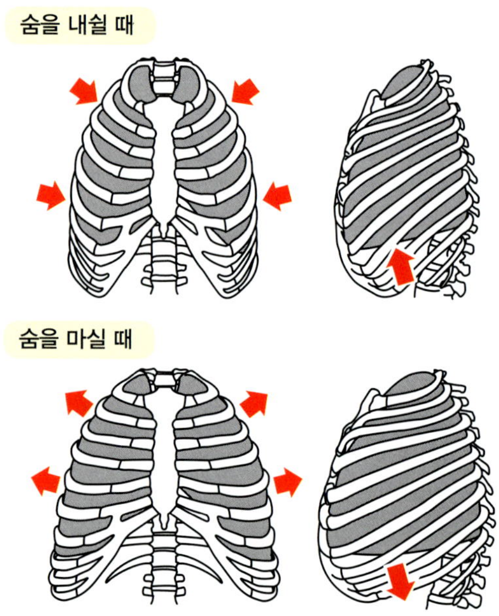

● 가슴우리의 특징

가슴우리 안에는 심장이나 대혈관, 폐와 같이 사람의 생명유지에 없어서는 안 될 장기나 기관이 들어있으며, 그것들을 외부의 힘으로부터 보호하고 있다. 배부위와는 다른 뼈 구조를 지니고 있으며, 내부 장기를 견고하게 지킬 수 있다.

복장뼈는 빗장뼈와 관절을 이룬다. 좌우 팔은 이 복장빗장관절과 결합하여 몸통과 연결된다.

갈비뼈는 굽어 있으며, 척추뼈나 복장뼈로의 관절부에 가동성이 있기 때문에 갈비뼈 사이에 있는 갈비사이근 등에 의해 갈비뼈 전체를 넓힐 수 있다. 이것이 폐에 공기를 공급하는 구조의 하나이다.

가슴우리 앞면

⊙ 그림은 등뼈와 가슴우리를 앞면에서 본 것이다.

Ⓐ···**갈비연골**(늑연골) costal cartilage

Ⓑ···**명치각**(흉골하각) infrasternal angle
좌우의 갈비뼈활이 합류되는 부분의 각도. 70~80도

Ⓒ···**복장뼈각**(흉골각) sternal angle
복장뼈자루와 복장뼈몸통의 접속부로 피부 위에서 만져지기 때문에 만져보면 갈비뼈의 번호를 알 수 있다.

Ⓓ···**갈비뼈활**(늑골궁) costal arch
좌우 7번~10번 갈비연골로 형성된 활꼴 부분

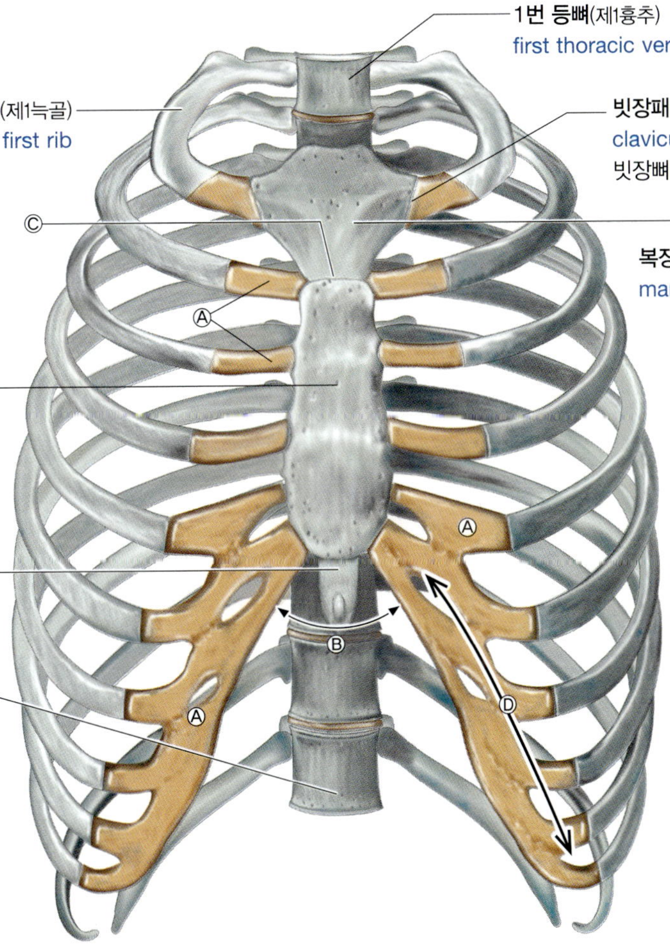

● 성인과 유아기의 가슴우리

갈비뼈는 성인의 경우, 척추뼈와의 관절 부분에서 아래로 비스듬하게 향하며, 앞면을 돌아 들어간 후, 갈비연골이 위를 향하여 복장뼈에 붙는다. 그에 반해, 유아기에서 갈비뼈의 주행은 수평에 가깝다. 때문에 가슴우리는 크게 확장할 수 없으며, 호흡은 복식호흡이 중심이 된다.

● 경견완증후군(cervico-omo-brachial syndrome)

팔의 혈관은 1번 등뼈와 1번 갈비뼈, 복장뼈자루의 위모서리에서 형성되는 위가슴우리문으로 드나들며, 가슴우리 위에 있는 빗장뼈 아래를 지나고 있다. 또한 빗장뼈와 가슴우리 사이에는 목뼈를 드나드는 팔신경(팔신경얼기)도 지난다. 게다가 여기에는 목부위나 가슴부위를 지나는 근육(사각근군)이 많이 있기 때문에 신경이나 혈관의 압박이 일어나며, 어깨 결림, 팔의 통증이나 나른함, 저림, 혈류 장애 등과 같은 증상을 일으킬 수도 있다. 이것을 가슴우리의 혈류 등의 출구(위입구) 주변에서 일어난다는 이유에서 가슴문증후군(흉곽출구증후군)이라고도 한다.

가슴우리 뒷면

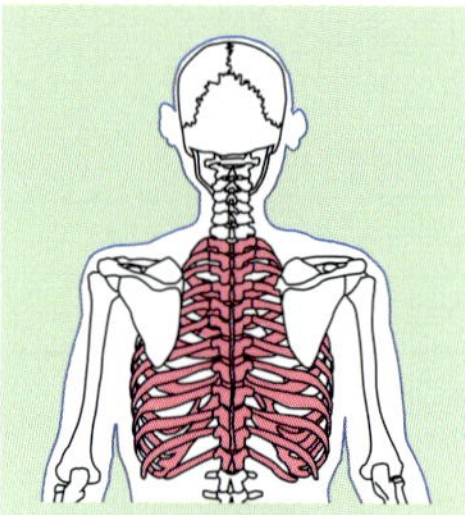

▲ 목뼈와 가슴우리를 뒷쪽에서 본 그림

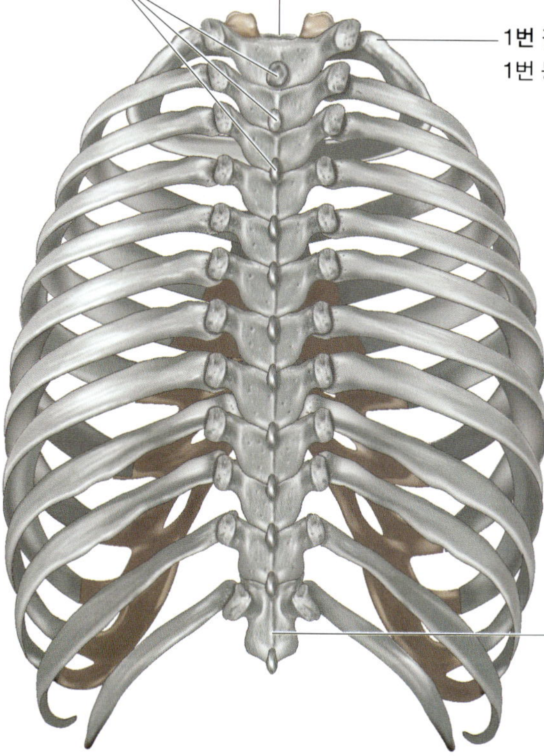

가슴우리 오른쪽 윗면 (오른쪽 팔 포함)

▼오른쪽 가슴우리(팔 포함)를 위쪽에서 본 그림

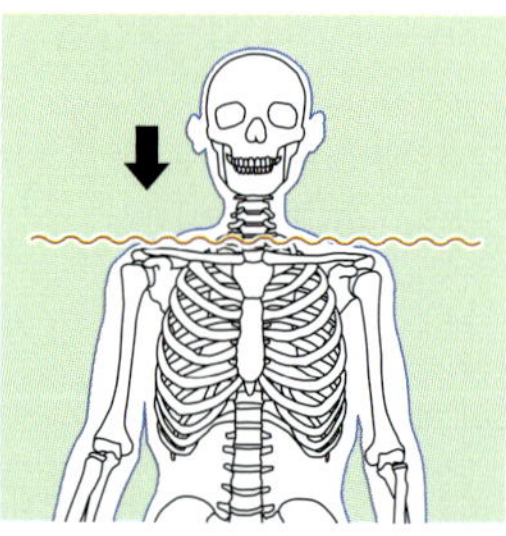

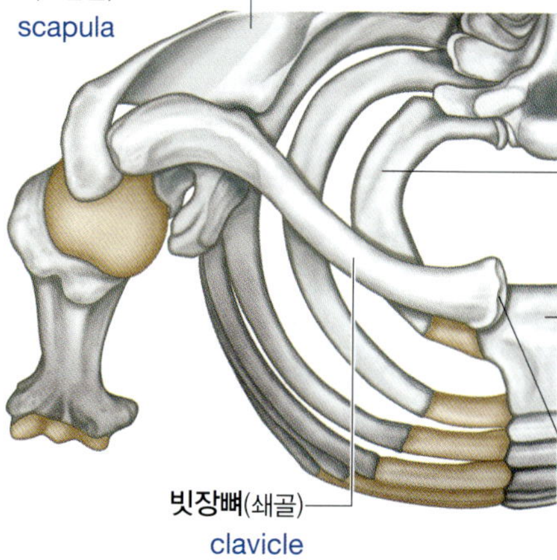

복장뼈(흉골) Sternum

복장뼈는 가슴 중앙에 세로로 위치하는 편평한 뼈이다. 갈비연골을 끼고 갈비뼈가 붙으며, 가슴우리의 일부를 형성한다.

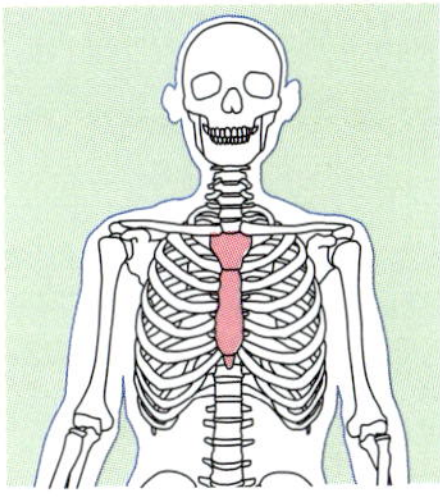

▲ 복장뼈를 앞쪽에서 본 그림

● 복장뼈의 특징

복장뼈는 윗부분의 폭 넓은 복장뼈자루, 중앙에 얇고 긴 복장뼈몸통, 아래 끝에 돌출된 칼돌기의 세 부분으로 나뉘며, 각각이 연골로 연결되어 있다. 옆면에는 갈비연골이 붙는 패임(갈비패임)이 있다.

① **목아래패임**(경절흔)
jugular notch
목 아래에 패임으로 만져지는 부분

② **빗장패임**(쇄골절흔)
clavicular notch
빗장뼈의 복장끝과 복장빗장관절을 형성한다.

③ **복장뼈각**(흉골각)
sternal angle
복장뼈자루와 복장뼈몸통이 연결되는 부분. 피부 위에서 만져진다.

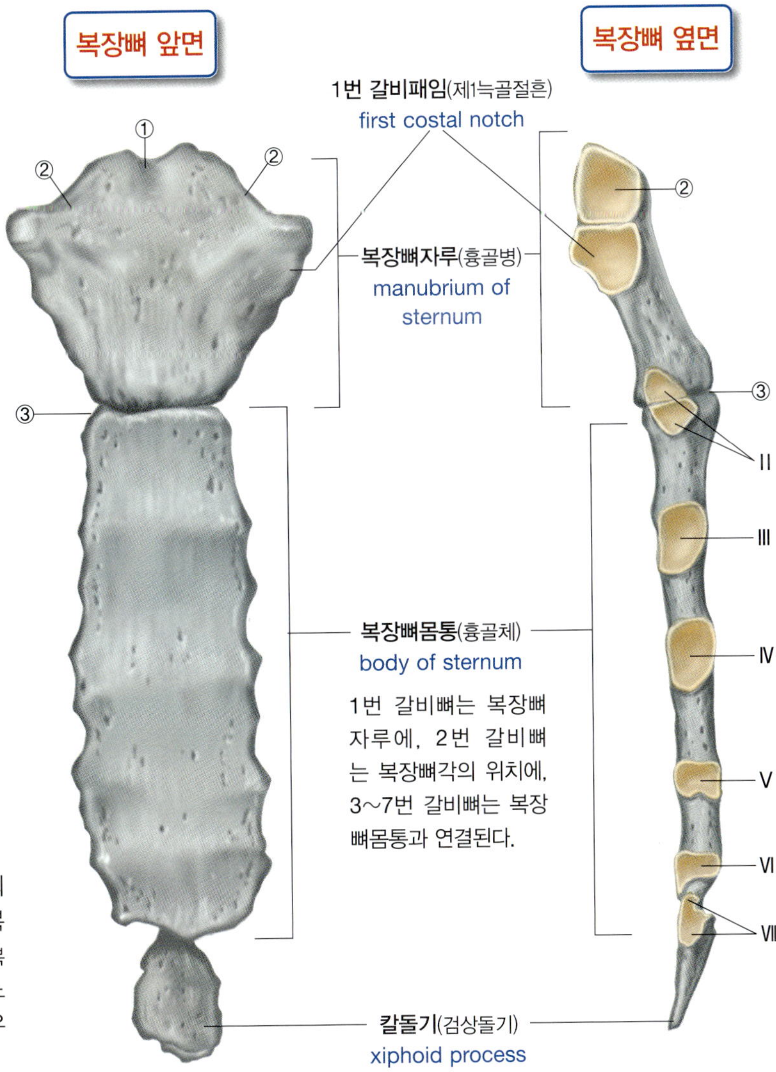

⊙ 복장뼈자루와 복장뼈몸통의 결합부(복장뼈자루연골결합)와 복장뼈몸통과 칼돌기의 결합부(복장뼈칼돌기연골결합)는 중년과 노년에서 뼈발생이 되어 있는 경우가 있다.

갈비뼈(늑골) Rib

갈비뼈는 좌우에 12쌍 총 24개이며, 뒤쪽에는 각각 같은 번호의 등뼈와 앞쪽에는 갈비연골을 끼고 복장뼈와 연결되어 가슴우리를 구성하고 있다.

오른쪽 갈비뼈 윗면 (2번 갈비뼈)

⊙ 왼쪽 그림은 오른쪽 2번 갈비뼈를 위에서 본 것, 오른쪽 그림은 좌우 6번 갈비뼈와 이것이 붙는 복장뼈를 추출한 것이다.

갈비뼈와 척추뼈몸통 복장뼈의 결합 윗면

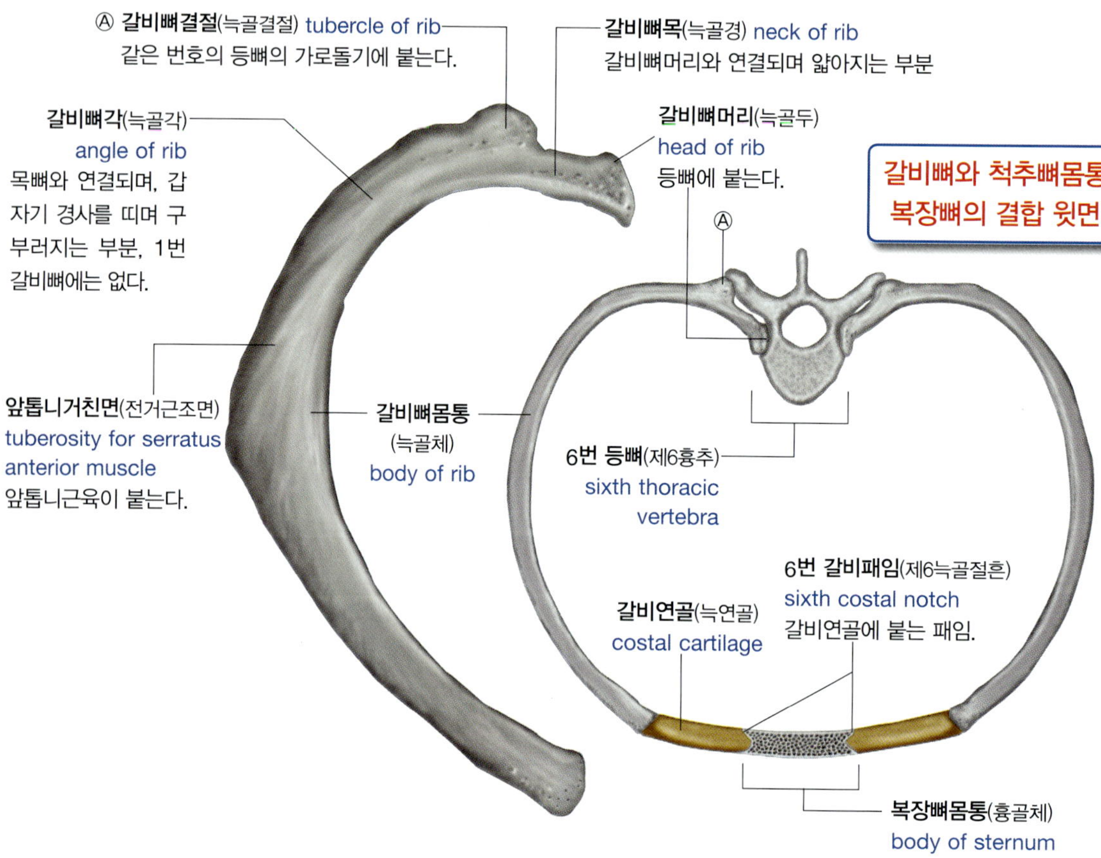

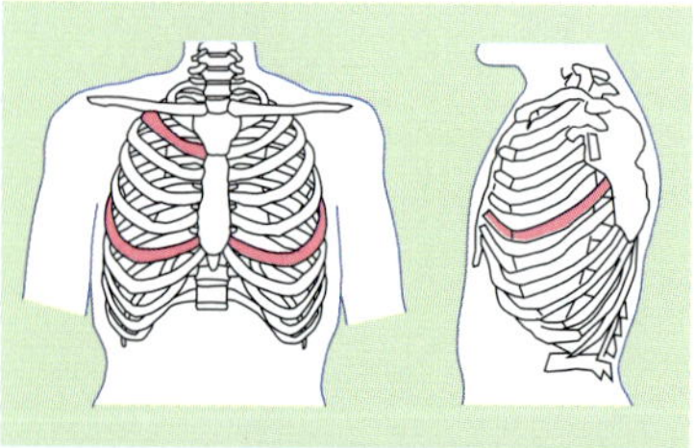

▲ 가슴우리를 정면 또는 옆면에서 본 그림

● 갈비뼈의 특징

갈비뼈는 모두 가늘고 휘어있는 뼈이다. 갈비뼈머리가 등뼈와 연결되며, 가슴부위를 좌우에서 둘러싸듯 위치하고 있다. 앞면은 갈비연골이 되어 복장뼈의 갈비패임에 붙는다. 갈비연골은 유연하고 강인한 유리연골로 형성되어 있다. 갈비뼈의 뼈 부분과 연골의 이음새를 갈비연골결합이라고 한다.

1~7번 갈비뼈는 한 개씩 복장뼈에 붙기 때문에 참갈비뼈라고 한다. 이에 반해 8~10번 갈비뼈는 갈비뼈연골이 7번 갈비뼈연골과 융합하여 간접적으로 복장뼈에 붙는다. 또한 11번 · 12번 갈비뼈의 앞쪽은 어디에도 붙지 않고, 등쪽만 붙어 있다. 그렇기 때문에 8~12번 갈비뼈는 거짓갈비뼈라고 하며, 또한 11번 · 12번 갈비뼈는 뜬갈비뼈라고 한다.

갈비뼈 분해도

⊙ 그림은 12쌍의 갈비뼈를 1번에서 12번까지 순서대로 나열한 것이다. 중앙에 나열된 부분이 척주와 접촉하는 갈비뼈머리이다. 1~7번 갈비뼈는 참갈비뼈, 8~12번 갈비뼈는 거짓갈비뼈이다.

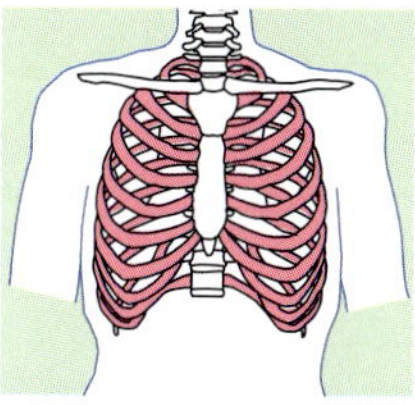

▲12쌍의 갈비뼈를 앞쪽에서 본 그림

⊙ 가장 긴 갈비뼈는 7번 갈비뼈, 가장 짧은 갈비뼈는 1번 갈비뼈 또는 12번 갈비뼈이다. 12번 갈비뼈의 길이에는 개인차가 있다.

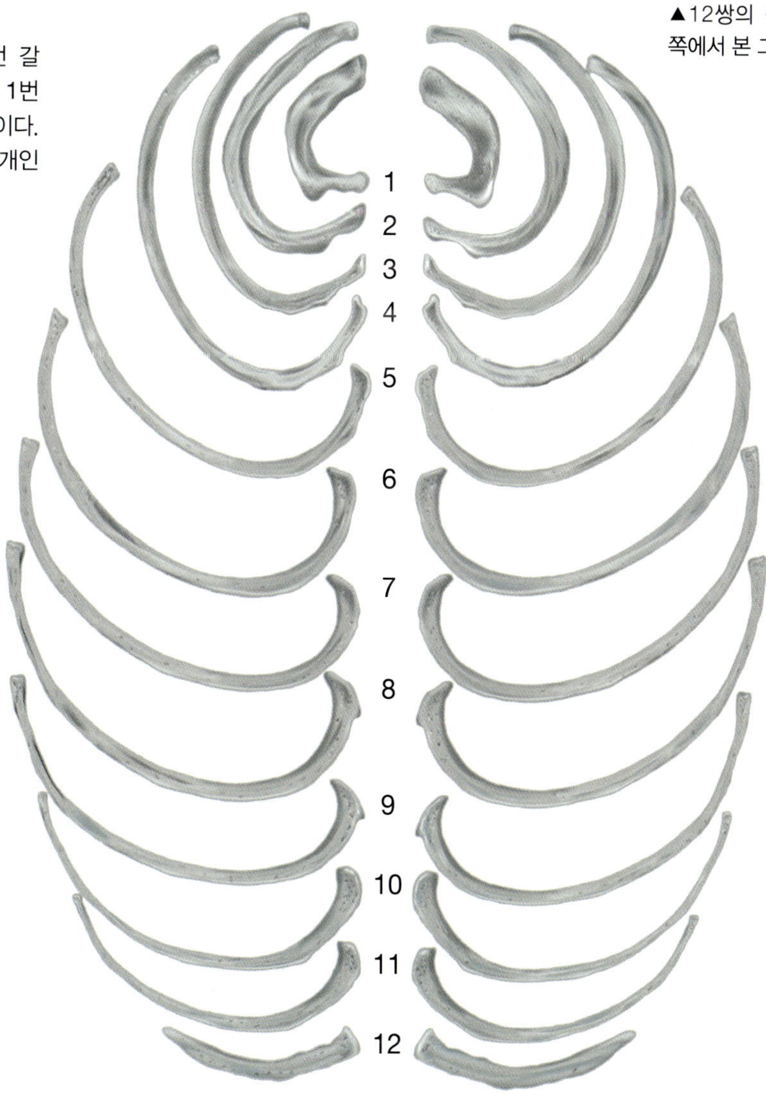

운동기능저하증후군
(locomotive syndrome)

뼈나 근육, 힘줄, 인대, 연골, 관절 등 인체의 기본구조가 되며, 몸을 움직이기 위해 작용하는 기관을 운동기라고 한다. 나이가 들어 운동기에 통증이나 변형 등의 문제가 진행되면 보행이 곤란해지거나, 심한 경우에는 병상에 누운 채 일어나지 못하기도 한다. 이러한 상태나 위험성이 높아진 상태를 운동기능저하증후군이라고 한다.

나이가 들어 병상에 누운 채 일어나지 못하게 되는 원인은 뇌졸중이나 치매가 대부분을 차지한다고 생각하기 쉽지만, 사실은 운동기능 장애도 큰 차이가 없다(그래프 참조).

뼈나 근육, 관절 등은 나이가 듦에 따라서 허약해지며, 변형 등을 일으킨다. 그리고 운동부족이나 비만, 영양의 조화가 한 쪽으로 치우치는 등의 문제가 있으면, 그 문제는 가속화된다. 그러한 의미에서는 운동기능저하증후군 또한 본질적으로 고협압이나 당뇨병 등을 가리키는 메타볼릭증후군(metabolic syndrome, 대사증후군)과 같다. 메타볼릭증후군이라는 말은 국민에게 널리 알려져 있으며, 중년기부터 메타볼릭증후군를 예방하기 위한 노력을 하는 사람들이 늘어났다. 그러나 운동기능저하증후군에 대해서는 아직 보급되어 있지 않으며, 많은 사람들이 나이가 들면서 발목이 약해지거나 무릎이 아픈 것은 별 도리가 없다고 생각하고 있다. 죽을 때까지 서고, 걷는 등의 기본적인 일상생활 동작을 유지하기 위해서는 젊었을 때부터 적절한 운동을 계속함과 동시에 통증 등의 문제를 방치하지 말고, 적절한 치료를 받는 것이 중요하다.

●간병을 필요로 하는 원인
(2010년 국민생활기초조사에서, 수치는 %)

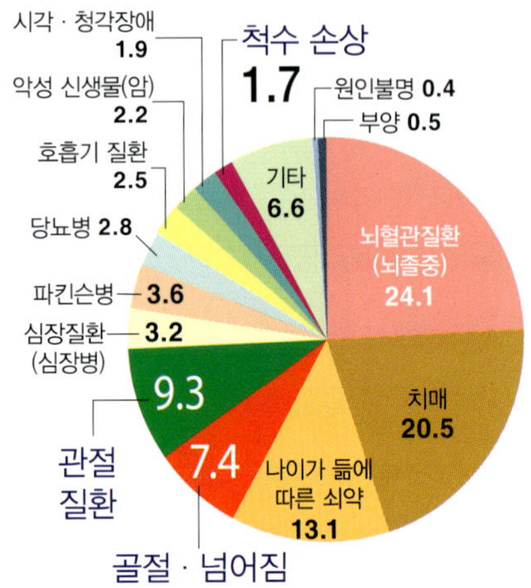

⊙ 사람들이 간병을 필요로 하는 원인은 뇌졸중과 치매가 많지만, 관절질환과 골절 · 넘어짐 · 척수 손상을 합치면 치매에 가까운 결과가 된다(그래프). 또한 지원을 필요로 하는 원인에서는 관절질환이 19.4%로 가장 높은 비율을 차지하고 있다.

3장 팔뼈

Upper limb

팔(상지) Upper limb

팔이란 어깨에서부터 끝의 '팔'이나 '손' 뿐만 아니라, 그것을 지탱하는 어깨뼈나 빗장뼈를 포함한 부분을 말한다.

● 팔의 구조

팔뼈는 팔이음뼈와 자유팔뼈로 나뉜다. 팔이음뼈란 어깨뼈와 빗장뼈, 자유팔뼈란 위팔뼈부터 손가락 끝까지를 말한다.

팔이음뼈는 견갑대라고도 한다. 자유팔뼈를 몸통에 연결하며 지탱하고 움직임을 만든다.

자유팔뼈는 위팔의 위팔뼈, 아래팔의 노뼈와 자뼈, 손이 붙어있는 부분의 8개의 손목뼈, 손바닥 부분을 구성하는 5개의 손허리뼈, 손가락을 구성하는 14개의 손가락뼈로 구성된다.

② **어깨뼈**(견갑골) scapula···P.76
③ **빗장뼈**(쇄골) clavicle···P.78
④ **위팔뼈**(상완골) humerus···P.80
⑤ **아래팔**(전완) forearm···P.82
⑥ **노뼈**(요골) radius···P.84
⑦ **자뼈**(척골) ulna···P.85
⑧ **손목뼈**(수근골) carpal bone···P.86
⑨ **손허리뼈**(중수골) metacarpal bone · **손가락뼈**(지골) phalanx ···P.88

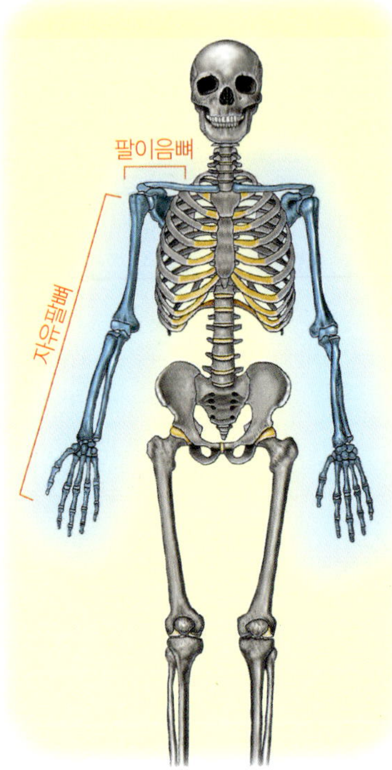

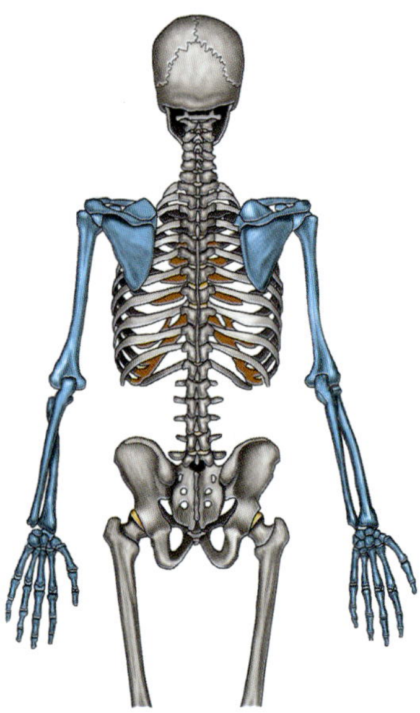

● 팔의 특징

팔은 인체에서 가장 운동성이 풍부한 부위이다. 팔은 어깨를 중심으로 360도 회전할 수 있으며, 몸 앞에서 반대쪽까지 늘일 수도 있다. 또한 팔 전체는 손바닥 방향을 360도 회전시킬 정도로 비틀 수도 있다. 이러한 가동성은 어깨관절이나 팔이음뼈, 아래팔의 각 관절 구조가 가져오는 특징이다. 다리도 팔의 구조와 운동 종류가 비슷하지만, 가동영역은 팔 쪽이 훨씬 넓다.

사람의 손은 매우 섬세한 작업을 할 수 있다. 그것은 엄지손목손허리관절의 구조가 엄지와 그 이외의 손가락 대립운동을 가능하게 하는 것이 요인 중의 하나라고 할 수 있다.

팔 앞면(오른쪽)

⊙ 그림은 오른쪽 팔을 앞에서 본 것이다. 이렇게 손바닥을 앞쪽을 향하게 한 위치가 해부학적 기본 위치로, 이 상태에서는 아래팔의 자뼈와 노뼈가 비틀림 없이 평행하게 위치한다.

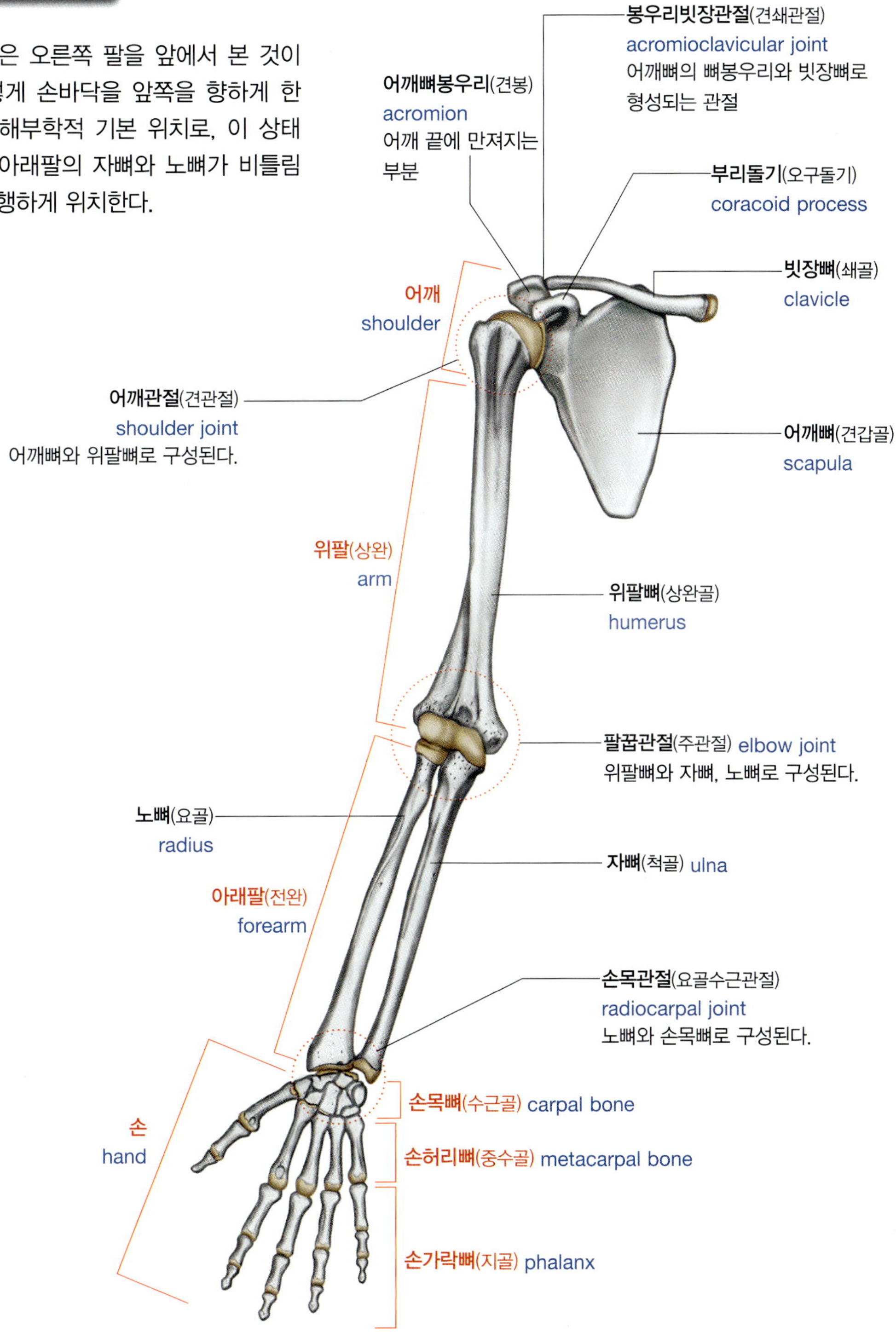

팔 뒷면(오른쪽)

⊙ 뒤에서 보면, 팔꿉관절은 위팔과 자뼈가 주역인 것을 잘 알 수 있다. 마른 사람은 어깨를 움직이면 뒷부분에 어깨뼈가 드러나는 것을 볼 수 있다.

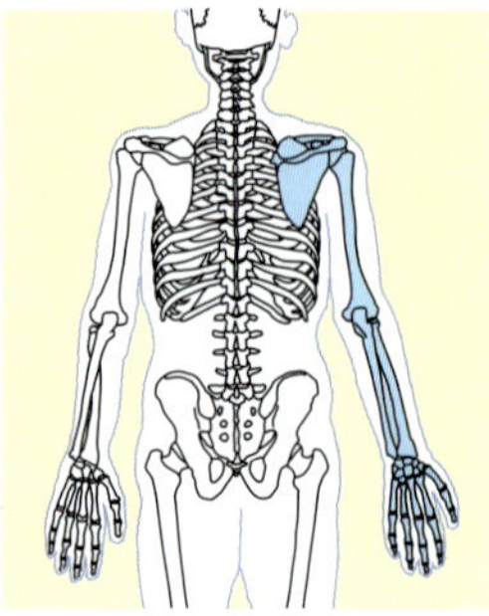

▶오른쪽 팔을 뒷쪽에서 본 그림

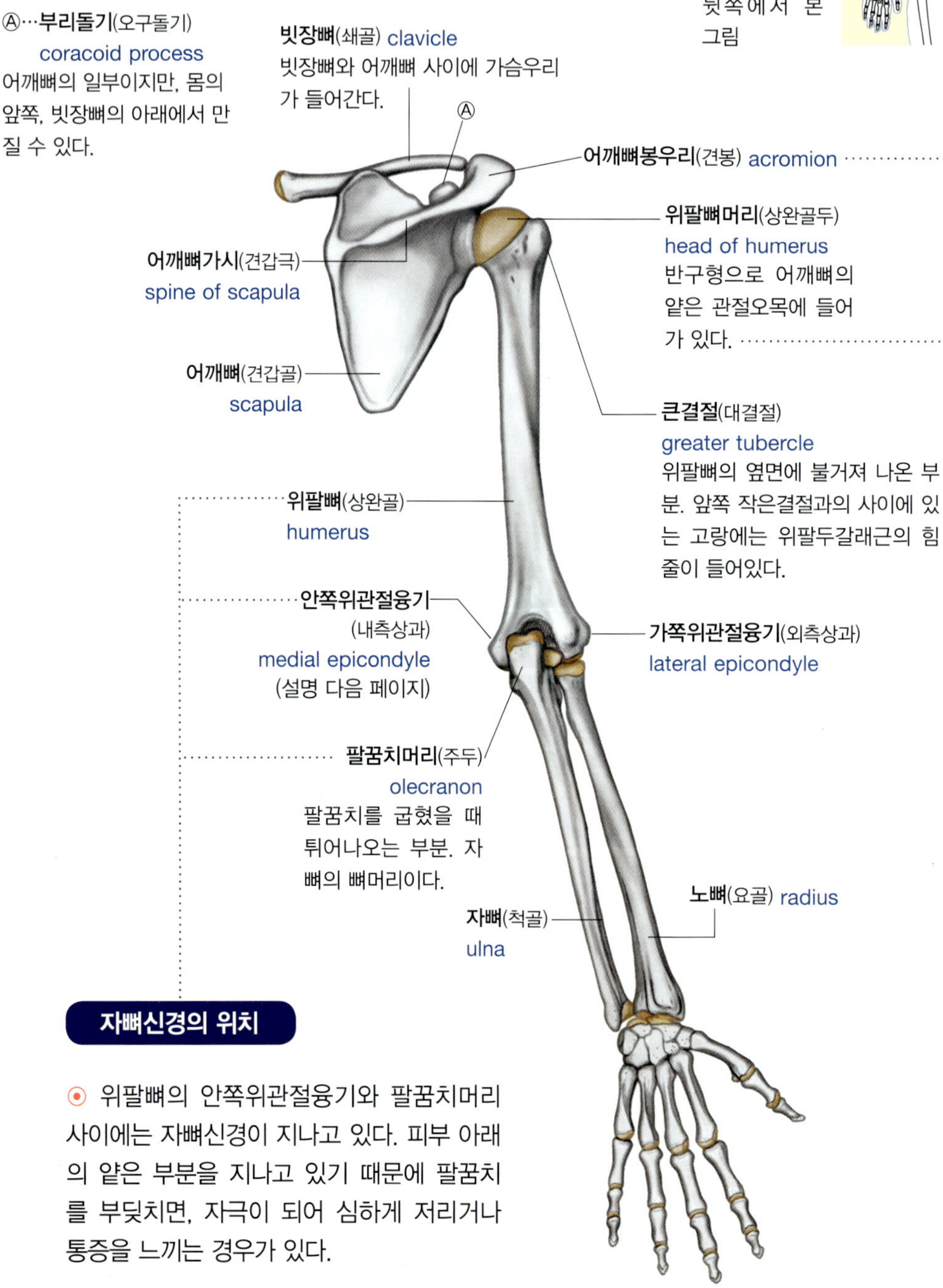

자뼈신경의 위치

⊙ 위팔뼈의 안쪽위관절융기와 팔꿈치머리 사이에는 자뼈신경이 지나고 있다. 피부 아래의 얕은 부분을 지나고 있기 때문에 팔꿈치를 부딪치면, 자극이 되어 심하게 저리거나 통증을 느끼는 경우가 있다.

팔 윗면(오른쪽)

Ⓐ…**부리돌기**(오구돌기)
coracoid process
(설명 앞 페이지)

Ⓑ…**1번 등뼈가로돌기**(제1흉추횡돌기)
transverse process of first thoracic vertebra

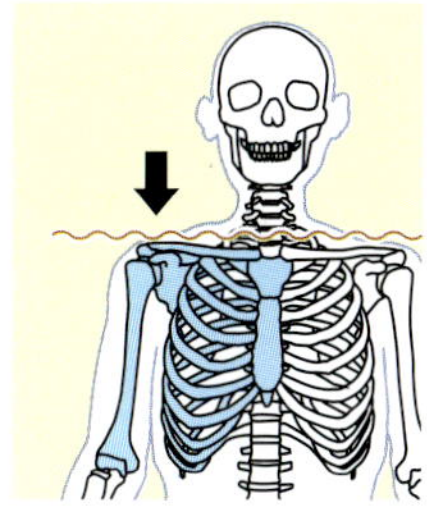

▶ 오른쪽 팔을 위쪽에서 본 그림

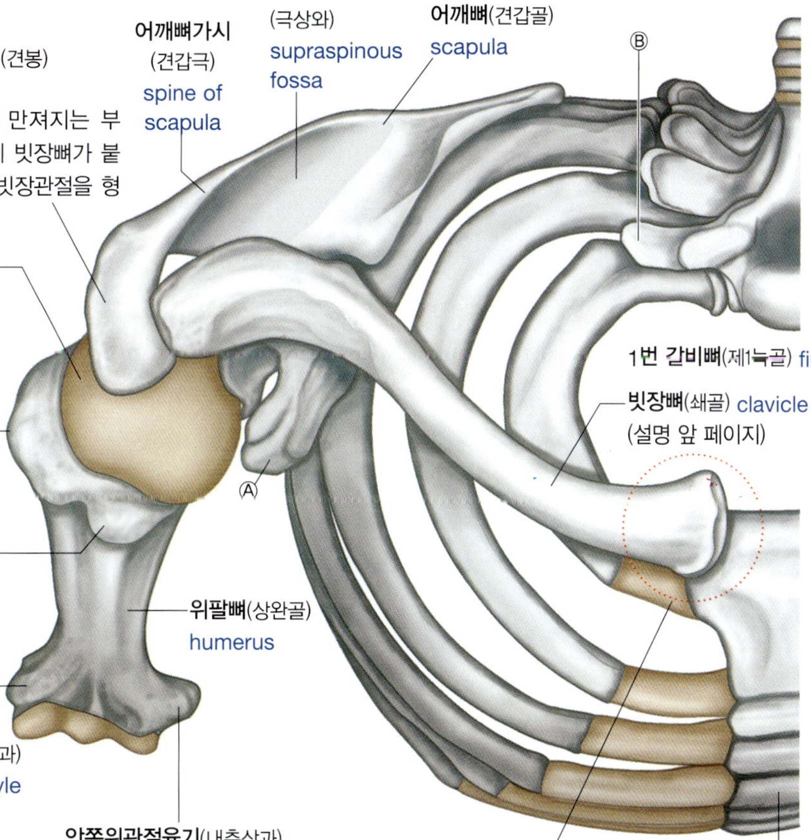

어깨뼈봉우리(견봉)
acromion
어깨 끝에서 만져지는 부분. 앞 안쪽에 빗장뼈가 붙으며, 봉우리빗장관절을 형성한다.

어깨뼈가시(견갑극)
spine of scapula

가시위오목(극상와)
supraspinous fossa

어깨뼈(견갑골)
scapula

위팔뼈머리(상완골두)
head of humerus

1번 갈비뼈(제1늑골) first rib

빗장뼈(쇄골) clavicle
(설명 앞 페이지)

큰결절(대결절)
greater tubercle

작은결절(소결절)
lesser tubercle

위팔뼈(상완골)
humerus

가쪽위관절융기(외측상과)
lateral epicondyle

안쪽위관절융기(내측상과)
medial epicondyle
팔꿈치 위, 안쪽에서 만져지는 돌출된 부분

복장빗장관절(흉쇄관절)
sternoclavicular joint

복장뼈(흉골) sternum
가슴 중앙의 짧은 칼 모양의 뼈. 갈비뼈, 척추와 함께 바구니 모양의 가슴우리를 형성한다.

⊙ 그림은 오른쪽 가슴우리(복장뼈, 갈비뼈, 척추로 구성되는 바구니 모양의 구조)와 팔이음뼈(어깨뼈, 빗장뼈), 위팔뼈를 위에서 본 것이다.
팔이음뼈는 빗장뼈와 복장뼈자루로 구성되는 복장빗장관절만으로 몸통과 연결되어 있다. 어깨뼈는 몸통과 골격적인 접속이 없기 때문에 팔이음뼈는 가슴우리의 옆면을 앞뒤나 위아래로 회전하도록 움직일 수 있다.

❷ 어깨뼈(견갑골) Scapula

좌우 어깨의 등쪽에 있는 뼈로, 몇 개인가의 돌기를 가지며, 복잡한 형태를 띠고 있다. 위팔뼈머리와 사이에 어깨관절을, 빗장뼈 사이에 봉우리빗장관절을 구성한다.

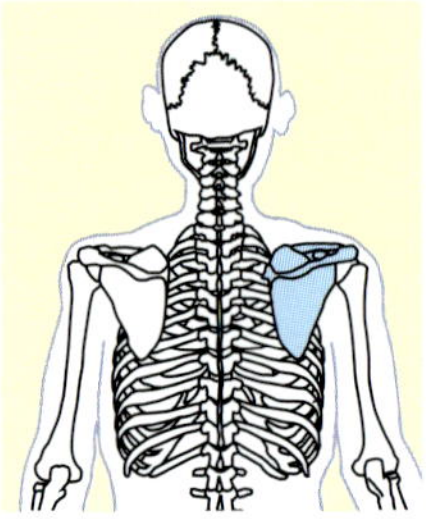

▶ 뒤쪽에서 본 오른쪽 어깨뼈

어깨뼈 뒷면 (오른쪽)

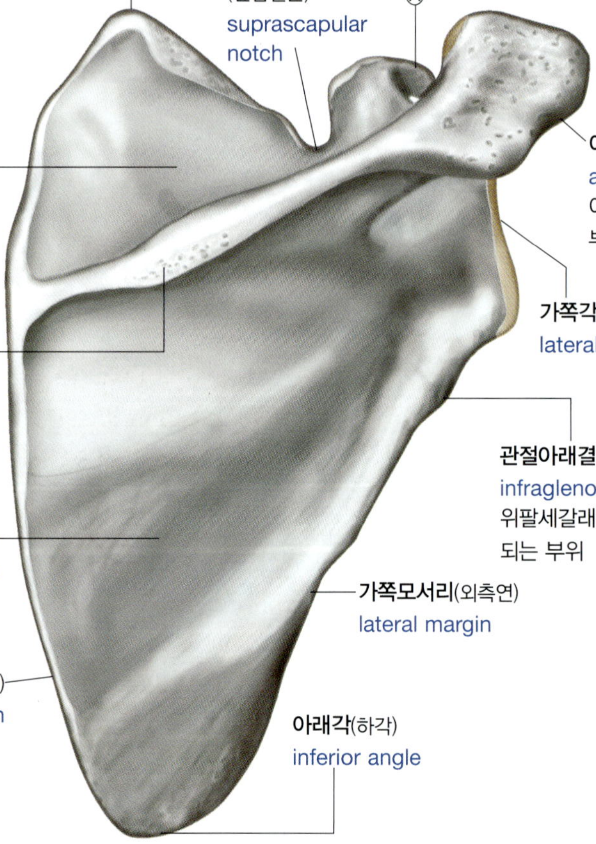

● 어깨뼈의 특징

뒤에서 보면 삼각형 모양을 띠고 있다. 갈비뼈와 복장뼈, 척추로 구성된 가슴우리의 등쪽에 타고있을 뿐 가슴우리와 직접적으로 연결되어 있지는 않다. 가슴우리와는 어깨봉우리와 관절하는 빗장뼈를 끼고 연결되어 있다.

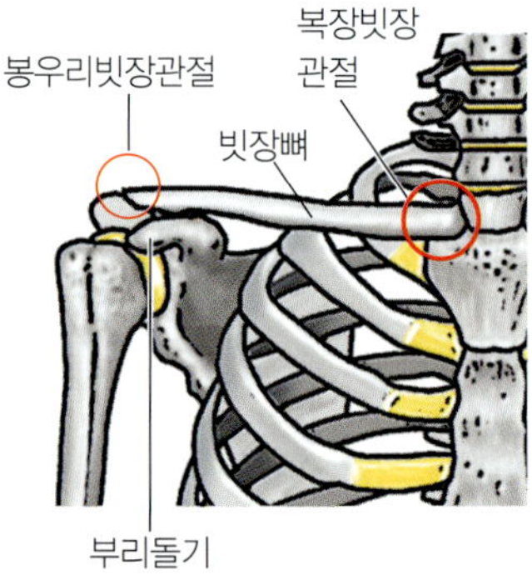

어깨뼈는 등쪽에 있는 뼈이지만, 부리돌기는 몸의 앞쪽에 돌출되어 있으며, 위팔두갈래근(짧은 갈래) 등의 팔근육이 붙어 있다. 반구 형태의 위팔뼈머리를 받는 관절오목은 매우 얕으며, 어깨관절의 자유로운 운동을 만들어 내고 있다.

어깨뼈 갈비면 (오른쪽)

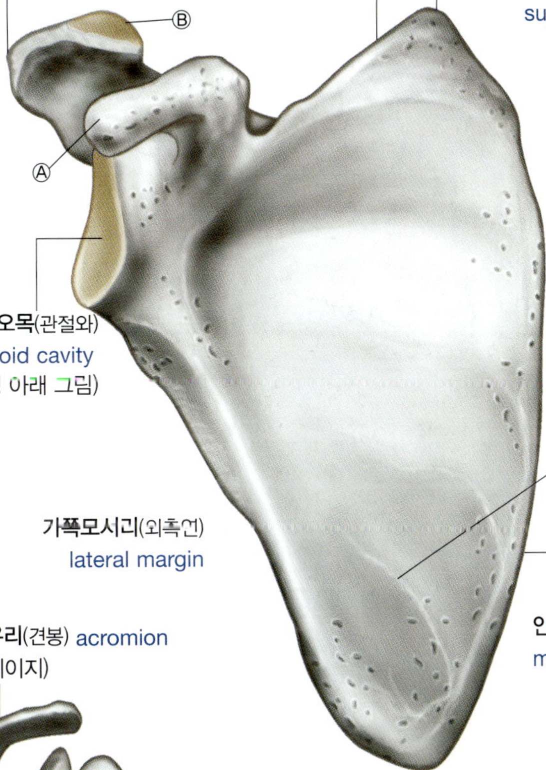

Ⓐ…**부리돌기**(오구돌기)
coracoid process
몸 앞쪽에 돌출되어 있다. 어깨를 향하여 빗장뼈 아래를 만져보면 어깨의 움직임과 함께 돌기가 만져진다.

Ⓑ…**봉우리관절면**(견봉관절면)
acromial articular facet
빗장뼈가 붙으며, 봉우리빗장관절을 형성한다.

어깨뼈 가쪽면 (오른쪽)

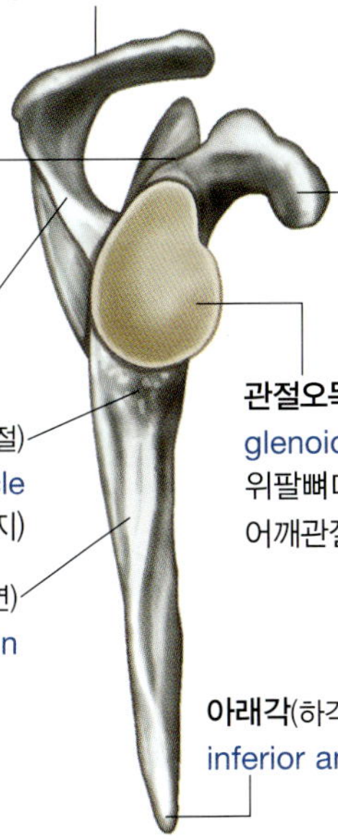

어깨관절의 탈구

⊙ 어깨관절은 관절오목이 얕은 반구형태의 관절이기 때문에, 가동영역이 크며, 그만큼 탈구되기도 쉽다. 어깨관절은 전신관절 중에서 가장 탈구되기 쉬운 관절이다.

빗장뼈(쇄골) Clavicle

가슴 위쪽, 좌우에 수평하게 위치하고 있는 S자 형태를 띠는 얇은 뼈로, 팔과 몸통을 연결하는 역할을 하고 있다.

▼오른쪽 빗장뼈를 앞쪽에서 본 그림

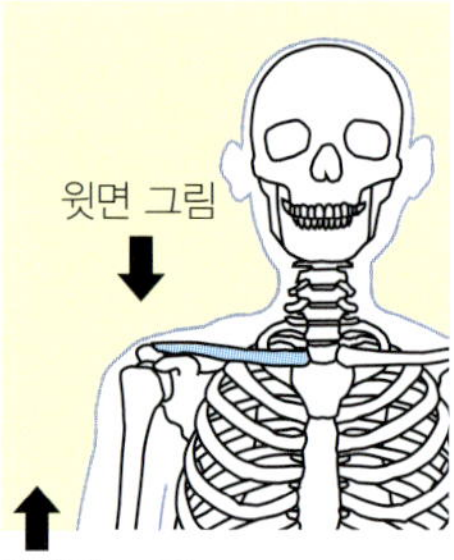

● 빗장뼈의 특징

안쪽(중앙쪽) 뼈끝은 둥글며, 복장뼈자루에 붙어 복장빗장관절을 형성한다. 어깨뼈와 위팔뼈 등의 자유팔뼈는 이 복장빗장관절만으로 몸통에 연결되어 있다. 가쪽(한쪽)의 뼈끝은 편평하며, 어깨뼈의 어깨뼈봉우리와 복장빗장관절을 형성한다.

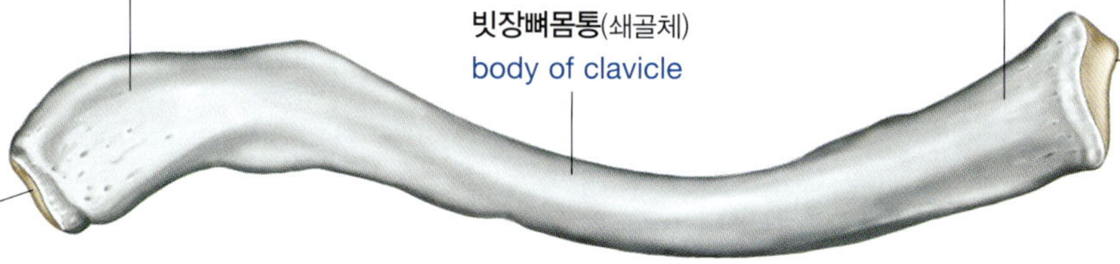

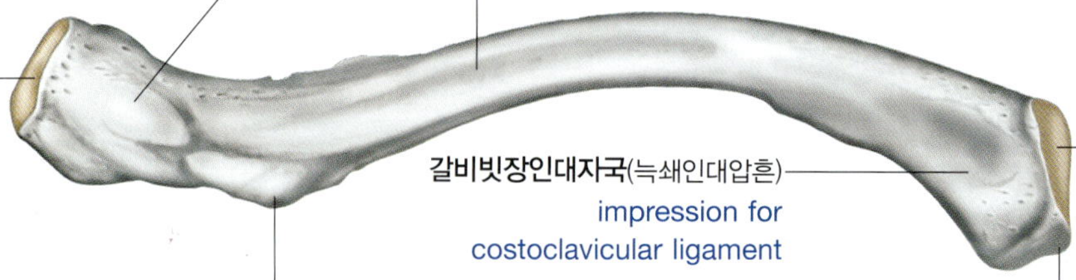

⊙ 빗장뼈는 몸의 얕은 곳에 있으며, 팔의 큰 움직임을 담당하고 있기 때문에 외력에 의해 골절되기 쉽다.

팔은 골절되기 쉽다

팔은 골절되기 쉬운 부분이다. 특히 소아나 젊은 층의 경우, 주로 팔이 골절되는 경향이 있다. 팔뼈는 비교적 얇고, 인체에서 가장 잘 움직이는 부위이며, 넘어지는 등의 돌발 상황에도 몸을 지탱하거나 위험을 피하기 위해 순간적으로 내미는 부위이기 때문이다.

그 중에서도 넘어져서 손을 짚었을 때 발생하는 노뼈먼쪽끝 골절이나, 넘어지거나 스포츠 등에 의해 어깨나 팔꿈치를 강하게 부딪쳤을 때 등에 일어나는 빗장뼈 골절이 많다.

【오른손 바닥면】

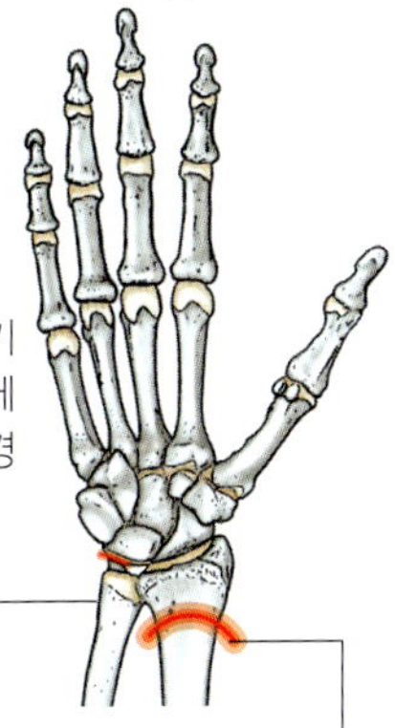

빗장뼈 골절이 호발하는 부위. 뼈 단면의 모양이 변화되기 때문에 취약해진다.

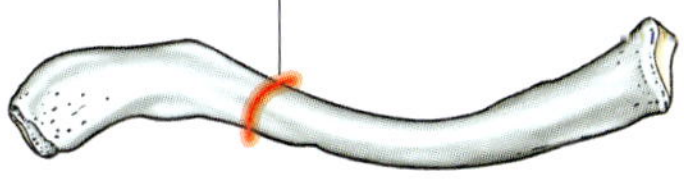

← 팔쪽 【빗장뼈 윗면(오른쪽)】 복장뼈쪽 →

특별한 이름이 붙은 골절

일반적으로 골절의 진단명은 '넙다리뼈목부위 골절' 등과 같이 골절된 뼈나 그 부위에 '골절'이 붙게 된다. 그러나 그 중에는 특별한 이름이 붙은 골절도 있으며, 그것은 팔 골절에 많다.

예를 들어, 노뼈먼쪽끝 골절(부러진 먼쪽끝이 뒷쪽으로 위치 변화)이나, 스미스 골절(부러진 먼쪽끝이 바닥쪽으로 위치 변화), 노뼈몸통부위 골절인 몬테지아 골절(Monteggia fracture), 엄지손허리뼈 골절인 베네트 골절(Bennett fracture) 등이다. 모두 보고한 의사들의 이름이 붙어있다.

【오른손 안쪽면】

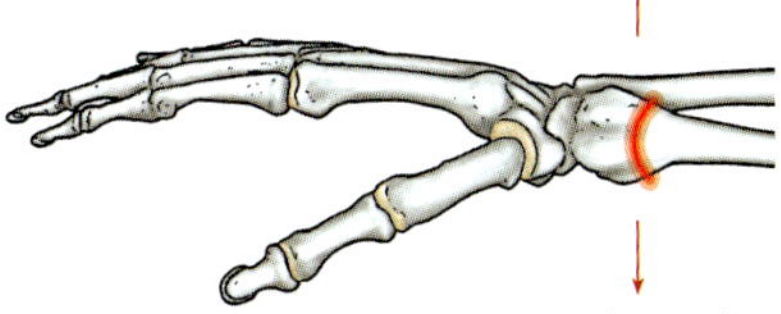

위팔뼈(상완골) Humerus

위팔에 있는 위팔뼈는 몸쪽끝에서는 어깨뼈와 어깨관절을 구성하며, 먼쪽끝에서는 노뼈 · 자뼈와 팔꿉관절을 구성하고 있다.

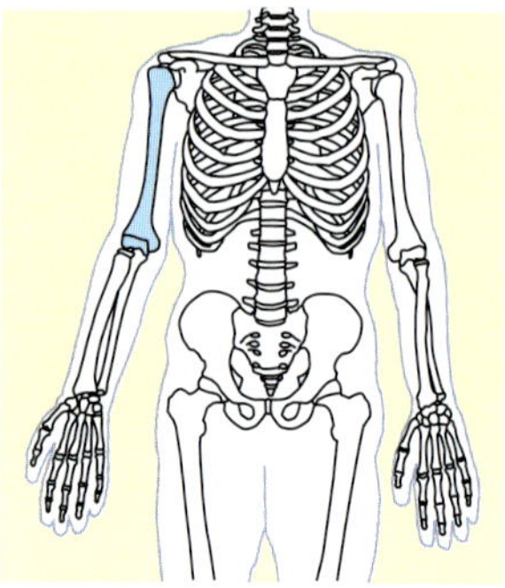
▶ 오른쪽 위팔뼈를 앞쪽에서 본 그림

위팔뼈 앞면 (오른쪽)

⊙ 큰결절과 그 앞쪽 작은 결절 사이에는 세로로 지나는 고랑(결절사이고랑)이 있다. 여기에는 위팔두갈래근의 긴머리(어깨뼈에서 기시)의 힘줄이 지난다.

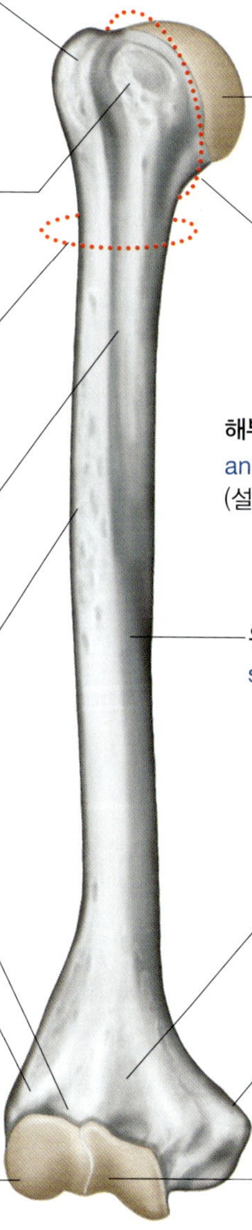

● 위팔뼈의 특징

양쪽 끝이 조금 두꺼운 긴뼈이다. 몸쪽끝의 위팔뼈머리는 반구형으로 어깨뼈의 관절오목과 어깨관절을 형성한다. 먼쪽끝은 두꺼워지며, 자뼈 · 노뼈와 팔꿉관절을 형성한다. 먼쪽 끝에는 자뼈 모양에 맞게 패임(팔꿈치오목)이나 도르래가 있으며, 팔꿈치의 움직임을 형성한다.

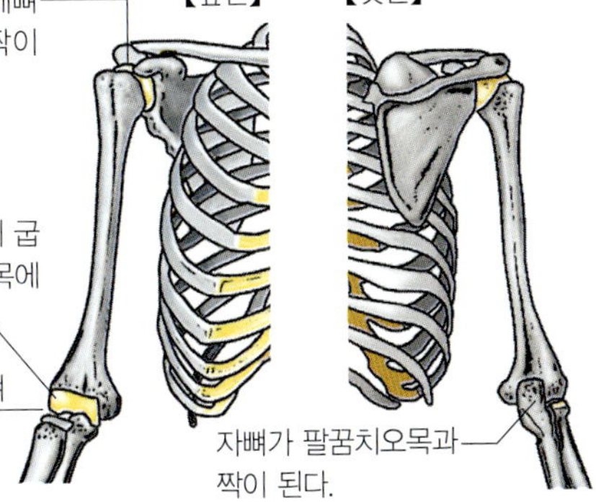

팔

위팔뼈 뒷면 (오른쪽)

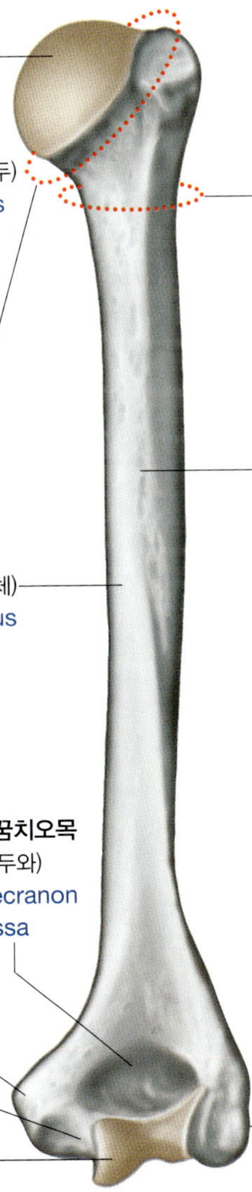

아래팔(전완) Forearm

노뼈와 자뼈가 접해있는 부분을 노자관절이라고 하며, 몸쪽은 몸쪽노자관절, 먼쪽은 먼쪽노자관절이라고 한다.

▶ 아래팔부위를 앞쪽에서 본 그림

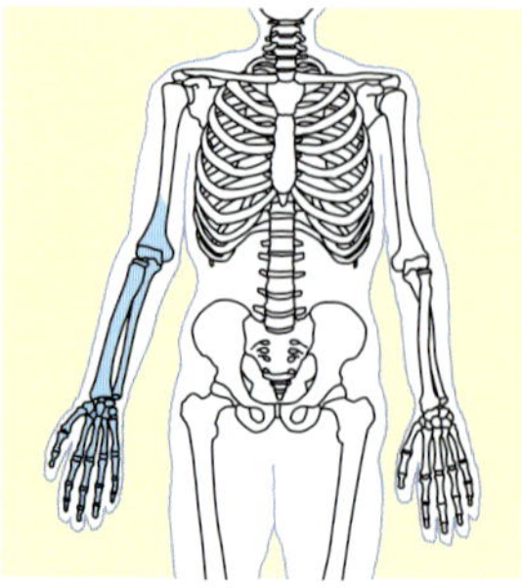

아래팔 전체 앞면 그림 (오른쪽, 기본자세)

◉ P.82 그림은 해부학적 기본자세(손바닥을 앞으로 향한 자세)를 나타낸다. P.83는 손바닥을 반전시켜, 아래팔을 돌린 상태이다.

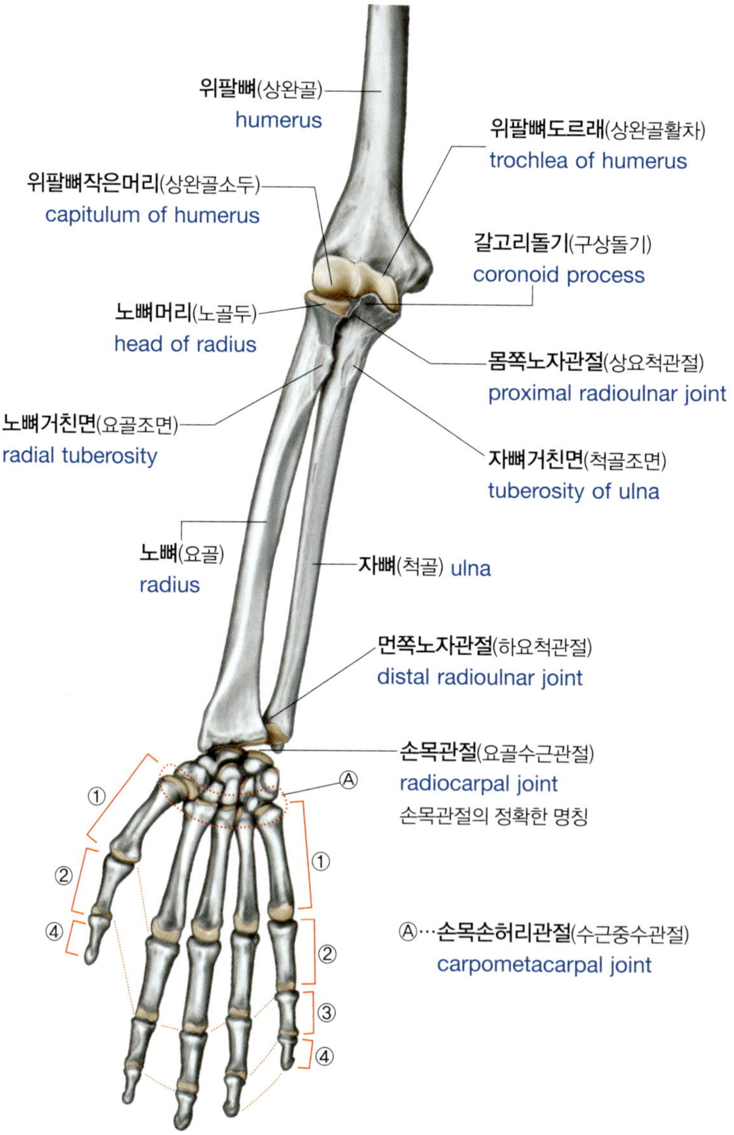

▼ 기본자세에서 아래팔의 모습(앞면)

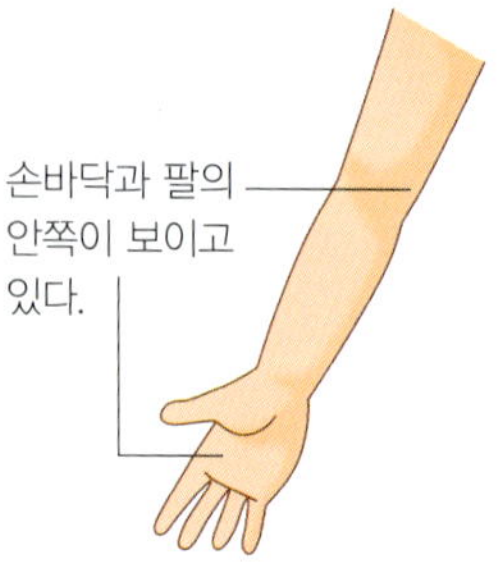

① **손허리뼈**(중수골) metacarpal bone

② **첫마디뼈**(기절골) proximal phalanx

③ **중간마디뼈**(중절골) middle phalanx

④ **끝마디뼈**(말절골) distal phalanx

●아래팔의 엎침(pronation) · 뒤침(supination)의 구조

아래팔은 엎침 · 뒤침이 가능하다. 팔꿈치를 돌려서 아래팔을 수평하게 펼 때, 손바닥이 아래를 향하는 자세가 엎침, 그 반대로 손바닥이 위를 향하는 자세를 뒤침이라고 한다. 엎침 자세에서는 노뼈와 자뼈가 교차한다.

이 움직임은 아래팔에 노뼈와 자뼈, 두 개의 뼈와 그 관절 구조에 의해 가능해진다. 몸쪽노자관절에서 노뼈머리는 고리인대에 의해 자뼈에 묶여있는 것처럼 되어 있으며, 긴축을 축으로 회전할 수 있다. 또한 먼쪽노자관절에서도 자뼈 주위를 노뼈가 회전하는 것과 같은 형태로 움직인다.

아래팔 전체 앞면 그림 (오른쪽, 엎침 자세)

▼ 엎침 시킨 아래팔의 모습(앞면)

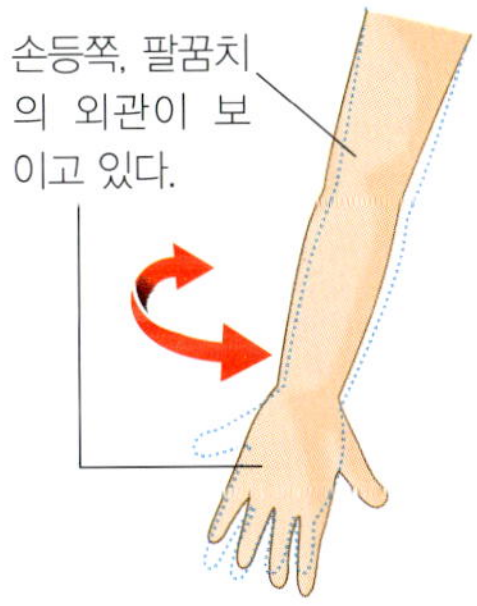

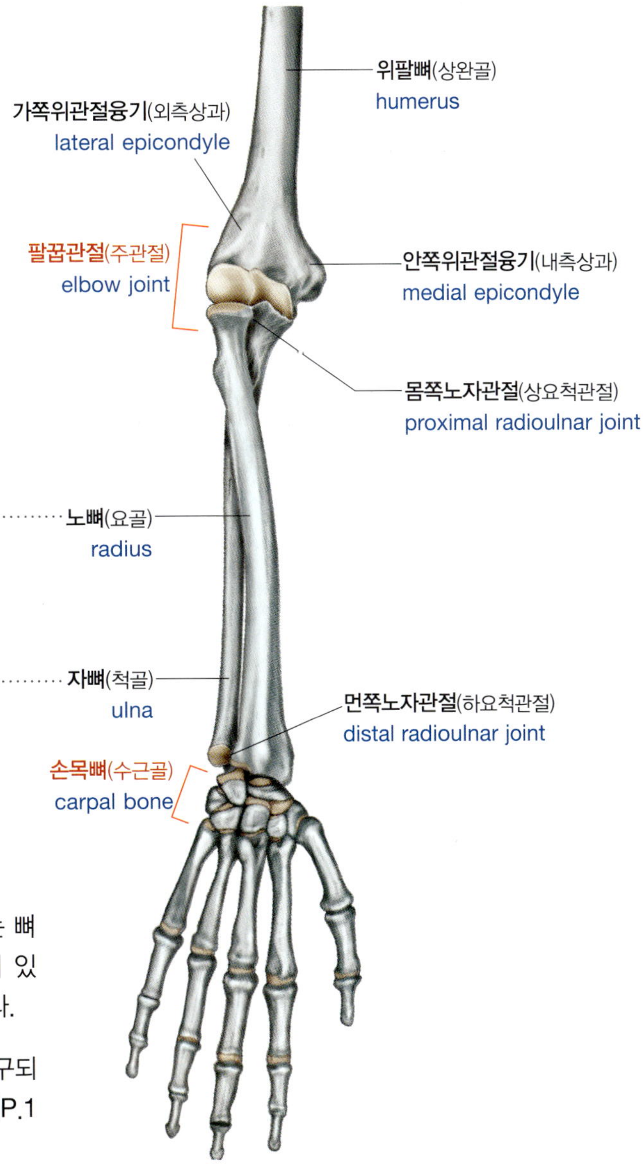

⊙ 노뼈와 자뼈는 강한 결합조직으로 구성되는 뼈사이막으로 연결되어 있지만, 이 막에는 폭이 있으며, 아래팔의 엎침과 뒤침을 방해하지 않는다.

⊙ 어린 아기의 손을 강하게 당기면, 팔이 탈구되는 경우가 있다. 이것은 노뼈머리가 고리인대(P.143)로부터 빠지는 것이다.

노뼈(요골) Radius

아래팔의 엄지손가락 쪽에 있는 뼈로 새끼손가락 쪽의 자뼈보다 짧다. 몸쪽끝은 자뼈와 함께 위팔뼈에 접하여 팔꿉관절을 구성하며, 먼쪽끝은 손목뼈에 접하여 손목관절을 구성한다.

▼ 기본자세의 앞쪽에서 본 노뼈(앞쪽)

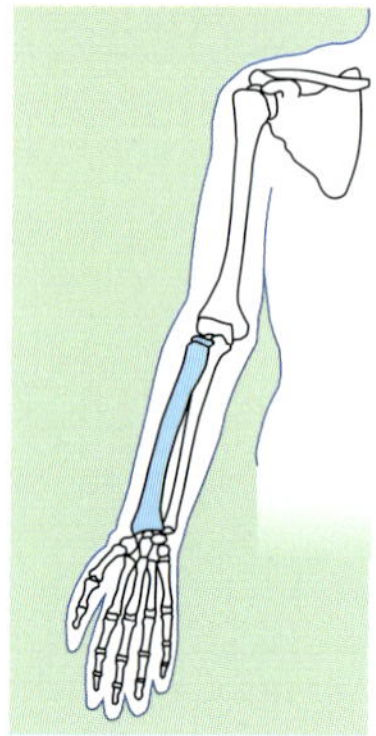

● 노뼈의 특징

몸통끝의 뼈머리는 야구방망이의 손잡이와 같은 형태를 띠고 있으며, 여기에 고리인대가 붙어서 자뼈에 접하고 있다. 먼쪽끝은 조금 두껍고 넓어진 형태를 띠고 있으며, 관절면에서 손목뼈와 접하고 있다.

노뼈 앞면(오른쪽)　　노뼈 뒷면(오른쪽)

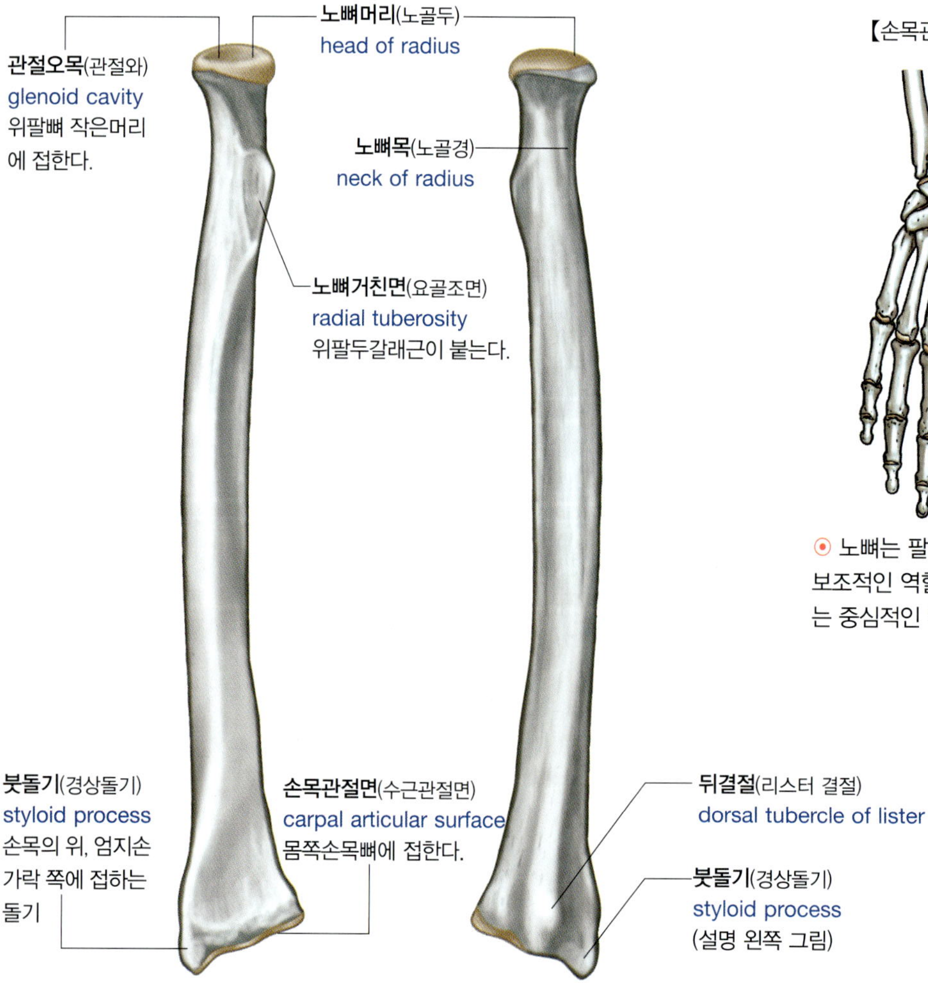

【손목관절 뒷면(오른쪽)】

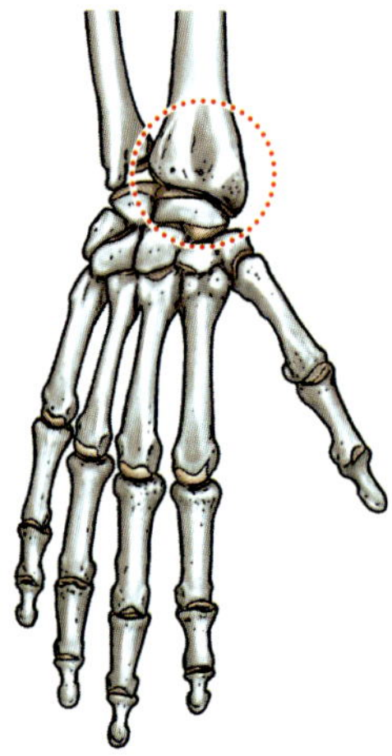

⦿ 노뼈는 팔꿉관절에서는 조금 보조적인 역할을, 손목관절에서는 중심적인 역할을 담당한다.

자뼈(척골) Ulna

아래팔 새끼손가락 쪽에 있는 뼈로, 엄지손가락 쪽의 노뼈보다 길다. 몸쪽끝은 노뼈와 함께 위팔뼈에 접하여 팔꿉관절을 구성한다. 먼쪽끝은 간접적으로 손목관절에 참여한다.

▼ 기본자세 앞쪽에서 본 자뼈(앞면)

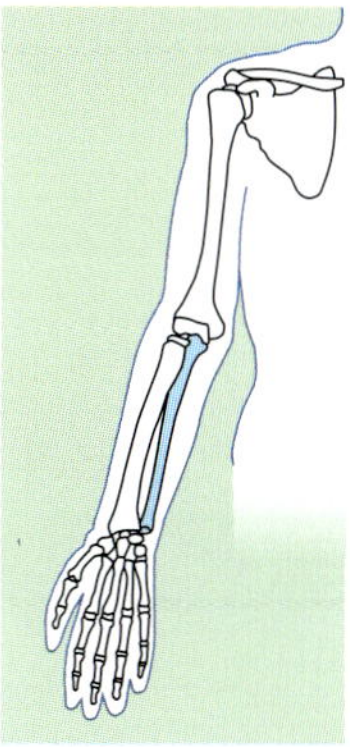

● 자뼈의 특징

몸쪽끝의 팔꿈치머리는 갈고리 모양으로 튀어나와 있어서, 위팔뼈의 도르래와 꼭 들어맞는다. 팔꿈치를 돌렸을 때 가장 돌출되는 부분이 자뼈의 팔꿈치머리이다. 먼쪽끝은 얇으며, 뼈머리에는 관절원판이 붙고, 손목뼈와 접한다.

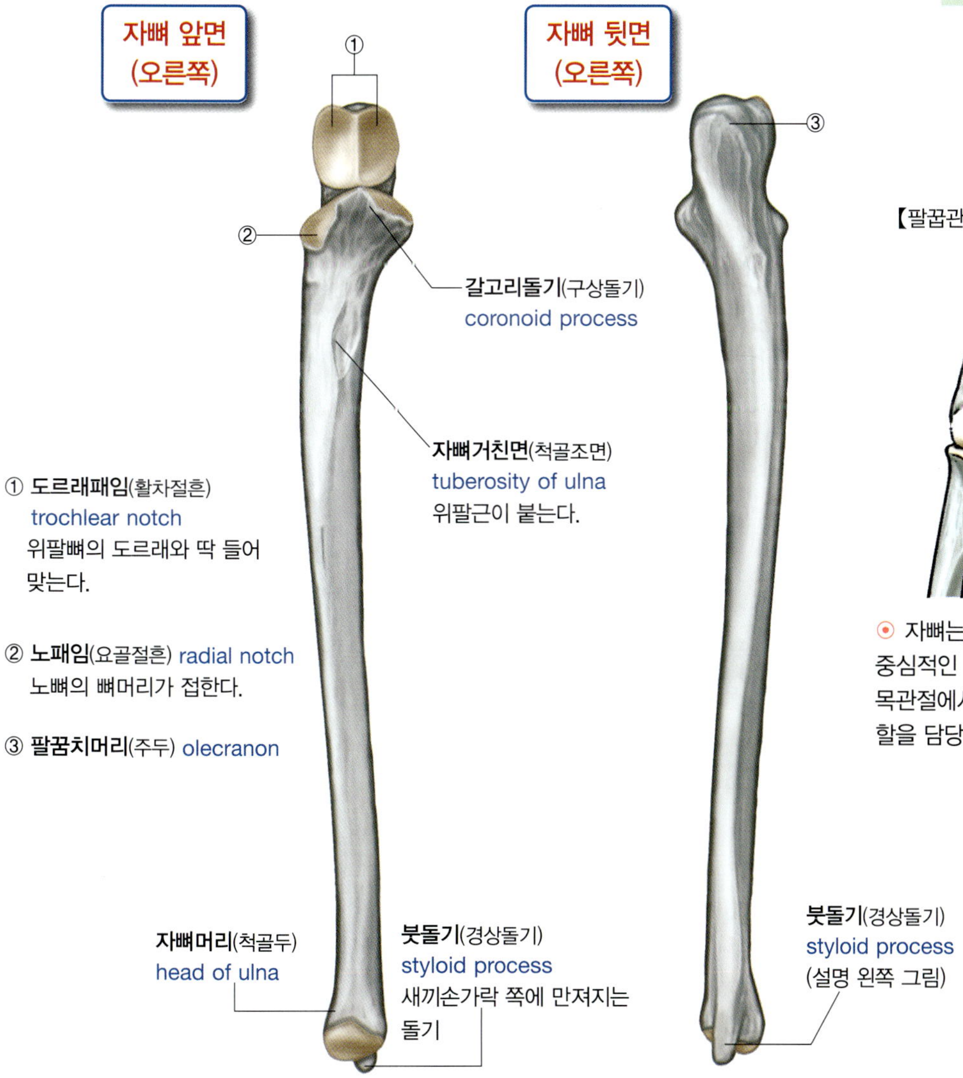

【팔꿉관절 앞면(오른쪽)】

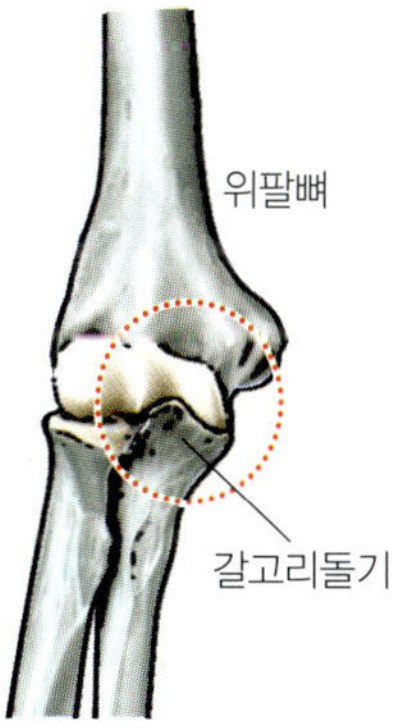

⊙ 자뼈는 팔꿉관절에서는 중심적인 역할을 하며, 손목관절에서는 보조적인 역할을 담당한다.

손목뼈(수근골) Carpal bone

손목뼈는 손이 붙어있는 부분에 늘어선 8개의 짧은 뼈이다. 4개씩 2열로 늘어서며, 노뼈 · 자뼈 쪽으로 늘어선 4개를 몸쪽열(몸쪽손목뼈), 손허리뼈 쪽에 늘어선 4개를 먼쪽열(먼쪽손목뼈)이라고 부른다.

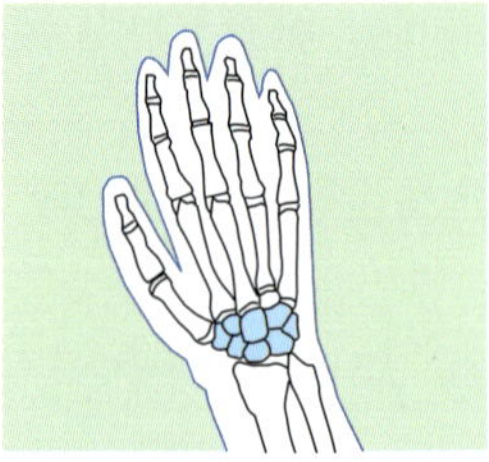

▲ 손의 손등쪽에서 본 손목뼈의 위치

손목뼈
(오른쪽, 손목 쪽에서)

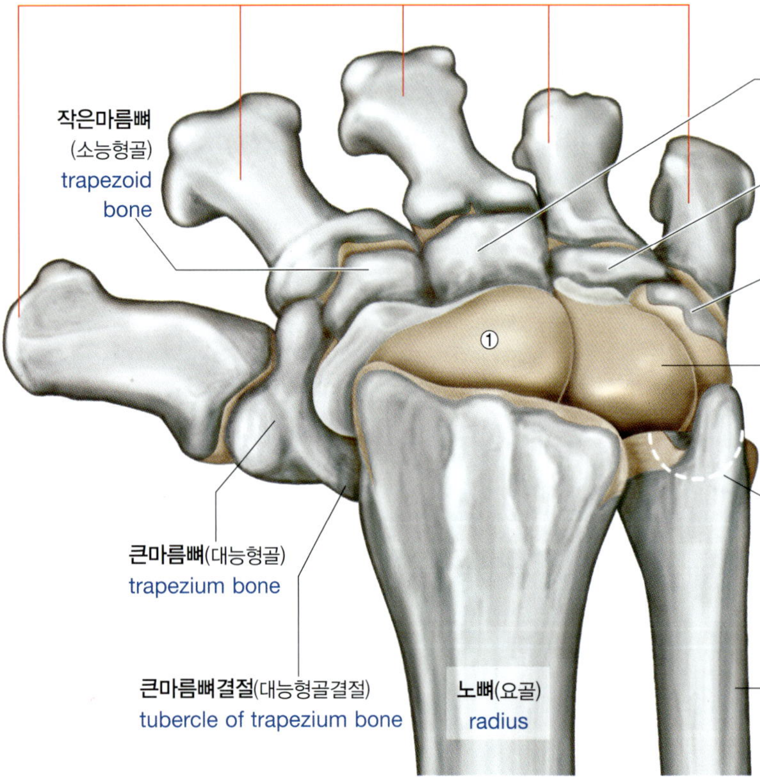

⊙ 몸쪽열 4개의 뼈 중에 자뼈쪽의 콩알뼈와 노뼈 쪽의 손배뼈는 피부 위에서 만져진다.

① **손배뼈**(주상골) scaphoid bone
중심에 얇고 잘록한 부분이 있으며, 이 부분이 골절되기 쉽다. 먼쪽열의 알머리뼈, 작은마름뼈, 큰마름뼈, 3개의 뼈와 접한다.

② **콩알뼈**(두상골) pisiform bone
자쪽손목굽힘근힘줄 안에 있는 종자뼈로, 손목관절과 관련하여 아무런 역할도 하지 않는다(이 그림에서는 자뼈에 가려져 보이지 않는다).

● 손목뼈의 특징

손목뼈 사이는 인대로 연결되어 있지만, 각각의 관절면은 조금씩 움직이며, 손목관절이나 손이 붙어 있는 부분의 휘어지는 동작을 형성한다. 몸쪽열의 손배뼈, 반달뼈, 세모뼈와 아래팔의 노뼈 사이에서 손목관절을 형성한다.

8개의 손목뼈는 평면상에 늘어서 있는 것이 아니라, 손바닥 쪽이 조금 팬 모양을 띤다. 또한 엄지손가락 쪽의 손배뼈와 큰마름뼈, 새끼손가락 쪽의 갈고리뼈에는 손바닥 쪽에 결절이 있어서, 새끼손가락 쪽의 콩알뼈와 함께 손바닥 양쪽을 높이고 있다.

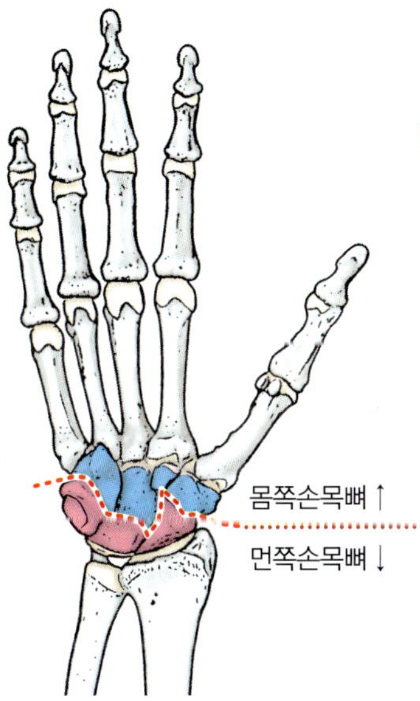

▲ 오른손 바닥면

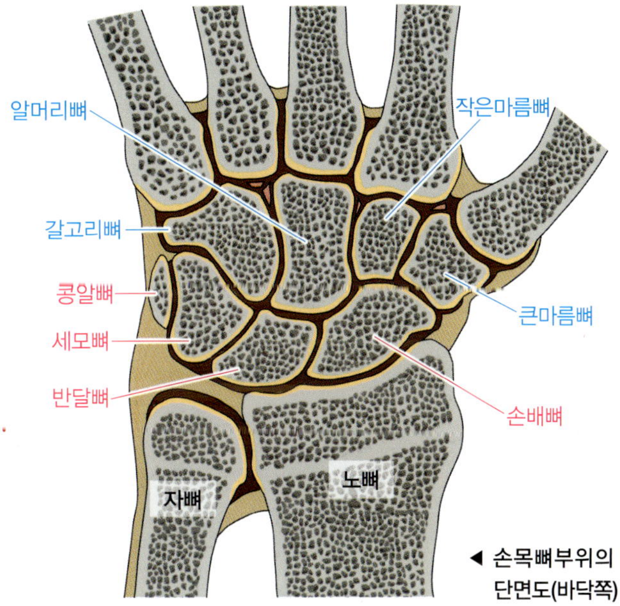

◀ 손목뼈부위의 관상 단면도(바닥쪽)

골절의 종류

골절은 구조나 형태 등에 따라 분류할 수 있다.

뼈가 완전히 부러져서 떨어져 버리는 것을 완전골절, 금만 가고 붙어있는 것이나, 골질은 부러졌어도 뼈막에 손상이 없는 것을 불완전골절이라고 한다.

또한 부러진 뼈가 피부를 파고 들어가지 않는 것을 폐쇄골절(단순골절), 피부를 파고 들어간 것을 개방골절(복잡골절)이라고 한다.

팔 등이 강하게 비틀려서 뼈가 부러진 경우, 나선형 골절을 일으키는 경우가 있다. 힘줄이나 인대가 세게 당겨진 결과, 힘줄 등이 부착된 부분의 뼈가 벗겨지면서 부러진 것을 박리형 골절이라고 한다.

손허리뼈(중수골) · 손가락뼈(지골)

Metacarpal bone · Phalanx

손목뼈의 먼쪽열보다 앞은 5개의 손허리뼈와 그 각각에 이어지는 총 14개의 손가락뼈로 구성되어 있다.

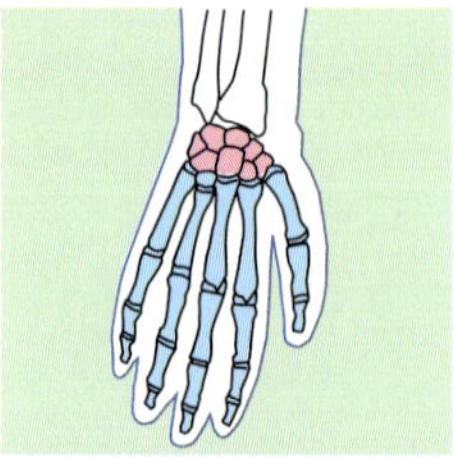

▲ 파란색이 손허리뼈 · 손가락뼈, 붉은색이 손목뼈 부위

손가락뼈와 손허리뼈 (손등면, 오른손)

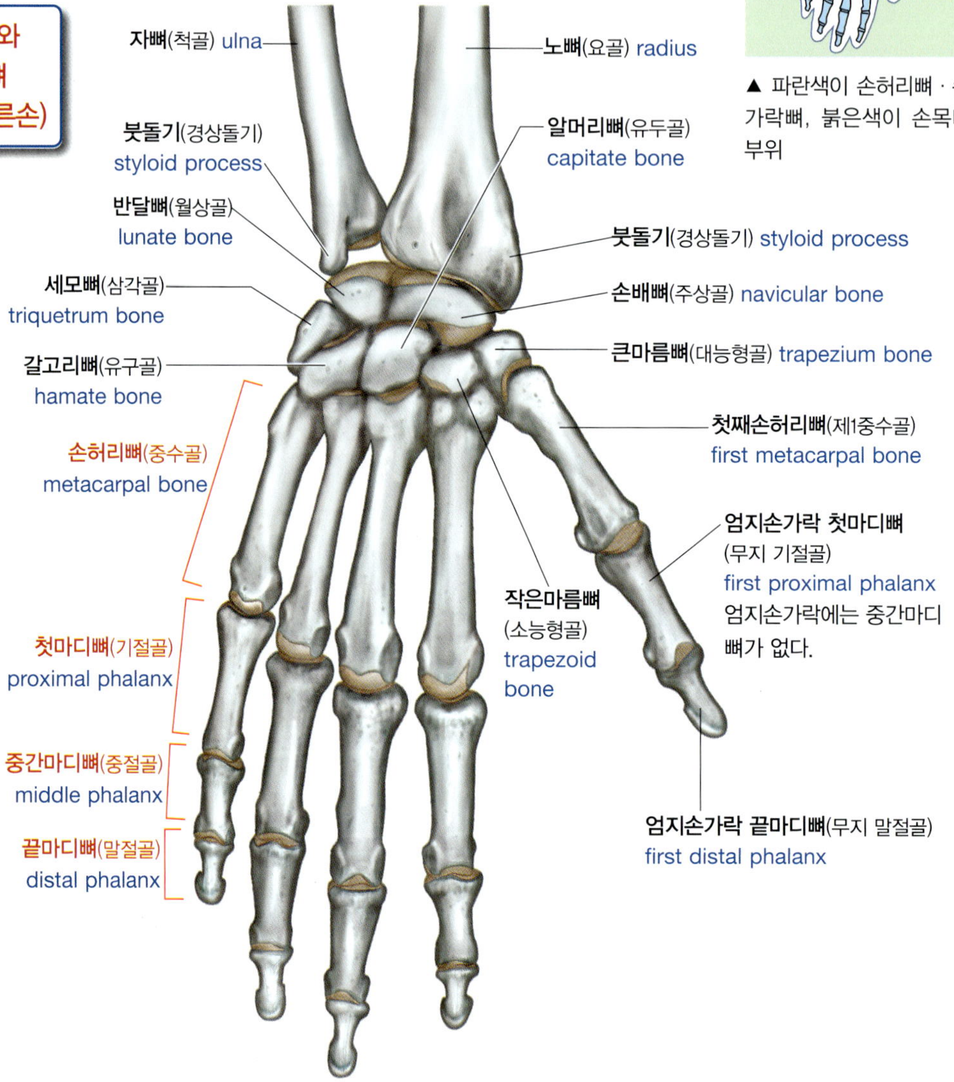

● 손허리뼈와 손가락뼈의 특징

손허리뼈는 손바닥 안에 있다. 손을 쥐었을 때, 튀어나오는 부분이 손허리뼈의 먼쪽끝이다. 엄지손가락쪽에서 순서대로 ※첫째, 둘째 … 라고 부른다. 5개의 손허리뼈에서 앞쪽은 각각의 손가락을 구성하는 첫마디뼈, 중간마디뼈, 끝마디뼈가 연결되어 있다. 단, 엄지손가락에는 중간마디뼈가 없고 첫마디뼈와 끝마디뼈만으로 구성된다.

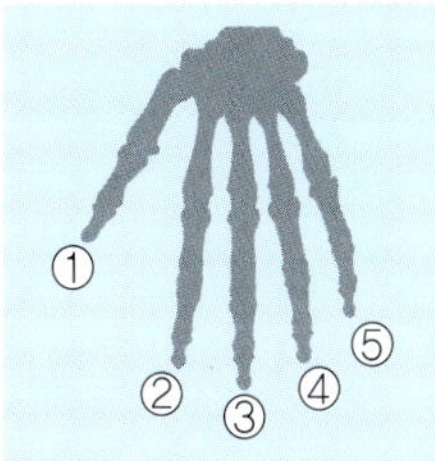

첫째손가락(제1지) first phalanx…①
둘째손가락(제2지) second phalanx…②
셋째손가락(제3지) third phalanx…③
넷째손가락(제4지) fourth phalanx…④
다섯째손가락(제5지) fifth phalanx…⑤

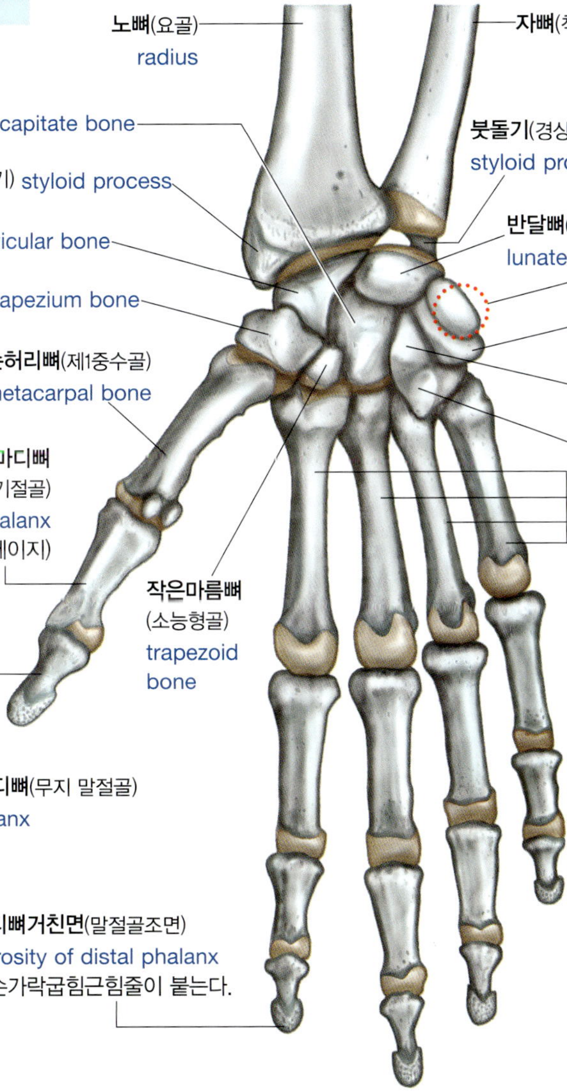

손가락뼈와 손허리뼈 (손바닥면, 오른손)

⊙ 손허리뼈와 첫마디뼈 사이의 관절을 손허리손가락관절(MP관절)이라고 한다.

※ 각 손가락에는 '엄지, 검지, 중지, 약지, 새끼'라는 명칭이 있는데, 해부학적으로는 첫째손가락, 둘째손가락 … 이라고 부른다. 단, 엄지손가락은 그대로 명칭이 사용되는 경우도 있다.

● 손목뼈와 손허리뼈의 관절

손목뼈의 먼쪽열과 손허리뼈 사이에서 구성되는 관절을 손목손허리관절(CM관절)이라고 한다. 둘째~다섯째손목손허리관절을 싸는 관절주머니는 연결되어 있으며, 평면관절을 위한 움직임은 거의 없다.

엄지손가락(첫째손가락)과 손목뼈(큰마름뼈)로 구성되는 엄지손목손허리관절은 안장관절로 관절주머니는 다른 것과 독립되어 있다. 엄지손가락이 잘 움직이며, 다른 손가락과 대립운동이 가능한 이유도 이 때문이다.

● 손가락뼈와 그 관절의 특징

손허리손가락관절은 MP관절이라고도 한다. 손허리뼈머리는 둥근모양이기 때문에 굽힘 · 폄 외에 벌림 · 모음이나 회전운동이 가능하지만, 인대 등에 의해 가동영역은 제한된다.

손가락뼈사이관절은 IP관절이라고도 한다. 둘째~다섯째손가락은 첫마디뼈와 중간마디뼈 사이 관절을 몸쪽손가락뼈사이관절(PIP관절), 중간마디뼈와 끝마디뼈 사이 관절을 먼쪽손가락뼈사이관절(DIP관절)이라고 부른다. 모든 관절이 전형적인 경첩관절로, 굽힘과 폄 밖에 할 수 없다.

손가락뼈와 손허리뼈(엄지손가락 쪽, 오른손)

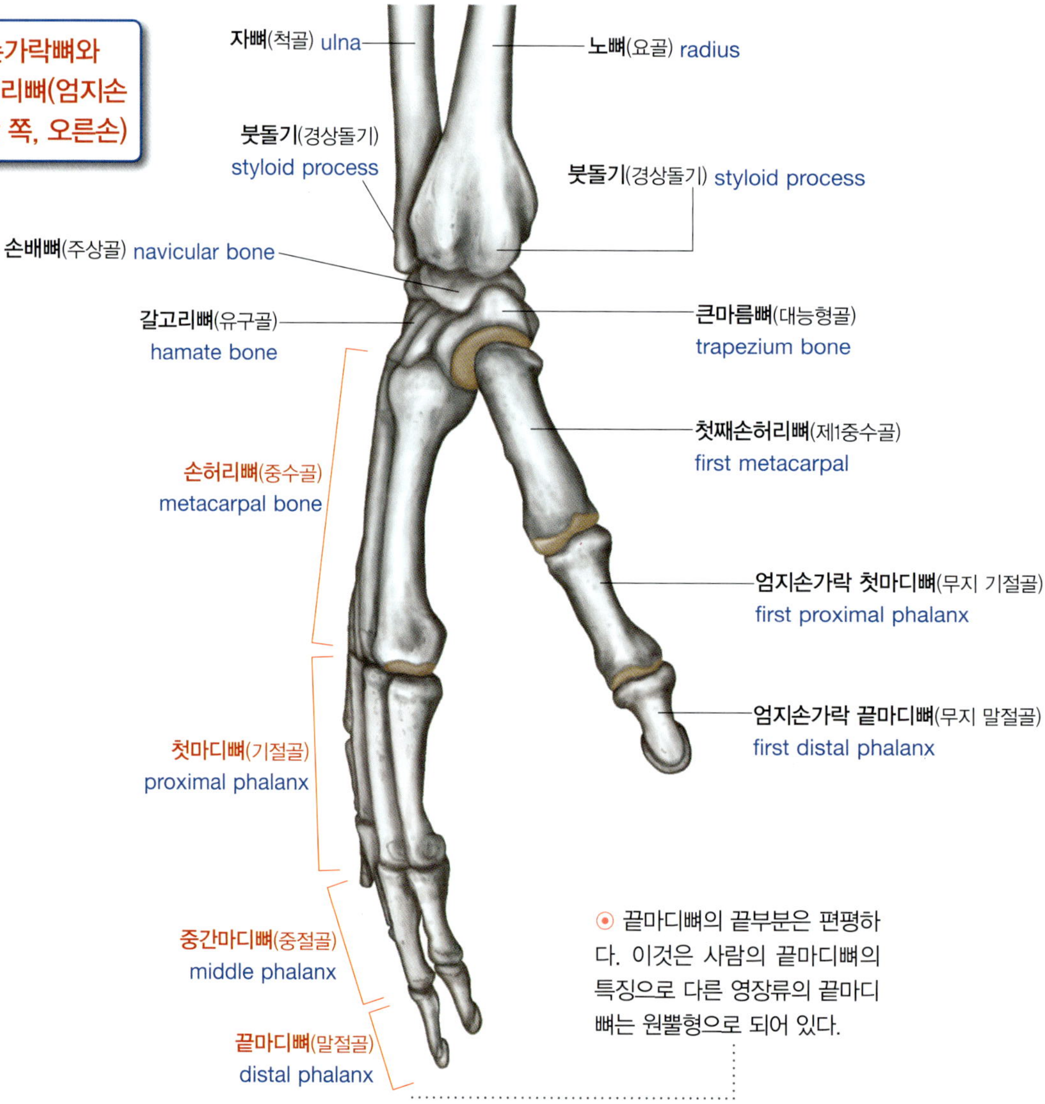

4장 척추뼈

Vertebra

척추 Vertebra

척추에는 목뼈, 등뼈, 허리뼈, 엉치뼈, 꼬리뼈가 있다. 등쪽에는 세로로 늘어서 척주를 구성하며, 몸의 기둥이 된다.

● 구조와 구성

척추는 몸의 등쪽에 세로로 늘어선 뼈를 말하며, 목부위의 뼈(7개), 가슴부위의 등뼈(12개), 허리부위의 허리뼈(5개), 골반의 일부를 구성하는 엉치뼈와 꼬리뼈의 총 26개의 뼈가 있다.

머리부위를 지탱하며, 몸의 기둥이 되기 때문에 척주라고 부른다. 또한 등뼈는 갈비뼈와 복장뼈와 함께 가슴우리를 형성하여 폐나 심장을 보호하고, 엉치뼈는 골반을 구성하여 골반 내장기를 보호하고 있다. 또한 엉치뼈는 볼기뼈와 자유다리를 척주로 접속시켜 지지하고 있다.

목뼈에서 허리뼈까지의 척추뼈는 일부 예외를 제외하고서 기본구조가 비슷하다. 앞쪽에는 블럭 모양의 척추뼈몸통, 뒤쪽은 몇 개의 돌기를 가지는 척추뼈고리가 있으며, 그 사이에 척추구멍이 있다. 척추구멍은 세로로 연결되어 척주관이 되며, 안에 척수가 들어있다.

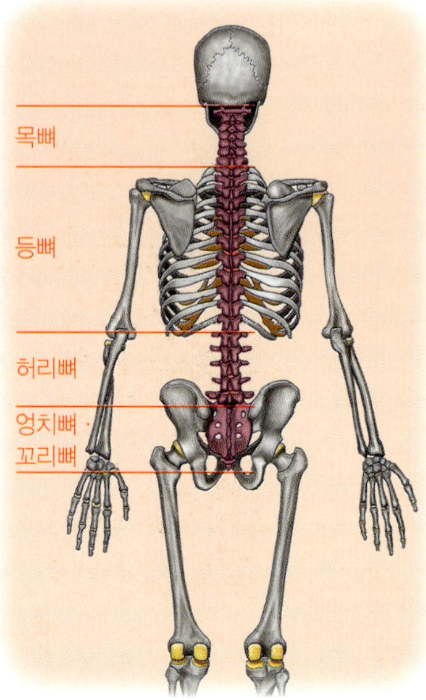

② **목뼈**(경추) cervical vertebrae…P.96
③ **등뼈**(흉추) thoracic vertebra…P.100
④ **허리뼈**(요추) lumbar vertebra…P.102
⑤ **엉치뼈**(천골) sacrum · **꼬리뼈**(미골) coccyx…P.104

● 척추의 특징

척추로 구성된 척주는 옆에서 보면 몇 개의 굽이가 있다. 목뼈는 앞쪽으로(앞굽이), 엉치뼈는 뒤쪽으로(뒤굽이) 허리뼈는 앞쪽으로(앞굽이), 엉치뼈는 뒤쪽으로(뒤굽이) 만곡되어 있다. 여기에는 머리부위의 중량을 분산시키는 효과가 있는 것으로 여겨지고 있다. 정면에서 본 경우에는 좌우로의 만곡(굽이)은 없다.

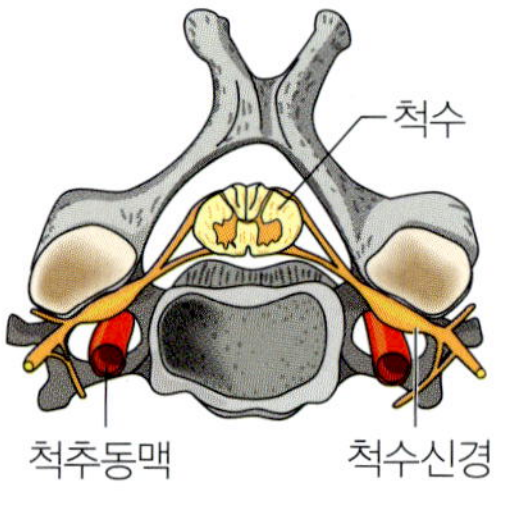

▲ 척수와 신경근, 척수신경과 척추동맥(4번 목뼈 윗면에서)

상하 뼈몸통 사이에는 쿠션재가 되는 척추사이원반이 들어있다. 때문에 각각의 척추뼈 사이의 가동영역은 작지만, 척주 전체로서의 전후좌우로의 굽힘이나 돌림이 가능해 진다. 단, 부위에 따라서 가동영역은 달라진다. 예를 들어, 머리는 좌우로 향할 수 있으며(머리부위의 돌림), 옆으로 넘길 수도 있다. 반면에 허리부위는 다른 부위에 비해 가동영역이 좁다. 이들의 특징은 뼈의 형태나 척추사이원반의 두께, 관절의 구조 등에 따른 것이다.

척추 옆면 그림

⊙ 그림은 척주를 왼쪽에서 본 것이다. 척추에는 7개의 목뼈, 12개의 등뼈, 5개의 허리뼈, 엉치뼈와 꼬리뼈가 있으며, 그 전체를 척주라고 한다.

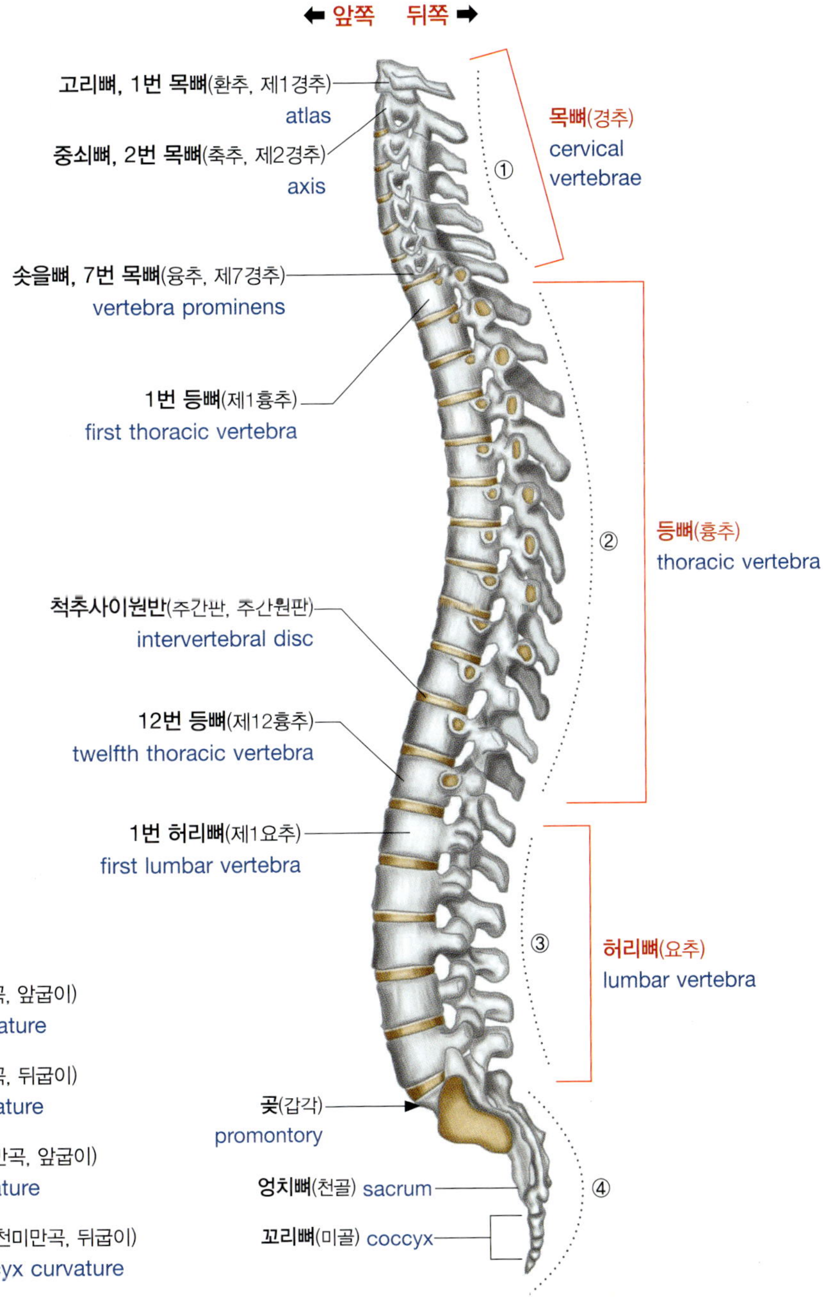

① 목굽이(경추만곡, 앞굽이)
cervical curvature

② 등굽이(흉추만곡, 뒤굽이)
thoracic cuvature

③ 허리굽이(요추만곡, 앞굽이)
lumbar curvature

④ 엉치꼬리굽이(천미만곡, 뒤굽이)
sacrum coccyx curvature

척추 앞면 그림

척추 뒷면 그림

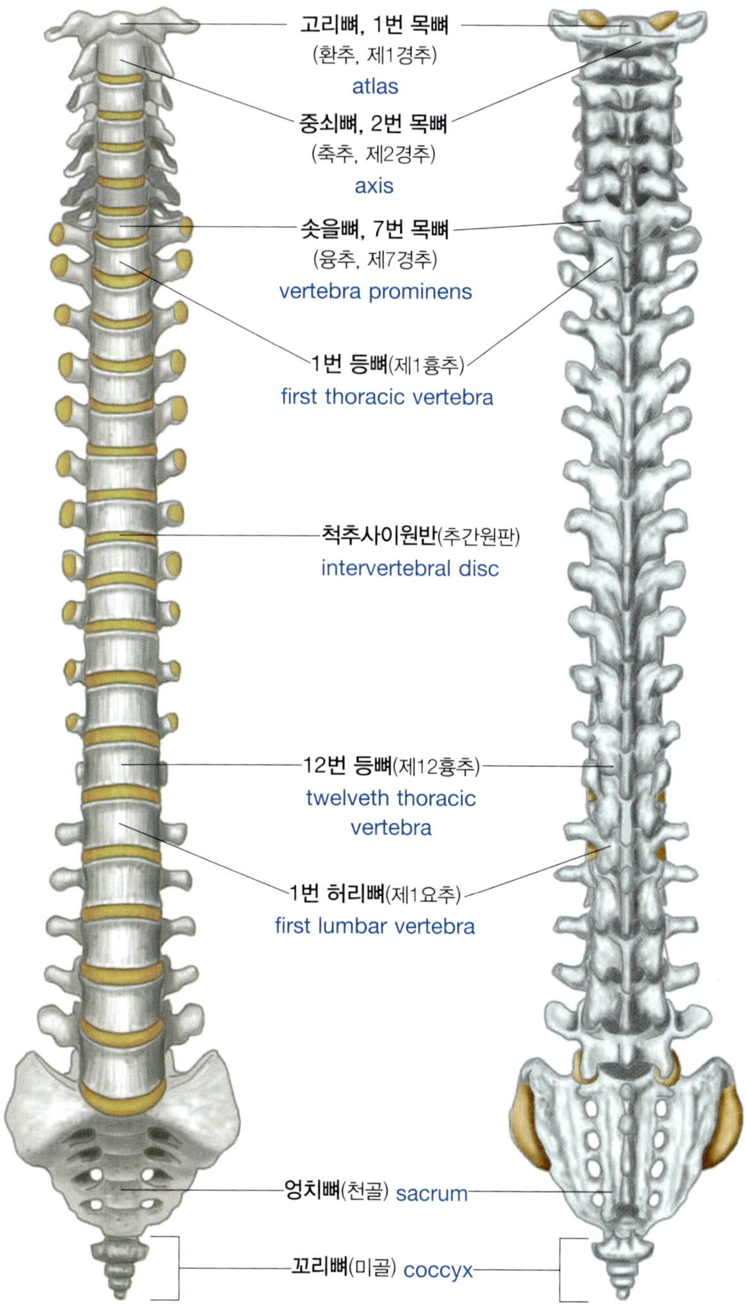

● 척주옆굽이(측만증)

보통 척주는 좌우로 휘지 않는다. 그러나 무엇인가의 원인에 의해 좌우로 휜 것을 옆굽이(측만증)라고 한다. 옆굽이의 경우, 척주가 비틀어지거나, 앞뒤 휨현상이 수반된다.

옆굽이는 사춘기 경의 성장기에 일어나기 쉬우며, 여성에게 많다. 단, 유아기나 성인에게서 발병하는 경우도 있다. 여러 가지 질환과 함께 일어나지만, 대부분의 경우 원인은 확실하지 않다.

진행성 휨현상이 고도에 이르면, 호흡기능 저하나 요통 등의 통증, 다리통증 등이 나타난다. 외관상의 문제에 대한 스트레스가 크다.

원인질환이나 발병연령, 휨 정도에 따라서 치료 방침이 달라지지만, 일반적으로 가벼운 경우는 도구치료, 심한 경우는 수술치료가 행해진다.

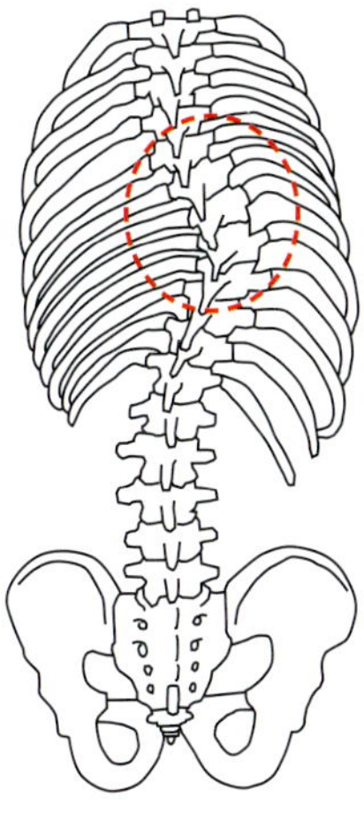

▲ 가슴부위에서 보이는 오른쪽 척주옆굽이

나이가 듦에 따라 허리가 구부러지는 이유

나이가 들면, 등이 둥글어지거나, 허리가 굽는 사람이 있다. 이것은 단순이 나이 탓이 아니라, 척추의 압박골절이 원인이다. 척추의 몸통부분이 위 아래로 닳고, 그에 반해 등쪽척추뼈고리는 잘 닳지 않기 때문에 몸이 앞으로 굽어버린다.

척추뼈몸통은 가쪽이 얇은 치밀골이며, 안에는 해면골로 되어 있다. 나이가 들어 골다공증이 진행되면, 해면골의 밀도가 낮아져 약해지고, 골절되기 쉬워진다.

척추뼈고리의 압박골절은 언제 진행되었는지 알 수 없는 경우도 많다. 때문에 '나이가 들었기 때문에 어쩔 수 없다'라고 생각하여, 골절이라는 것을 모른 채 방치해 두는 경우도 적지 않다.

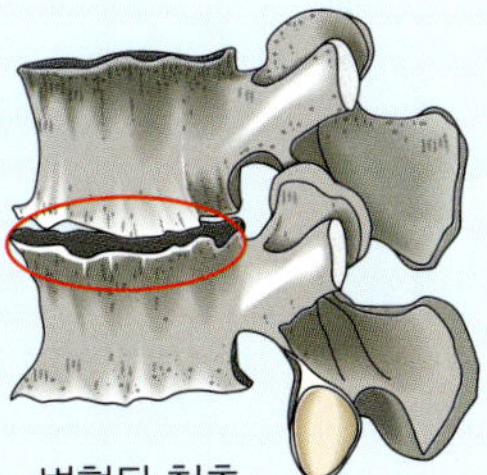

변형된 척추

자세가 나빠질 뿐 아니라, 몸의 균형이 무너지고 보행이 어려워져 자주 넘어지게 된다. 넘어지면 다른 부분이 골절되는 경우도 있다. 가슴 부분이 변형되면, 호흡기능과도 관련이 있다. 그 결과, 고령자의 QOL(생활의 질)은 현저하게 저하된다.

현재로서는 닳아버린 척추뼈고리를 풍선으로 눌러서 넓히고, 안쪽에 골시멘트를 충전하는 수술(기구 척추성형 : BKP)이 보험적용이 된다.

목뼈(경추) Cervical vertebrae

목부위에는 7개의 목뼈가 있다. 머리부위를 연결하고 지탱함과 동시에 목의 앞뒤굴절이나 돌림을 행하기 위해 특징적인 구조를 가지고 있다.

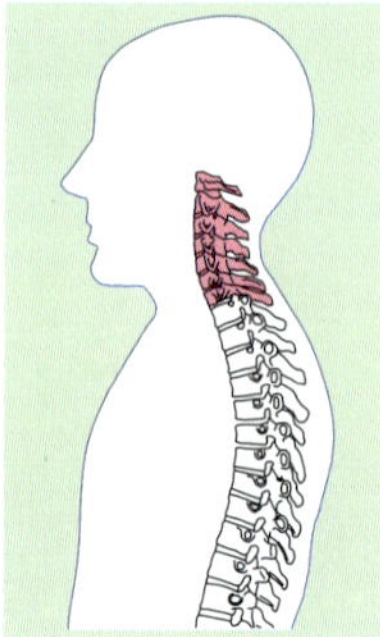

▶ 목뼈를 왼쪽에서 본 그림

목뼈 옆면 그림

① **고리뼈, 1번 목뼈**(환추, 제1경추) atlas
② **중쇠뼈, 2번 목뼈**(축추, 제2경추) axis
③ **솟을뼈, 3번 목뼈**(융추, 제7경추) vertebra prominens
④ **척추뼈몸통**(추체) vertebral body
⑤ **척추뼈몸통고랑**(추체구) uncinate process

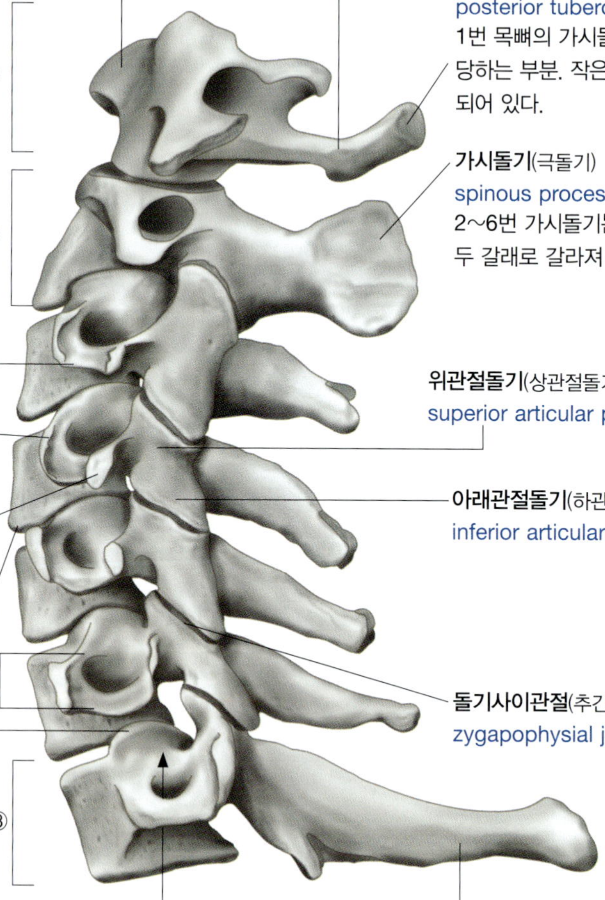

앞결절(전결절) anterior tubercle

뒤고리(후궁) posterior arch

뒤결절(후결절) posterior tubercle
1번 목뼈의 가시돌기에 해당하는 부분. 작은 융기가 되어 있다.

가시돌기(극돌기) spinous process
2~6번 가시돌기는 끝이 두 갈래로 갈라져 있다.

척수신경고랑(척수신경구) groove for spinal nerve

위관절돌기(상관절돌기) superior articular process

앞결절 anterior tubercle
가로돌기의 앞쪽 결절

뒤결절 posterior tubercle
가로돌기의 뒤쪽 결절

아래관절돌기(하관절돌기) inferior articular process

가로돌기(횡돌기) transverse process
여기에 열려있는 구멍을 가로구멍이라고 한다.

돌기사이관절(추간관절) zygapophysial joints

가로구멍(횡돌공) transverse foramen
1~6번 목뼈의 가로구멍에는 척추동맥이 지난다.

가시돌기 spinous process
7번 목뼈의 가시돌기는 길고, 목을 앞으로 굽히면 등에 융기된다.

● 목뼈의 특징

7개의 목뼈는 느슨하게 앞쪽으로 튀어나와 있다(앞굽이). 1번 목뼈와 2번 목뼈는 각각 특징적인 형태를 띠고 있다.

머리뼈와 연결되는 1번 목뼈에는 척추뼈몸통이 없다. 또한 등쪽에 돌출된 가시돌기도 없으며, 고리 모양을 하고 있기 때문에 고리뼈라고도 한다. 2번 목뼈는 척추뼈몸통 부분에 위로 돌출된 치아돌기를 가지며, 이것을 축으로 하는 1번 목뼈가 옆으로 돌림한다. 때문에 2번 목뼈는 중쇠뼈라고도 한다. 3~7번 목뼈는 비슷한 형태를 띠고 있으며, 블럭 모양의 척추뼈몸통과 등쪽에 있는 고리 상태의 척추뼈고리로 구성된다. 척추뼈몸통과 척추뼈고리로 만들어진 척추구멍은 삼각형 모양을 띠고 있다.

2~6번 목뼈의 가시돌기는 끝이 두 갈래로 되어 있다. 7번 목뼈의 가시돌기는 길며, 등쪽에 돌출되어 있다. 목을 앞으로 굽혔을 때, 등쪽에 융기된 것이 7번 목뼈의 가시돌기이다(1번 등뼈의 가시돌기가 더 강하고 돌출되어 있는 사람도 있다). 때문에 7번 목뼈는 솟을뼈라고도 한다.

⊙ 목뼈는 척추의 다른 부분에 비해 가동영역이 크다. 목은 전후좌우로 구부릴 수 있으며, 좌우로 돌릴 수도 있다.

목뼈와 뒤통수뼈의 접합

▶ 뒤통수뼈와 고리뼈(1번 목뼈), 중쇠뼈(2번 목뼈)를 왼쪽에서 본 그림

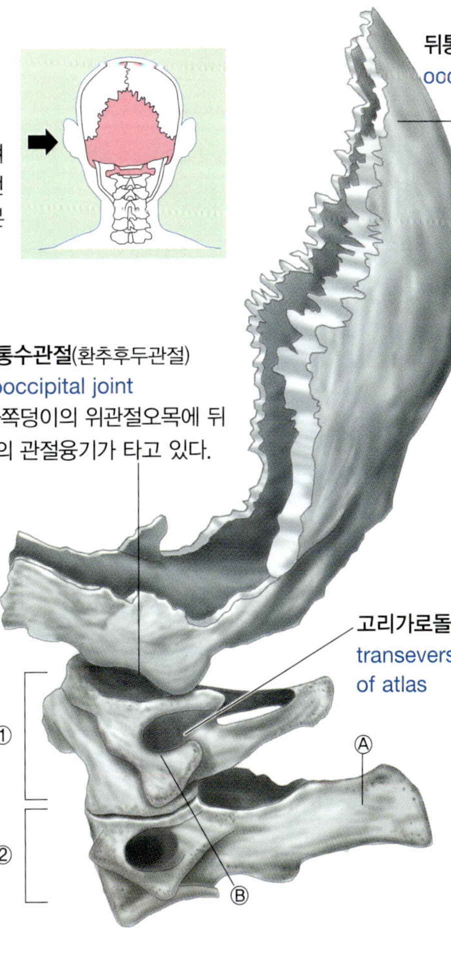

Ⓐ…**중쇠뼈 가시돌기**(축추 극돌기)
spinous process of axis

Ⓑ…**가쪽고리중쇠관절**(외측환축관절)
lateral atlantoaxial joint
중쇠뼈의 위관절면에 목뼈의 아래관절오목이 타고 있다.

① **고리뼈, 1번 목뼈**(환추, 제1경추) atlas
② **중쇠뼈, 2번 목뼈**(축추, 제2경추) axis

● 고리뼈와 뒤통수뼈의 접합에 대해서

고리뼈와 뒤통수뼈는 고리뒤통수관절로 연결되어 있다. 고리뼈의 좌우 앞쪽에 가쪽덩이라고 불리는 두껍게 불거져 나온 부분이 있으며,

이 위관절오목의 얕은 패임이 뒤통수뼈를 받는 부분이 된다. 뒤통수뼈 아래면의 큰후두구멍 좌우에 뒤통수뼈관절융기라고 불리는 타원형의 융기가 있으며, 이것이 목뼈의 위관절오목에 탄다. 그리고 이 부분을 인대가 보강하고 있다.

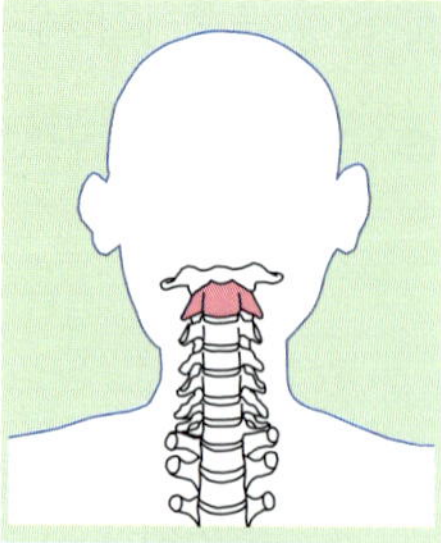

▶ 중쇠뼈를 앞쪽에서 본 그림

2번 목뼈 (중쇠뼈 앞면)

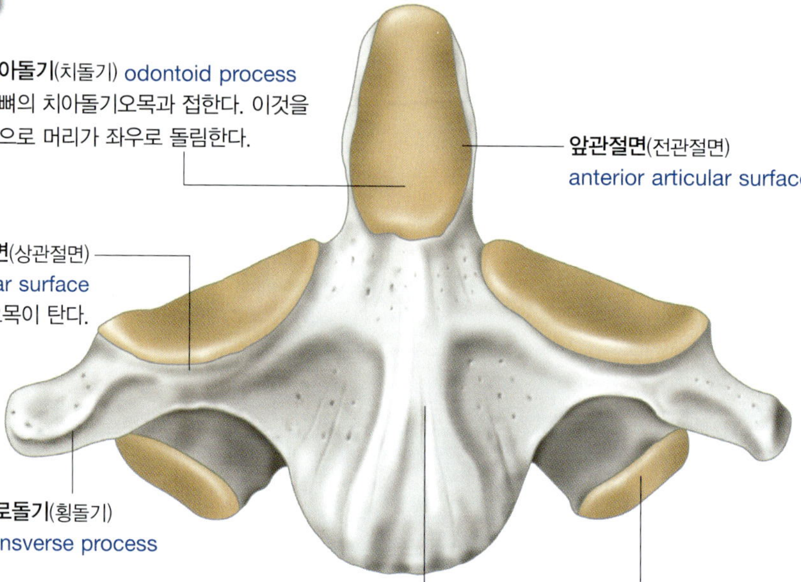

● 중쇠뼈 및 그 외의 목뼈의 특징

2번 목뼈는 중쇠뼈라고도 한다. 척추뼈몸통 위에 치아돌기라고 불리는 돌기를 가진다. 치아돌기는 1번 목뼈의 몸통이 유합된 것이다. 이 돌기의 앞관절면에 1번 목뼈의 앞고리에 있는 치아돌기오목이 접해있다. 얼굴을 좌우로 움직일 수 있는 것은 머리부위가 고리뼈와 함께 중쇠뼈의 치아돌기를 축으로 돌릴 수 있기 때문이다.

3~6번 목뼈는 비슷한 모양을 하고 있다. 여기에서는 대표적으로 4번 목뼈를 나타낸다. 위에서 보면 척추뼈몸통은 사각형이며, 척추뼈고리와 척추뼈몸통으로 형성된 척추구멍에는 척수가 지난다. 가시돌기의 끝이 두 갈래로 나뉘어져 있는 것도 특징적이다. 위관절돌기의 위관절면은 한 개 위 척추뼈 아래관절돌기의 아래관절면과 고리사이관절을 형성한다.

4번 목뼈 (윗면)

▶ 4번 목뼈를 위쪽에서 본 그림

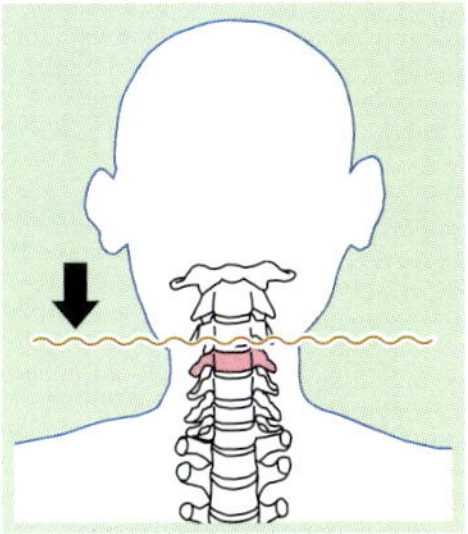

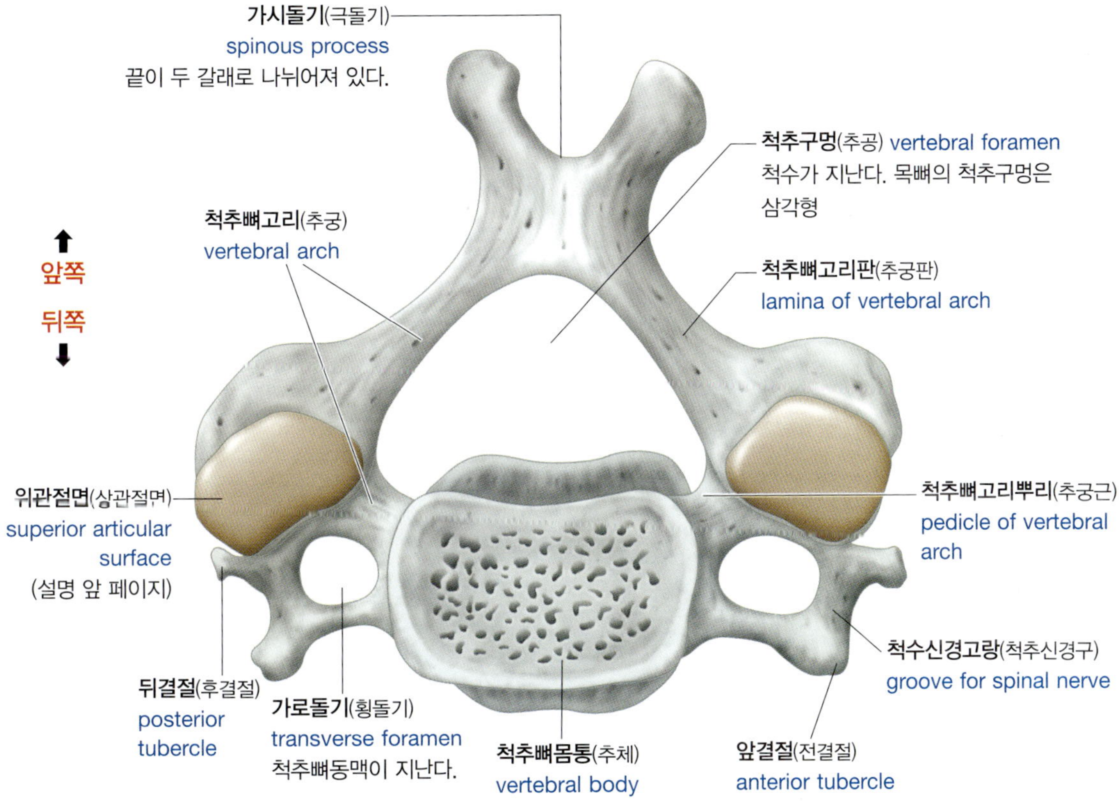

등뼈(흉추) Thoracic vertebra

등뼈는 목뼈와 이어지는 12개의 척추뼈를 말한다. 갈비뼈와 복장뼈와 함께 가슴우리를 구성한다.

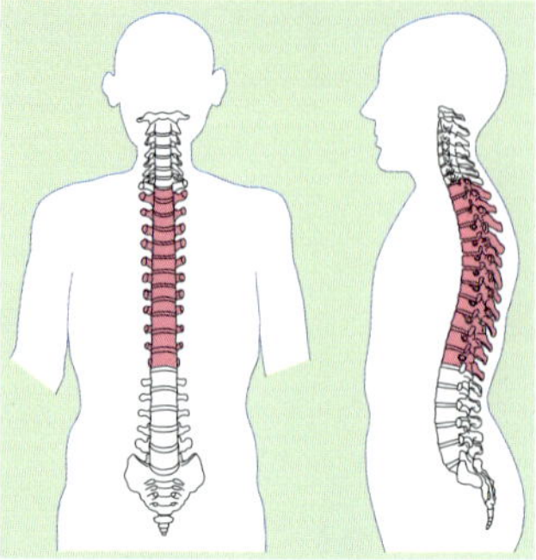

▶ 앞쪽과 옆쪽에서 본 등뼈의 위치

등뼈 옆면 그림

⊙ 그림은 등뼈를 왼쪽에서 본 것이다.

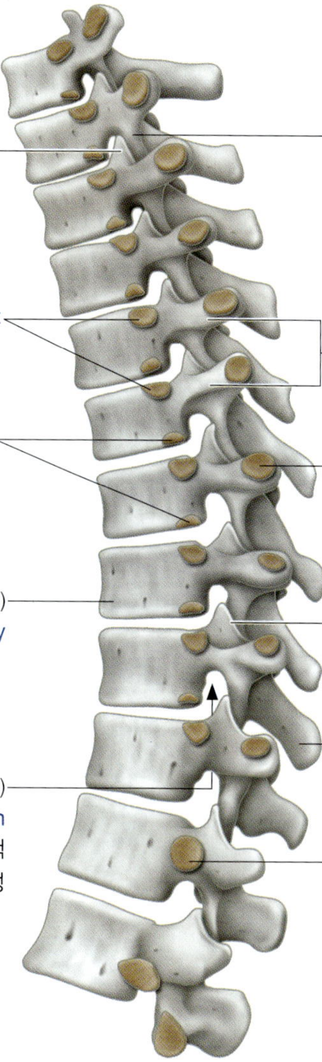

6번 등뼈(윗면)

▶ 6번 등뼈를 위쪽에서 본 그림

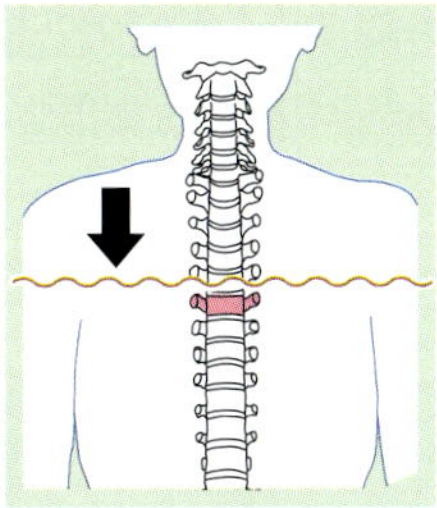

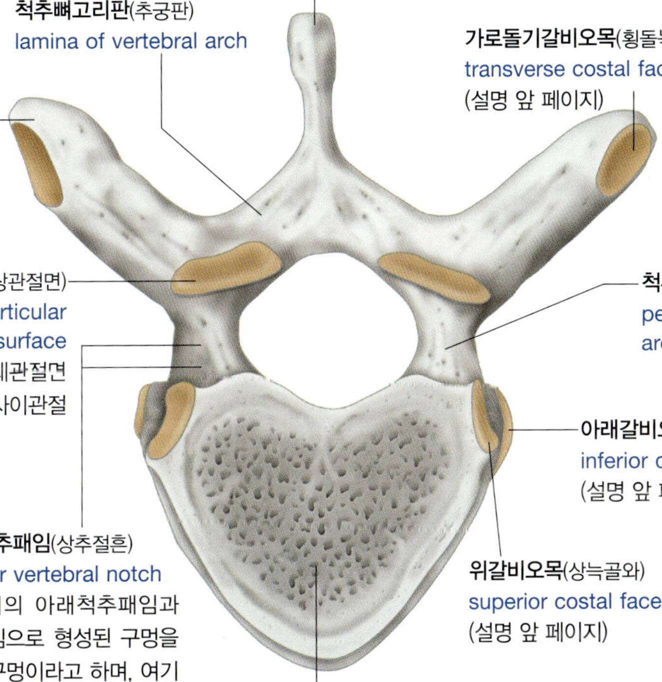

● 등뼈의 특징

등뼈는 모두 같은 형태를 띠고 있다. 위에서 보면 척추뼈몸통은 삼각형으로 척추뼈고리 사이에 형성된 척추뼈구멍은 타원형이다. 긴 가로돌기와 길고 아래쪽으로 돌출된 가시돌기를 가진다.

12개의 등뼈 전체로서는 뒤쪽에 느슨하게 튀어나와 있다(뒤굽이). 위아래의 척추뼈는 목뼈와 마찬가지로 아래관절돌기와 위관절돌기로 접속되어 돌기사이관절을 형성한다.

기본적으로는 등뼈 1개에 대해 좌우 한 쌍의 갈비뼈가 붙는다. 갈비뼈는 앞쪽에서 복장뼈와 연결되며, 이에 의해 바구니 모양의 가슴우리를 형성하고 있다. 갈비뼈는 척추뼈고리 밑부분의 갈비오목에 붙으며, 이어서 가로돌기의 갈비오목에 접하고서, 몸 옆면을 크게 앞으로 돈다. 1번 및 11번 · 12번 갈비뼈의 갈비뼈머리는 대응하는 번호의 등뼈 위갈비오목에만 붙지만, 2~10번 갈비뼈의 갈비뼈머리는 대응하는 번호의 등뼈 위갈비오목과 그 위 등뼈의 아래갈비오목에 걸쳐서 붙는다.

허리뼈(요추) Lumbar vertebra

허리뼈는 등뼈와 연결되는 5개의 척추뼈를 말한다. 척추뼈 중에서도 가장 크고 튼튼한 뼈이다.

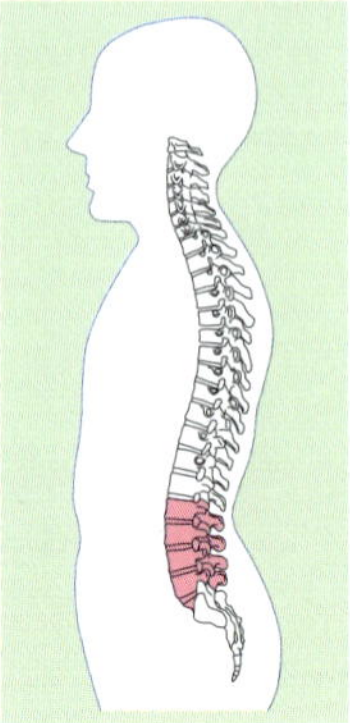

▶ 왼쪽에서 본 허리뼈의 위치

허리뼈 옆면 그림

⊙ 그림은 허리뼈를 왼쪽에서 본 것이다.

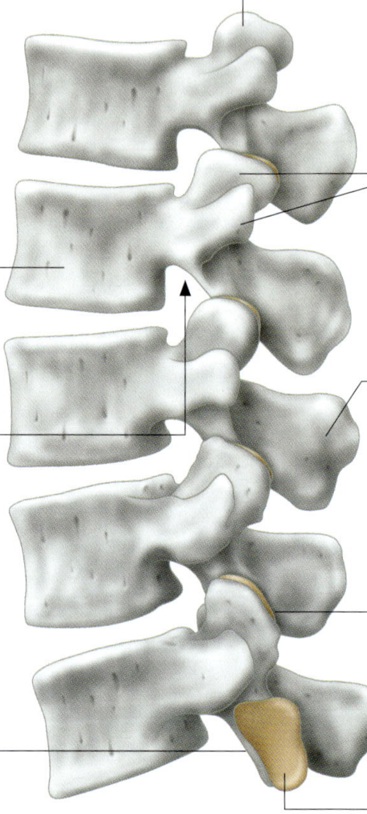

● 허리뼈의 특징

허리뼈는 척추 중에서 가장 큰 부하가 걸리는 부위이다. 때문에 등뼈는 척추 중에서도 가장 크다. 5개의 척추뼈몸통은 전체적으로 느슨하게 앞쪽에 굽이되어 있다(앞굽이).

형태는 5개 모두 거의 비슷한 모양으로, 콩과 같은 형태를 띤 척추뼈몸통이 크다는 것이 최대의 특징이다. 척추뼈몸통 아래의 허리뼈만큼 크다. 5번 허리뼈의 척추뼈몸통은 앞부위가 뒷부위보다 높다. 또한 허리뼈의 앞쪽 굽이과 함께 35도 정도 앞으로 기울어져 있다. 또한 5번 허리뼈와 엉치뼈

사이의 척추사이원반은 앞쪽이 높고 뒤쪽이 낮은 형태를 띠고 있다. 이 3개의 특징 때문에 특히 부하가 큰 이 부분에서 5번 허리뼈가 앞쪽으로 미끄러지는 허리뼈미끄러짐증(요추전위증)이 일어나는 경우가 있다.

허리뼈의 척추뼈구멍은 삼각형이다. 가시돌기는 세로로 편평하고 짧은 모양으로 수평하게 돌출되어 있다. 때문에 위아래가시돌기 사이에서 허리뼈 천자가 가능해진다. 옆에 돌출된 돌기는 갈비뼈의 기원이 유합된 갈비뼈돌기이다. 등뼈에 있는 가로돌기는 허리뼈에서는 꼭지돌기, 덧돌기로서 패임이 남는다.

4번 허리뼈(윗면)

▶ 4번 허리뼈를 위쪽에서 본 그림

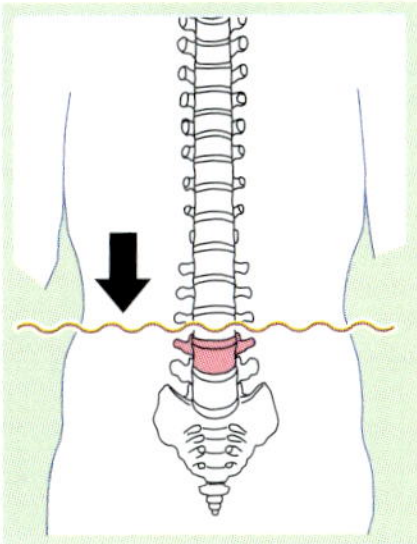

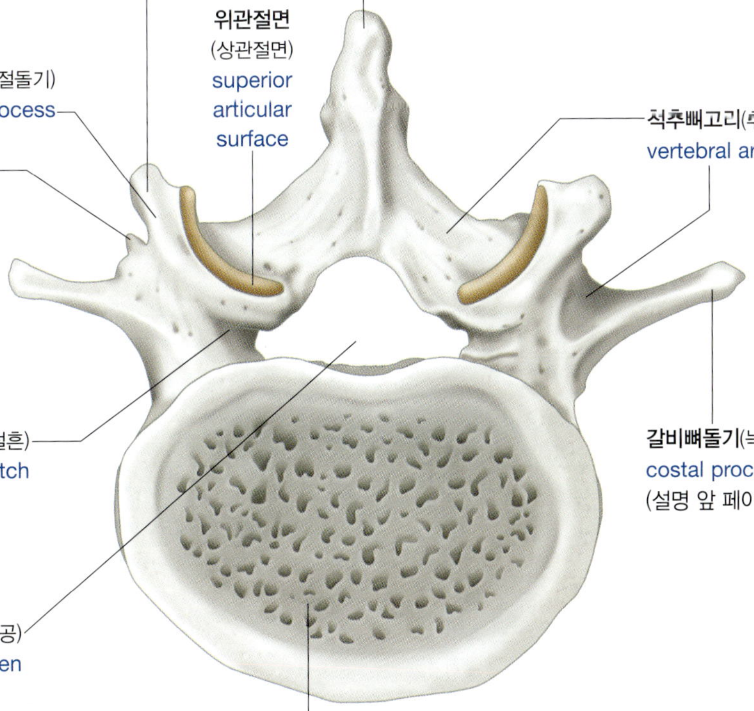

엉치뼈(천골) · 꼬리뼈(미골) Sacrum · Coccyx

허리뼈와 이어지는 엉치뼈는 5개의 엉치척추뼈가 유합된 것이며, 그 아래의 꼬리뼈는 3~5개의 꼬리척추뼈가 유합된 것이다. 볼기뼈와 함께 골반을 형성한다.

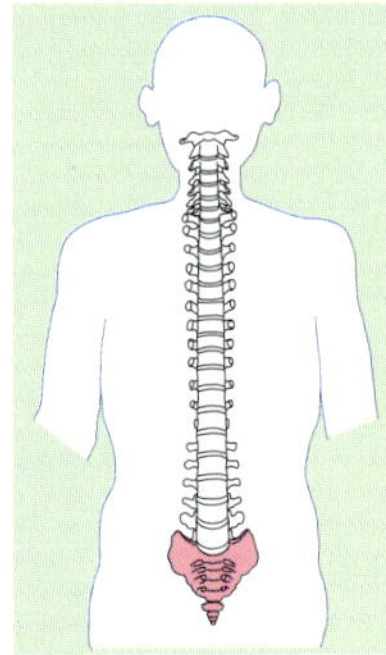

▶ 앞쪽에서 본 엉치뼈 · 꼬리뼈의 위치

엉치뼈 · 꼬리뼈의 앞면

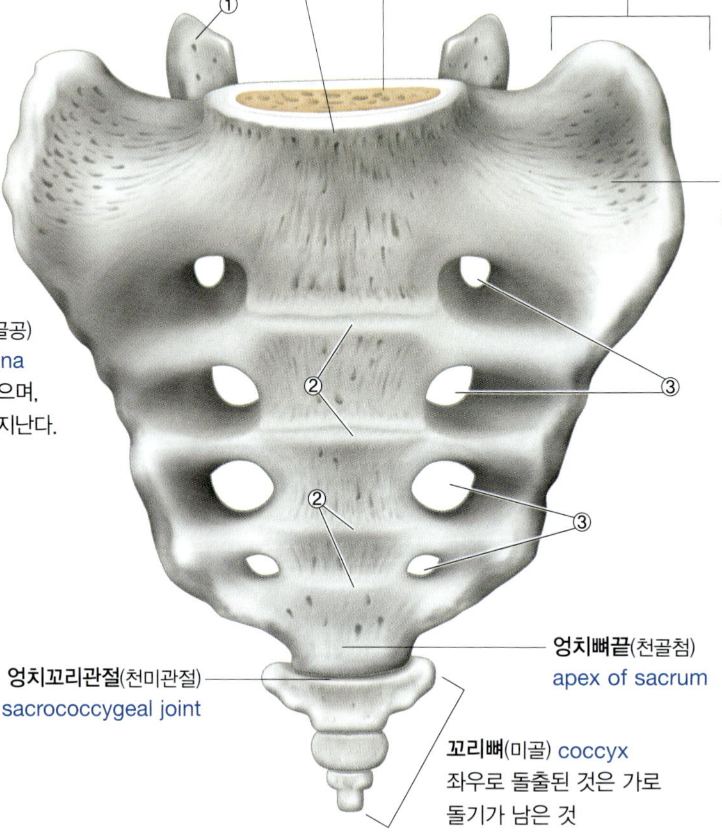

● 엉치뼈와 꼬리뼈의 특징

5개의 엉치척추뼈가 유합되어 두툼한 판상태의 뼈가 된 엉치뼈는 앞에서 보면 역삼각형을 띠고 있다. 좌우로 넓어지는 엉치뼈날개의 옆면에 있는 귀모양면에서 볼기뼈와 엉치뼈관절을 형성하며, 골반을 형성한다.

각각의 엉치척추뼈의 이음새는 가로선으로 되어

있다. 좌우에 보이는 4쌍 8개의 구멍은 척수신경을 통과하는 척추사이구멍이 앞뒤로 나온 구멍으로, 앞쪽을 앞엉치구멍, 뒤쪽을 뒤엉치구멍이라고 한다. 앞뒤엉치구멍은 엉치뼈 뒷부분을 세로로 주행하는 엉치뼈관과 통하고 있다. 엉치뼈관은 척추뼈구멍이 세로로 연결된 터널로 아랫부위의 엉치뼈틈새에 열린다.

꼬리뼈는 일반적으로 4개의 꼬리척추뼈가 유합된 것이지만, 원래 꼬리척추뼈 수에는 3~5개(그 이상의 경우도 있다)와 개인차가 있다. 1번 꼬리척추뼈에는 척추뼈고리의 구조가 있어서 척추뼈 형태의 특징을 남기지만, 그 이하는 척추뼈몸통의 부분뿐이다. 윗부분에 뿔과 같이 튀어나온 부분은 꼬리뼈뿔이라고 하며, 1번 꼬리척추뼈 위관절돌기의 이름이다.

엉치뼈 · 꼬리뼈 뒷면

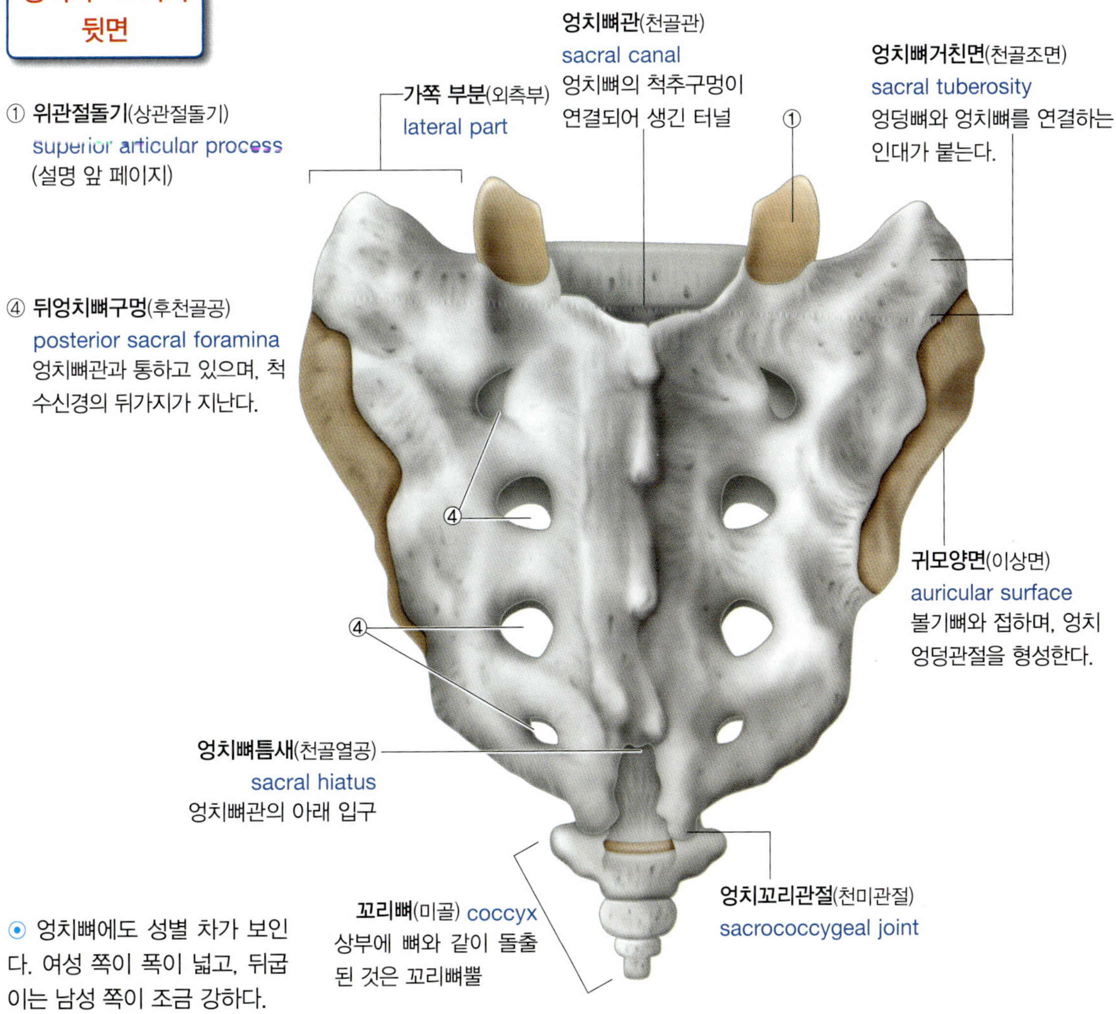

⊙ 엉치뼈에도 성별 차가 보인다. 여성 쪽이 폭이 넓고, 뒤굽이는 남성 쪽이 조금 강하다.

엉치뼈 · 꼬리뼈 옆면 그림

▼ 엉치뼈와 꼬리뼈를 왼쪽에서 본 그림

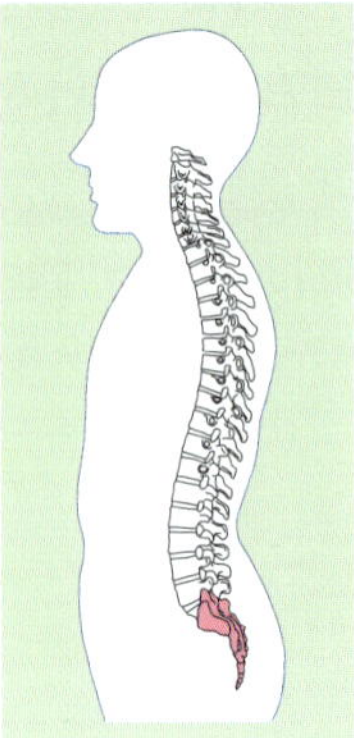

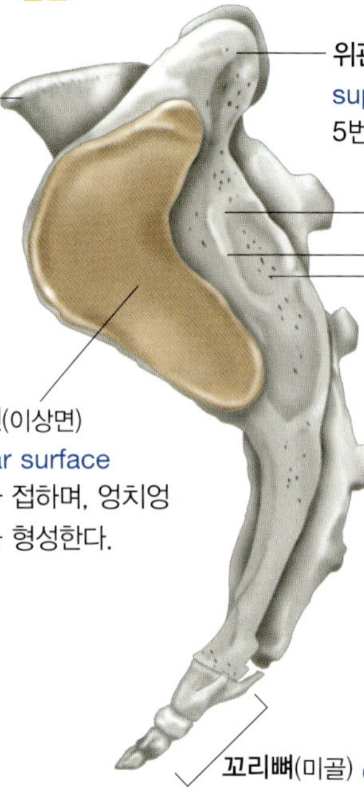

엉치뼈 윗면

▼ 엉치뼈를 위쪽에서 본 그림

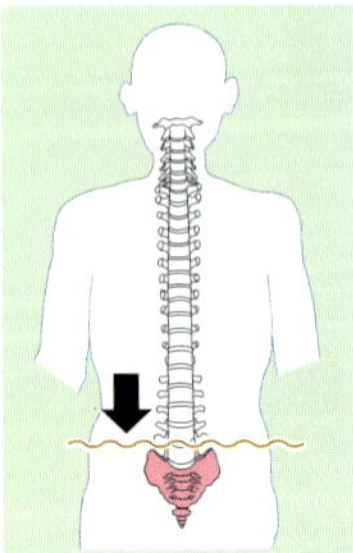

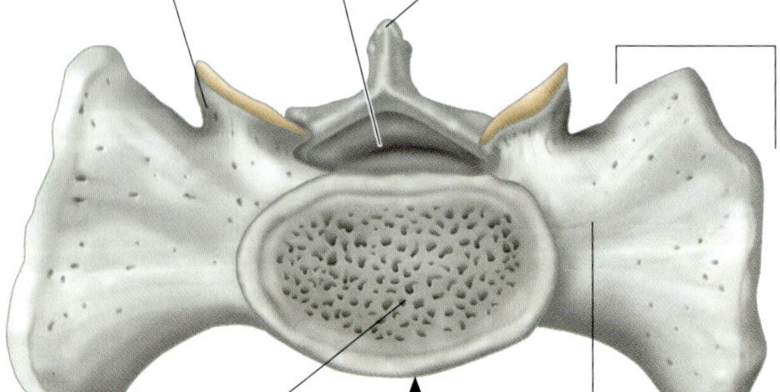

● 엉치뼈의 뒤굽이

엉치뼈는 옆에서 보면 뒤쪽으로 굽어 있다(뒤굽이). 엉치뼈와 볼기뼈로 구성되는 골반은 여성 출산 시에 작은골반이 되지만, 옆에서 보았을 때, 출산길의 축은 두덩뼈를 중심으로 거의 원호를 그린다. 이 선을 골반유도선이라고 한다.

엉치뼈와 볼기뼈로 구성되는 골반은 골반 내장기를 보호하지만, 엉치뼈의 뒤굽이가 골반바닥을 그릇처럼 지탱하고 있는 것이 아니다. 서 있을 경우, 엉치뼈는 오히려 앞쪽으로 기울어져 아래를 향하고 있다.

5장 다리뼈

Lower limb

1 다리(하지) Lower limb

다리란 엉덩관절부터 그 아래의 넙다리, 종아리, 발부위와 이것들을 몸통과 연결하는 역할을 가진 골반의 볼기뼈까지를 말한다.

● 구조와 구성

다리뼈는 다리이음뼈와 자유다리뼈로 나뉜다. 다리이음뼈란 볼기뼈를 말하며, 골반대라고도 부른다. 자유다리뼈란 넙다리뼈부터 발끝까지를 말한다.

다리이음뼈(볼기뼈)는 척주의 일부인 엉치뼈(5개의 엉치척추뼈가 융합)에 자유다리뼈를 연결하는 역할을 한다. 볼기뼈는 엉덩뼈, 궁둥뼈, 두덩뼈 부분으로 구성된다. 엉덩뼈와 궁둥뼈, 두덩뼈는 사춘기 경까지는 연골성의 결합으로 이어져 있지만, 성인이 되면 융합된다.

볼기뼈와 엉치뼈, 또한 그 아래에 붙는 꼬리뼈를 합쳐서 골반이라고 한다. 골반은 견고한 구조를 가져 선 자세나 보행과 같이 사람에게 있어서 기본적인 자세나 동작을 지지한다. 엉치뼈와 꼬리뼈는 원래 다리에는 포함되지 않지만, 이 장에서는 '골반'으로서 정리하여 설명한다.

자유다리뼈는 넙다리뼈, 종아리의 정강뼈와 종아리뼈, 다리부위의 7개의 발목뼈, 5개의 발허리뼈, 14개의 발가락뼈로 구성된다.

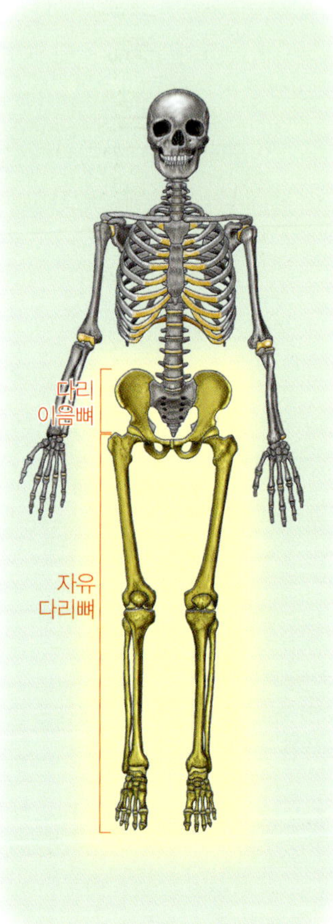

② **골반** pelvis…P.112
③ **볼기뼈**(관골) hip bone…P.116
④ **넙다리뼈**(대퇴골) femur…P.118
⑤ **정강뼈**(경골) tibia · **무릎뼈**(슬개골) patella…P.120
⑥ **족골**(발뼈) bones of foot…P.122

● 다리의 특징

자유다리뼈의 구조는 자유팔뼈와 비슷하다.

위팔과 넙다리, 아래팔과 종아리, 손부위와 발부위를 대응시키면, 뼈의 수나 배치는 거의 같다. 다른 점은 손목뼈가 8개인데 비해 발목뼈는 7개이다.

다리는 골반에 의해 몸통에 강하게 연결되어 있다. 엉덩관절은 절구관절로, 360도 회전시킬 수 있지만, 가동영역은 팔만큼 넓지는 않다. 그 이유는 볼기뼈절구가 비교적 깊고 넙다리뼈머리가 꼭 들어맞는데다가 많은 인대나 근육이 주위를 보강하고 있기 때문이다. 몸 전체의 체중을 지탱하여 일으켜, 걷거나, 도약하기 위해서는 이러한 강건한 구조가 필요하다.

다리 전체 앞면 그림 (오른쪽 다리)

● 다리는 바닥면에 수직이 아니다.

다리는 엉덩관절부터 바닥면에 수직으로 뻗어있는 것이 아니다. 엉덩관절에서 넙다리목 부위는 우선 가쪽으로 튀어나와 있으며, 뼈몸통은 방향을 바꾸어 안쪽으로 기울어진다. 또한 무릎관절에서 넙다리뼈와 정강뼈는 직선으로 연결되어 있는 것이 아니라 정강뼈의 긴축은 넙다리뼈의 긴축에 대해 5도정도 가쪽으로 굽어있다.

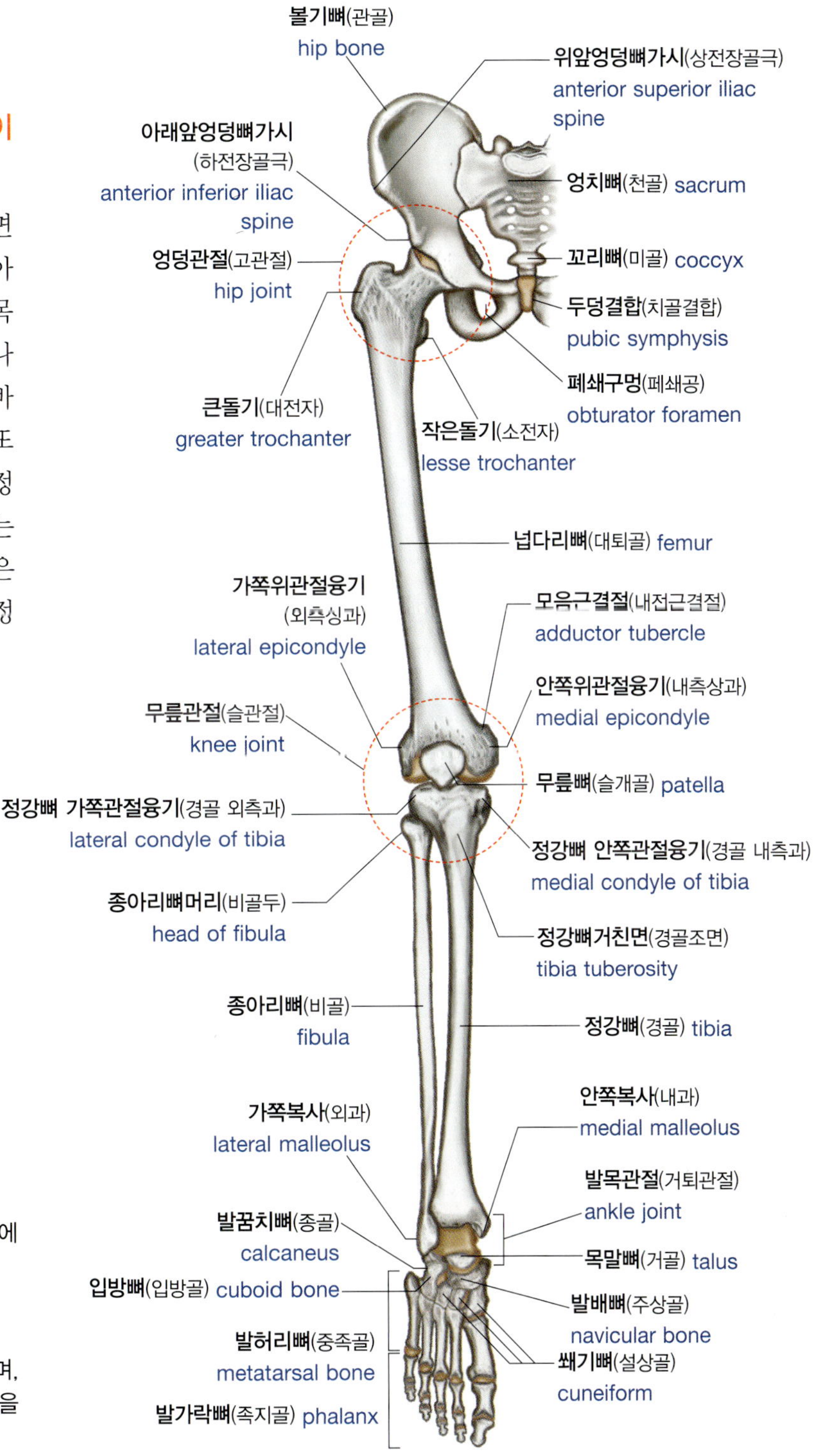

⊙ 엉치뼈와 꼬리뼈는 원래는 다리에 포함되지 않는다.

⊙ 발의 윗부분은 발등이라고 하며, 발목관절을 발등 쪽으로 굽히는 것을 발등굽힘(배굴)이라고 한다.

다리

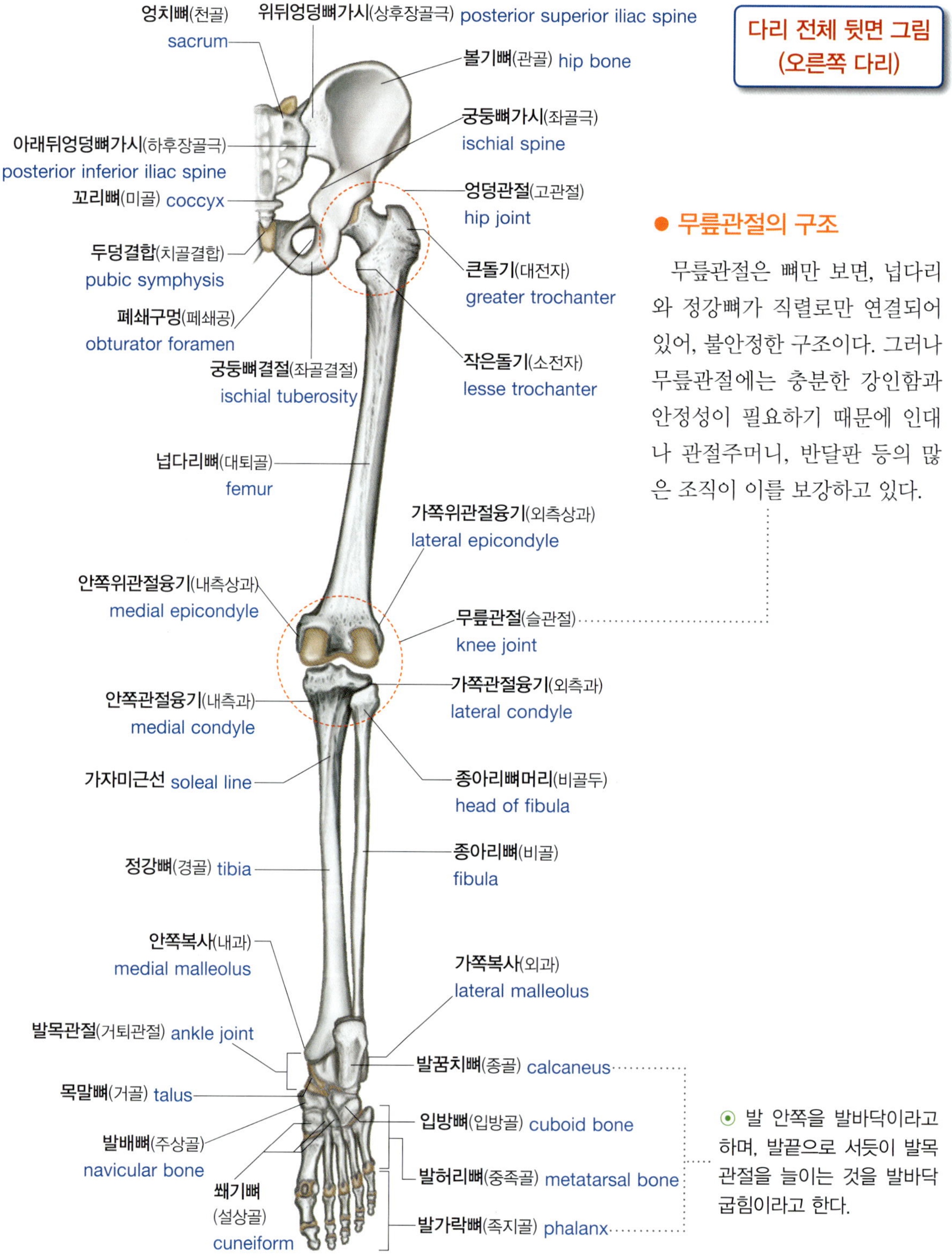

● 무릎관절의 구조

무릎관절은 뼈만 보면, 넙다리와 정강뼈가 직렬로만 연결되어 있어, 불안정한 구조이다. 그러나 무릎관절에는 충분한 강인함과 안정성이 필요하기 때문에 인대나 관절주머니, 반달판 등의 많은 조직이 이를 보강하고 있다.

⊙ 발 안쪽을 발바닥이라고 하며, 발끝으로 서듯이 발목관절을 늘이는 것을 발바닥 굽힘이라고 한다.

다리의 변형에 의한 질환

● 엄지발가락 가쪽휨증과 무릎 안쪽휨증 변형

다리에는 평소에 체중 부하가 실린다. 때문에 어떠한 이유로 특정 부분에 과도한 부하가 계속되면, 나이가 들거나, 비만, 근력 저하, 염증이나 어떠한 질환 등의 원인에 의해 관절이 서서히 변형되는 경우가 있다.

여성에게 많은 엄지발가락 가쪽휨증은 그 전형적인 예이다. 발가락끝이 좁은 하이힐을 계속해서 신는 등의 결과, 엄지발가락이 새끼발가락 쪽으로 굽고(가쪽휨증), 반대로 첫째발허리뼈머리가 안쪽으로 튀어나와 발에 강한 통증을 수반한다.

고령자 등에서는 변형성 무릎관절증에 의해 O자 다리가 되는 경우도 있다. O자 다리는 무릎이 가쪽으로 이동하고 있는 듯이 보이기 때문에 가쪽휨증으로 착각하지 쉽지만, 무릎관절부터 아래 종아리가 안쪽으로 굽어 있기 때문에 안쪽휨증이다.

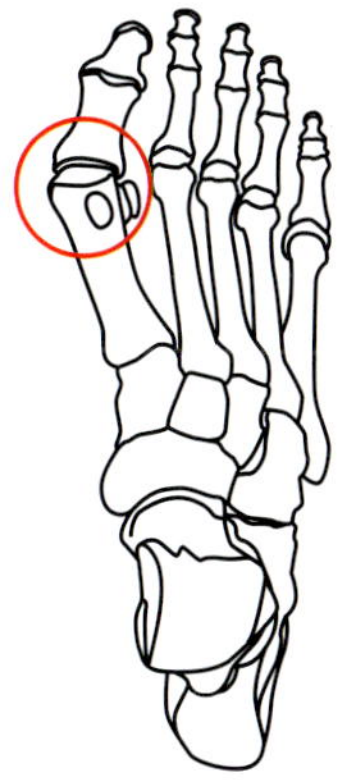

◀ 엄지발가락 가쪽휨증에 의해 변형된 첫째발허리뼈

모두 남성보다 여성에게 많다. 다리의 변형이나 그에 수반되는 통증은 일상생활 동작(ADL)에 지장을 초래하며, 생활의 질(QOL)을 현저하게 저하시키기 때문에 빠른 시일 내에 대처가 필요하다.

뼈에 의한 키의 추정

키는 각각 다르지만, 어떤 뼈의 키에 대한 비율은 인종에 따라서 어느 정도 정해져 있다. 이러한 이유에서 어떤 뼈의 길이로부터 키를 추정하는 계산식이 도출된다.

유적에서 뼈가 발굴되거나, 어떠한 사건에 휘말려 유체의 일부가 발견되는 경우가 있다. 이러한 경우, 그 뼈에서 키를 추정할 수 있다.

특히 넙다리뼈나 정강뼈는 키의 추정에 자주 사용된다. 일본인의 경우는 이하의 계산식(구도의 계산식)이 자주 이용되고 있다.

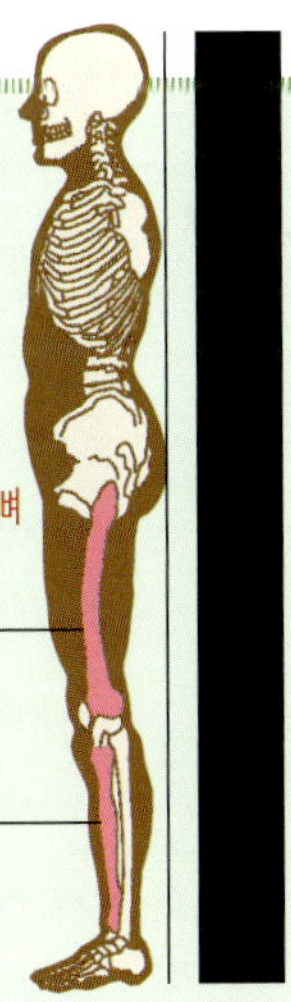

구도(工藤)의 계산식

키(cm) = 넙다리뼈 길이 × 2.5 + 56

(넙다리뼈 길이 : 큰돌기 윗단부터 가쪽관절융기 아랫단까지)

키(cm) + 정강뼈 길이 × 3.3 + 47

골반 Pelvis

골반은 엉치뼈와 꼬리뼈, 볼기뼈로 구성된다. 골반은 아랫배 부위의 장기나 기관을 지지하며, 자유다리뼈를 지탱한다.

※ 골반을 구성하는 엉치뼈와 꼬리뼈는 원래 다리에 포함되지 않는다.

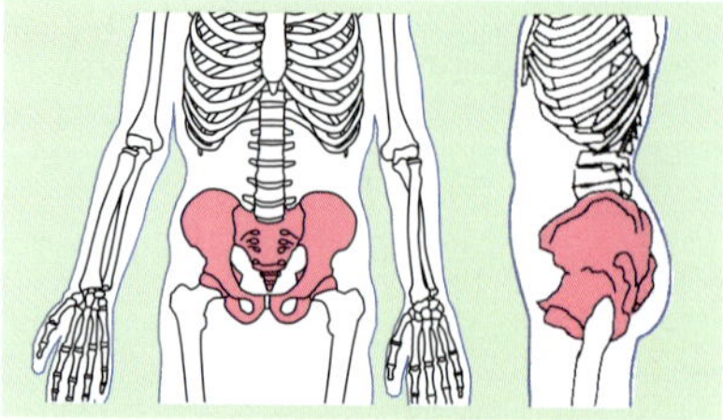

▲ 앞쪽과 왼쪽에서 본 골반의 위치

골반 앞면(남성)

① **위앞엉덩뼈가시**(상전장골극)
anterior superior iliac spine
양손을 허리에 대었을 때 만져지는 부분

⊙ 남성의 골반은 전체적으로 튼튼하며, 두께나 중량이 여성의 골반보다 크다. 가장 특징적인 것은 두덩아래각이 약 70도라는 점이다.

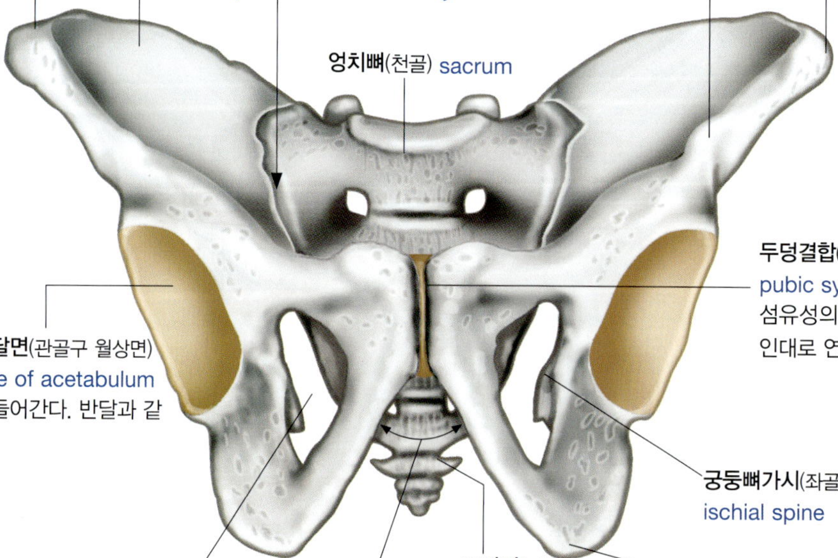

● 골반의 특징

골반은 몸통 하부에 있으며, 자유다리뼈를 연결하고 있다. 또한 골반바닥의 근육군과 함께 그릇과 같이 되어 소화기의 끝부분, 비뇨기나 생식기 등의 골반 내 장기를 지지한다.

엉치뼈곶과 두덩결합을 통과하는 면의 위쪽을 큰골반, 아래쪽을 작은골반이라고 한다.

뒤에는 허리뼈로 이어지는 엉치뼈가 있다. 엉치뼈는 5개의 엉치척추뼈가 융합되어 한 장의 판과 같이 된 것이다. 엉치뼈 아래에는 꼬리척추뼈가 융합된 꼬리뼈가 붙는다.

엉치뼈의 양쪽에는 볼기뼈가 붙으며, 좌우 볼기뼈는 몸 앞의 두덩결합으로 이어진다.

골반은 인체에서 가장 남녀차가 큰 뼈이다.

골반 앞면(여성)

⊙ 여성의 골반은 출산에 적합한 형태를 취하고 있다. 엉덩뼈는 좌우로 벌어지며, 작은골반도 넓고 얕으며, 매끄럽다. 두덩아래각은 약 90도가 된다.

① **위앞엉덩뼈가시**(상전장골극)
anterior superior iliac spine
(설명 앞 페이지)

② **두덩활**(치골궁) pubic arch
두덩결합 아래에 형성된 활 모양의 형태

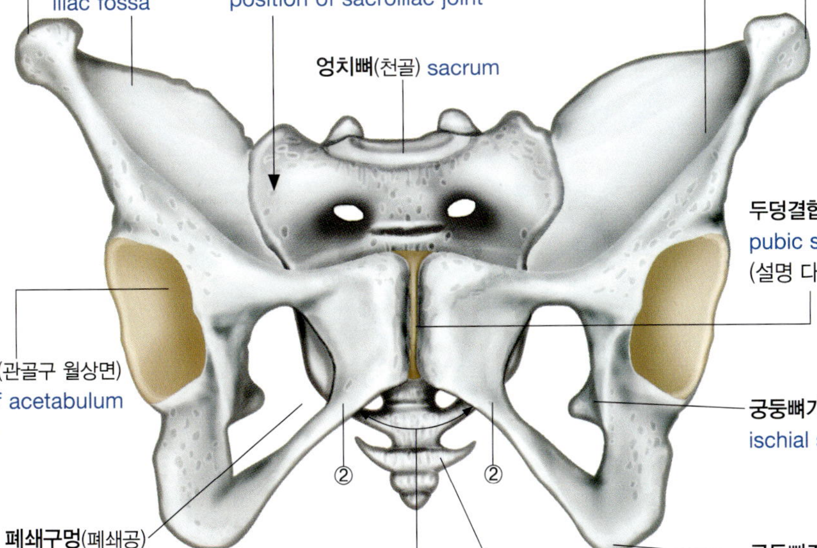

골반 뒷면 그림

① **엉치뼈 위관절돌기**
(천골 상관절돌기)
superior articular process of sacrum

② **위뒤엉덩뼈가시**
(상후장골극)
posterior superior iliac spine

③ **엉치뼈틈새**(천골열공)
sacral hiatus
엉치뼈관의 아래 입구

④ **엉치뼈관**(천골관)
sacral canal
엉치뼈의 척추구멍이 세로로 연결되어 있어 생긴 터널

【남성】

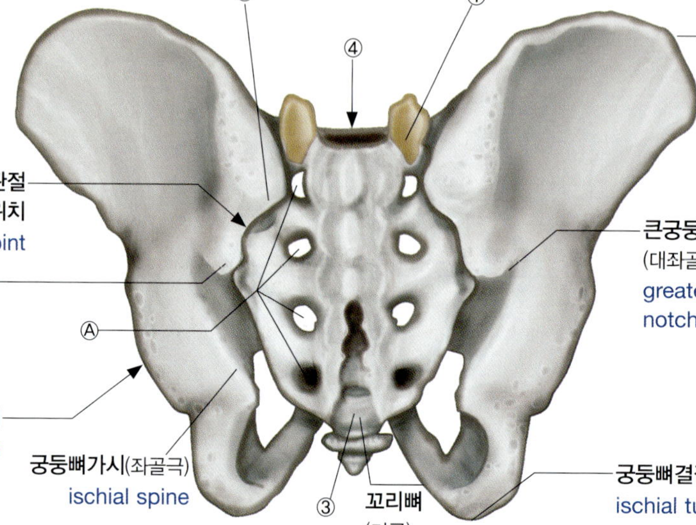

【여성】

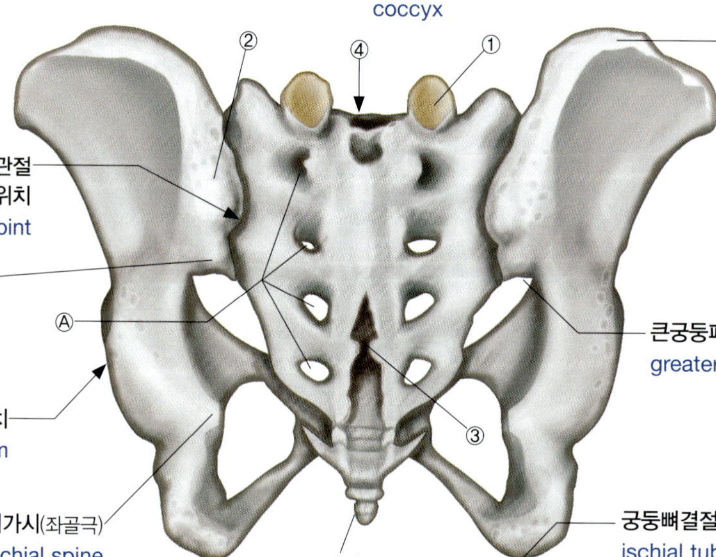

Ⓐ…**뒤엉치뼈구멍**(후천골공)
posterior sacral foramina
엉치척추뼈 사이에 있으며, 엉치뼈관을 통과한다. 엉치신경의 등쪽가지가 나온다.

● 뒷면에서 본 남녀의 골반

엉치뼈는 여성 쪽이 폭이 넓다. 남성의 엉덩뼈는 위로 솟아 있으며, 엉치뼈의 폭과 합쳐 골반전체를 가로형으로 보이게 하고 있다.

⑤ **엉치뼈바닥**(천골저)
base of sacrum
엉치뼈 상부를 말한다. 주로 1번 엉치뼈의 몸통 상부

⑥ **엉치뼈곶**(천골갑각)
sacral promontory
큰골반과 작은골반을 나누는 면이 지난다. 골반의 계측점에 사용된다.

⑦ **두덩결합**(치골결합)
pubic symphysis
섬유성의 연골판을 끼고 인대로 연결되어 있다.

골반 윗면 그림

【남성】

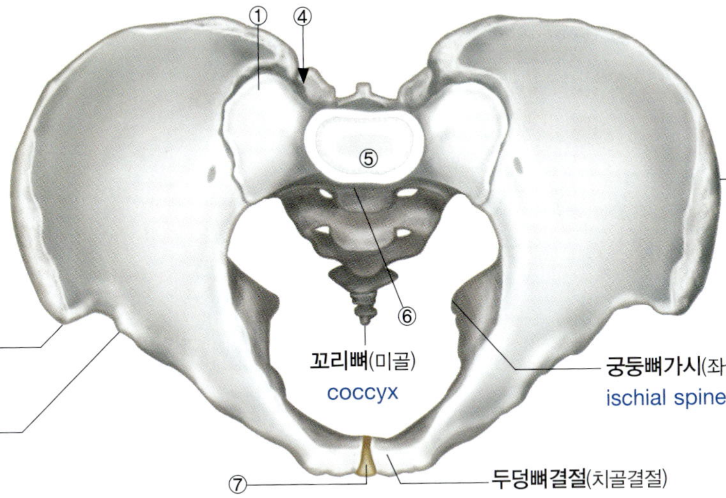

【여성】

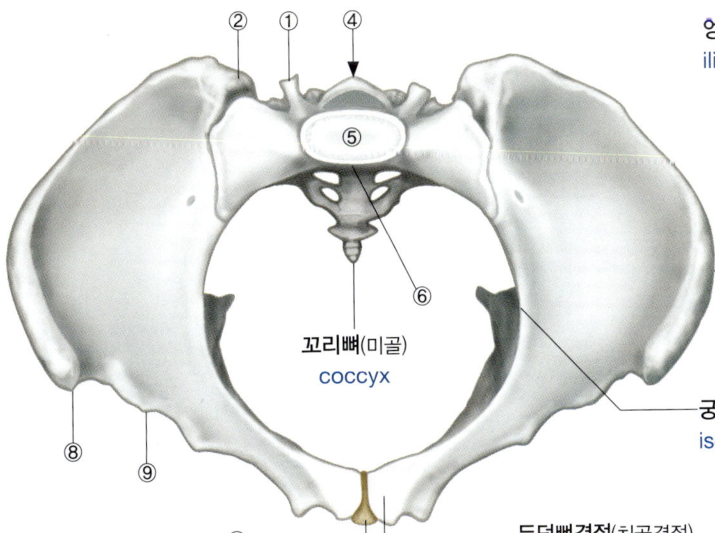

▼ 골반을 위쪽에서 본 그림

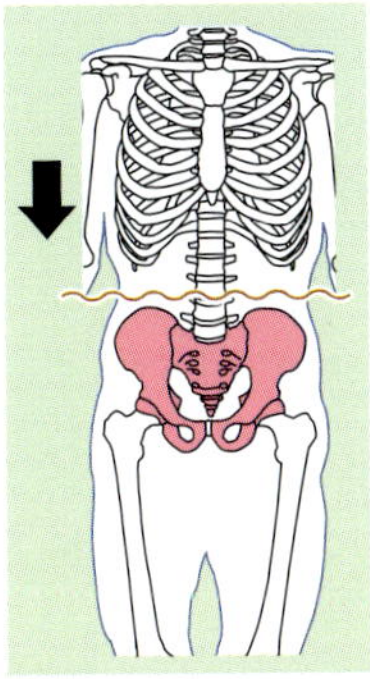

다리

● 골반 입구면의 남녀차

골반을 위앞쪽 비스듬한 방향에서 보면, 골반 입구면이 보인다. 남성의 경우, 엉치뼈곶 앞쪽에 궁둥뼈가시가 안쪽으로 튀어 나와 있으며, 안쪽 공간은 하트 모양이다. 그에 비해 여성 골반의 안쪽 공간은 원 모양을 띤다.

볼기뼈(관골) Hip bone

볼기뼈는 엉치뼈의 좌우에 대해 골반을 형성하는 두꺼운 판 상태의 뼈이다. 둥글게 패인 부분인 볼기뼈절구에 넙다리뼈가 들어가며, 엉덩관절을 형성한다.

볼기뼈 가쪽면 (오른쪽)

⊙ 그림은 오른쪽 볼기뼈를 가쪽에서 본 것이다.

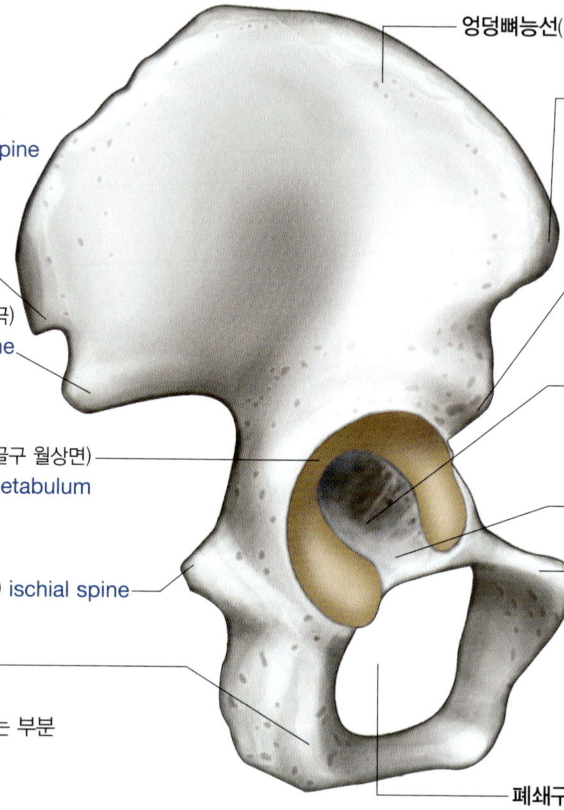

● 볼기뼈의 특징

▼ 정면 및 가쪽면에서 본 볼기뼈의 위치

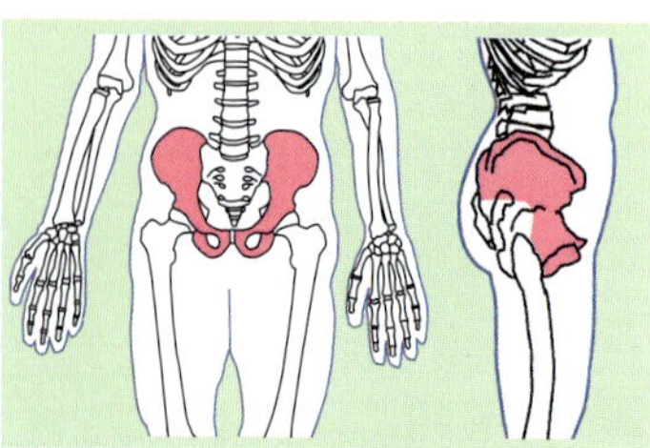

볼기뼈는 자유다리뼈와 몸통의 척주를 연결하는 역할을 한다.

볼기뼈는 엉덩뼈, 궁둥뼈, 두덩뼈로 구성된다. 18세경까지 세 개의 뼈는 서로 연골 결합으로 연결되어 있는 상태지만, 성인이 되면 뼈 결합으로 융합된 상태가 된다.

엉덩뼈는 위 가쪽에 부채 모양으로 펼쳐지는 뼈로, 안쪽 귀모양면에서 엉치뼈와 엉치엉덩관절을 형성한다. 안쪽에 얕은 패임의 엉덩뼈오목에는 엉덩근이, 가쪽면에는 볼기근이 붙는다. 위앞엉덩뼈가시는 아랫배 부위의 양쪽에 돌출되어 있으며, 양손을 허리에 대었을 때, 만져진다.

볼기뼈 안쪽면 (오른쪽)

⊙ 그림은 오른쪽 볼기뼈를 안쪽에서 본 것이다.

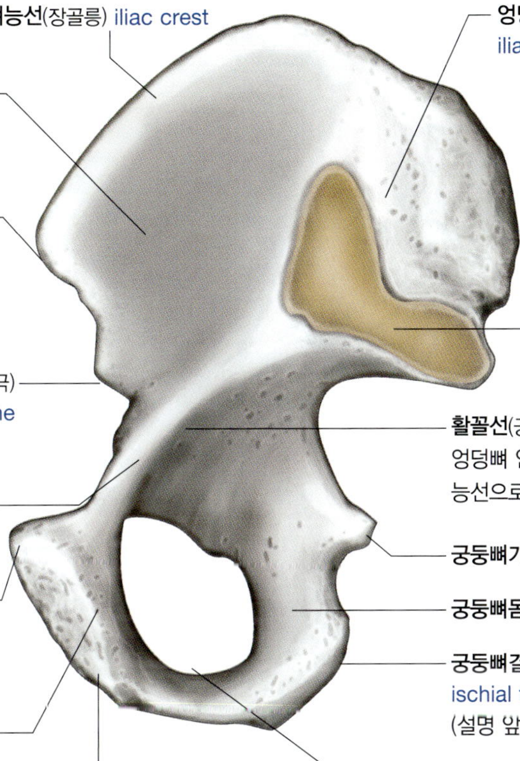

궁둥뼈는 볼기뼈 뒤아랫부위를 구성하는 뼈로, 앉았을 때 앉은 면에 닿는 부분이 궁둥뼈결절이다.

두덩뼈는 볼기뼈의 앞아랫부위를 구성하는 뼈이다. 궁둥뼈의 일부와 함께 폐쇄구멍이라고 불리는 큰 구멍을 형성한다. 폐쇄구멍은 결합조직에서 생긴 폐쇄막으로 닫혀있지만, 신경(폐쇄신경)이나 혈관(폐쇄혈관 · 정맥)이 지나고 있다. 좌우 두덩뼈는 몸의 앞면 두덩결합에서 연결되어 있다. 좌우 두덩뼈 사이에는 섬유성의 연골판이 있으며, 그 위에서 좌우를 연결하는 인대가 붙어 보강하고 있다.

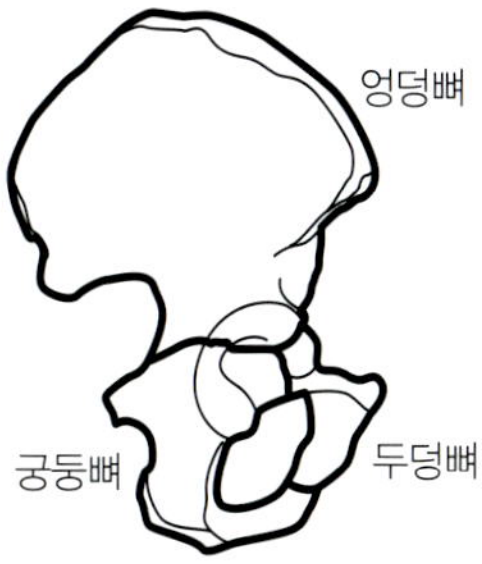

볼기뼈의 가쪽 볼기뼈절구는 밥공기와 같은 둥근 패임으로, 반구형의 넙다리뼈가 들어가 있다. 반달과 같은 모양을 띠고 있다는 이유에서 반달면이라고 불린다. 볼기뼈절구는 엉덩뼈, 궁둥뼈, 두덩뼈의 세 개의 뼈가 융합된 장소에 닿는다.

다리

넙다리뼈(대퇴골) Femur

넙다리뼈는 허벅지의 뼈로, 인체에서 가장 긴뼈이다. 위 끝은 볼기뼈와 엉덩관절을, 아래 끝은 정강뼈와 무릎관절을 구성한다.

▶ 전신 그림에서 넙다리뼈의 위치

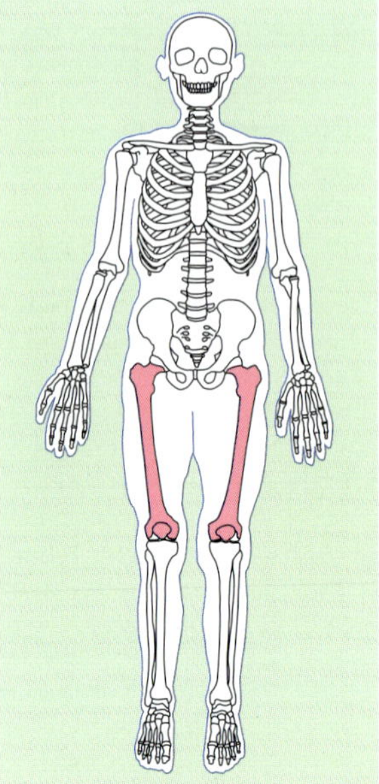

넙다리뼈 앞면 (오른쪽)

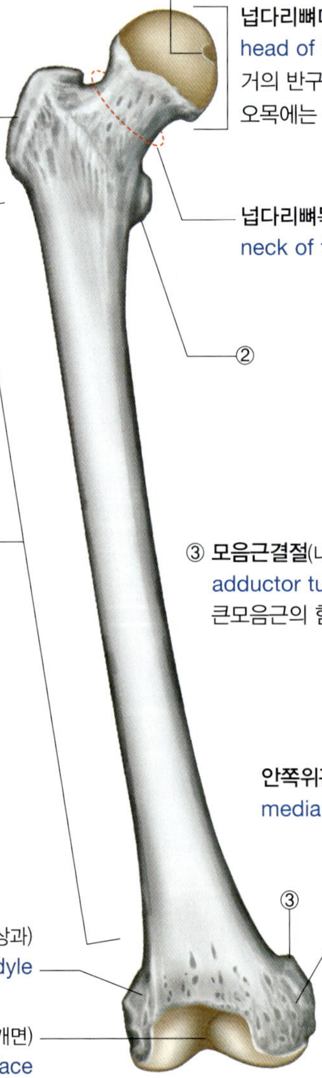

넙다리뼈머리(대퇴골두)
head of femur
거의 반구형. 절구뼈의 관절오목에는 들어간다.

큰돌기(대전자)
greater trochanter
엉덩이 옆에서 만져진다. 엉덩관절을 움직이는 근육이 붙는다.

넙다리뼈목(대퇴골경)
neck of femur

넙다리뼈몸통(대퇴골체)
body of femur
약간 가쪽으로 굽어 있다. 단면은 둥글다.

③ **모음근결절**(내전근결절)
adductor tubercle
큰모음근의 힘줄이 붙는다.

안쪽위관절융기(내측상과)
medial epicondyle

가쪽위관절융기(외측상과)
lateral epicondyle

무릎면(슬개면)
patellar surface
무릎뼈가 접한다.

① **넙다리뼈오목**(대퇴골두와)
fovea of head of femur
뼈머리에 있는 작은 패임. 넙다리뼈머리인대가 붙는다.

② **작은돌기**(소전자)
lesser trochanter
엉덩관절을 움직이는 근육이 붙는다.

⊙ 엉덩관절

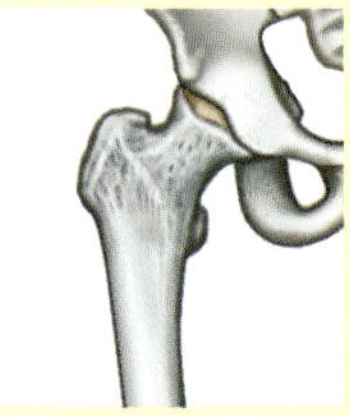

▲ 넙다리뼈머리가 볼기뼈의 관절오목에 들어간다.

⊙ 넙다리뼈의 뼈몸통은 앞쪽에서 보면 거의 직선이지만, 옆에서 보면 직선이 아니라 아주 조금 앞쪽으로 굽어있다.

● 넙다리뼈의 특징

넙다리뼈는 인체에서 가장 긴뼈로, 두껍고 강인하다. 뼈머리는 거의 반구형으로, 볼기뼈의 둥근 관절오목(볼기뼈절구)에 딱 맞게 들어가 엉덩관절을 형성한다. 이어서 얇아지는 부분은 목부위로 특히 고령자가 골다공증으로 골절되기 쉽다. 목부위는 몸통의 긴축에 대해 위 안쪽으로 비스듬하게 기울어진다. 이 각도를 경사각이라고 하며, 성인은 125도 정도이다.

아래 끝은 끝이 벌어져서 두꺼워지며, 안쪽복사, 가쪽복사라는 돌기를 가진다. 이것들은 종아리의 정강뼈와 접하여 무릎관절을 형성한다.

넙다리뼈 뒷면 (오른쪽)

④ **융기사이오목**(과간와) intercondylar fossa
이 깊은 패임 안쪽에 앞뒤로 십자인대가 붙는다.

⊙ 무릎관절

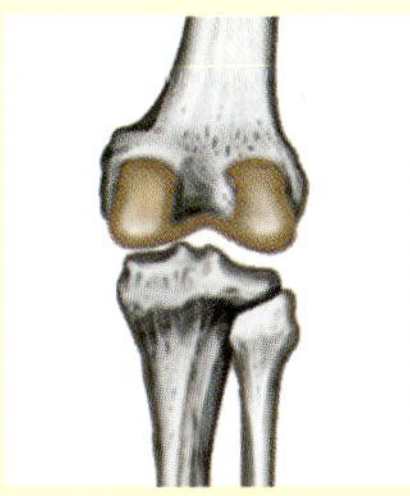

▲ 넙다리뼈와 정강뼈로 구성된다.

⊙ 넙다리뼈의 뒷면에는 표면이 까칠까칠한 거친면이 세로로 주행하고 있다. 이곳은 큰볼기근이나 모음근, 넙다리두갈래근 등 근육이 부착되는 부위이다.

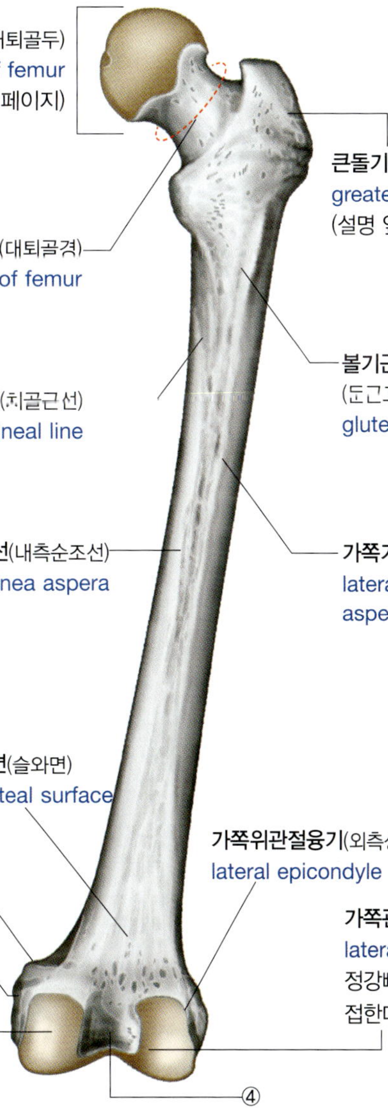

다리

정강뼈(경골) · 종아리뼈(비골) · 무릎뼈(슬개골)

Tibia · Fibula · Patella

무릎관절에서 발목관절까지를 종아리라고 한다. 종아리에는 안쪽(엄지발가락쪽)에 정강뼈가, 가쪽(새끼발가락쪽)에 종아리뼈가 있다. 무릎에는 종자뼈인 무릎뼈가 있다.

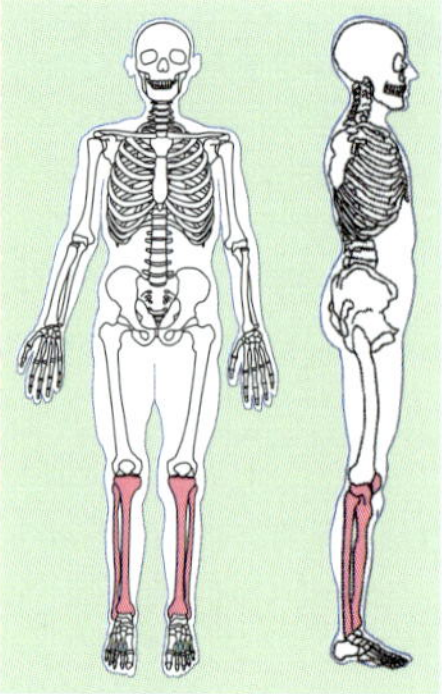

▲ 앞쪽 및 오른쪽에서 본 각 부위의 위치

정강뼈 · 종아리뼈 앞면(오른쪽)

- **정강뼈**(경골)…종아리뼈 엄지발가락쪽의 두꺼운 뼈. 단면은 삼각형이다.
- **종아리뼈**(비골)…종아리뼈 새끼발가락쪽의 얇은 뼈. 단면은 삼각형이다.

※ 정강뼈와 종아리뼈는 강인한 뼈사이막으로 연결되어 있다.

① **위정강종아리관절**(상경비관절) superior tibiofibular joint

② **아래정강종아리관절**(하경비관절) inferior tibiofibular joint

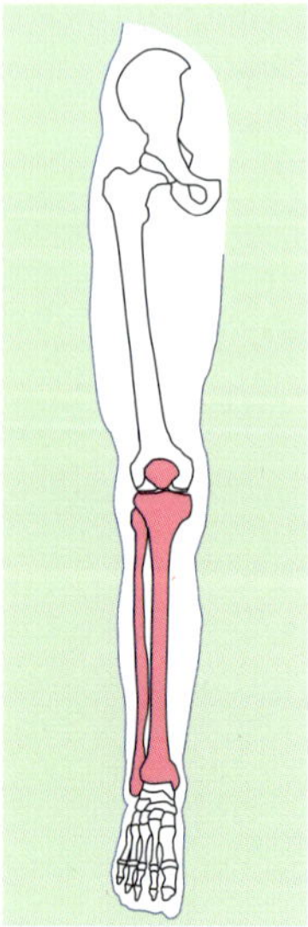

▼ 세 개의 뼈(오른쪽)를 앞면에서 본 그림

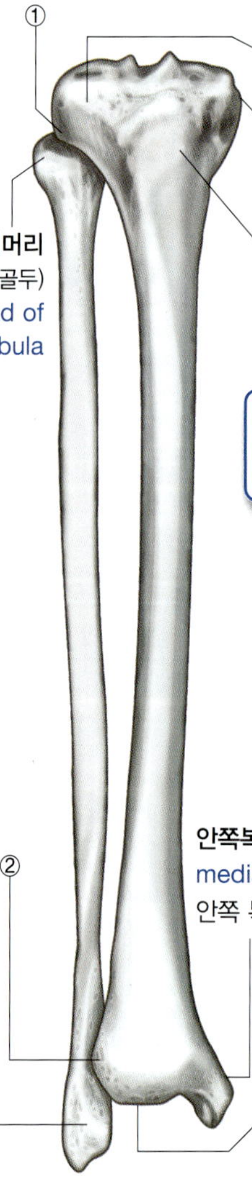

오른쪽 무릎뼈 앞면

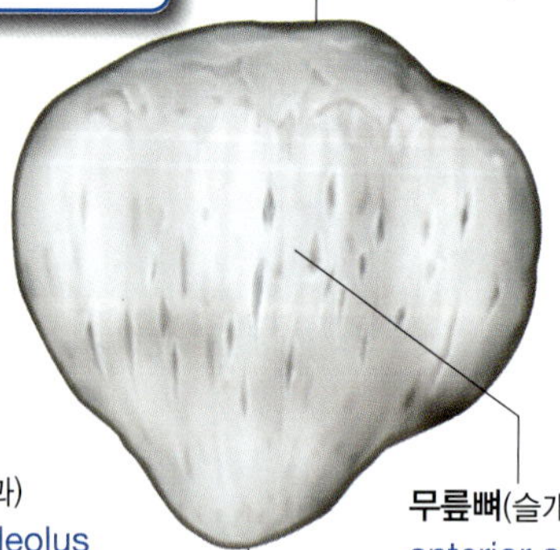

● 정강뼈 · 종아리뼈 · 무릎뼈의 특징

정강뼈는 종아리 안쪽(엄지발가락쪽) 뼈로, 넙다리뼈 다음으로 크고 긴뼈이다. 위 끝은 크게 퍼져 넙다리뼈와 무릎관절을 형성한다. 아래 끝도 조금 두꺼워지며, 종아리뼈와 무릎뼈에 의해 발목관절을 형성한다.

종아리뼈는 종아리 가쪽(새끼발가락쪽) 뼈로, 정강뼈보다 얇다. 종아리뼈는 무릎관절에는 연관되어 있지 않지만, 발목관절에서는 정강뼈와 함께 목말뼈와 관절하고 있다.

무릎뼈는 종자뼈로, 넙다리네갈래근힘줄 안에 있다. 넙다리네갈래근힘줄이 넙다리와 부딪혀서 찢어지는 것을 방지하는 역할을 한다.

정강뼈 · 종아리뼈 뒷면(오른쪽)

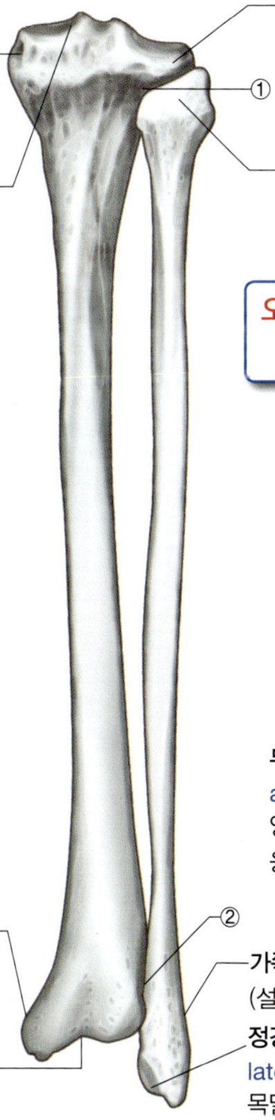

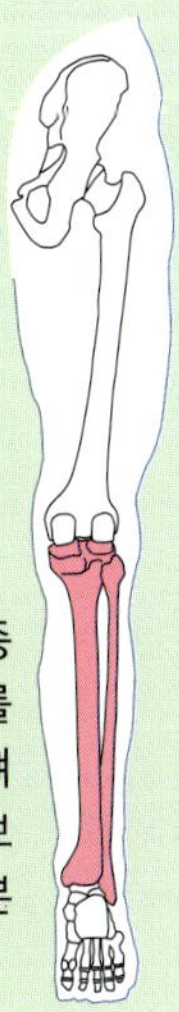

▶ 정강뼈와 종아리뼈(오른쪽)를 뒤쪽에서(무릎뼈는 뒷면에서는 보이지 않는다) 본 그림

오른쪽 무릎뼈 뒷면

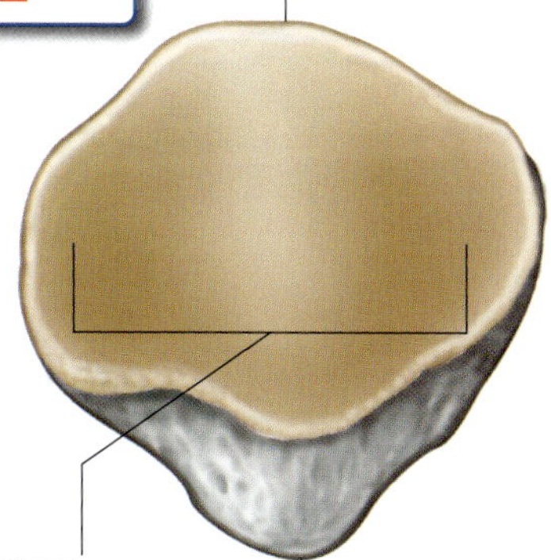

발뼈(족골) Bones of foot

발목관절부터 발부위는 정강뼈 · 종아리뼈에 연결되는 7개의 발목뼈와 그 앞에 연결되는 5개의 발허리뼈, 또한 5개의 발가락을 구성하는 14개의 발가락뼈로 구성된다.

▶ P.122는 발뼈를 위쪽에서, P.123은 아래쪽에서 관찰

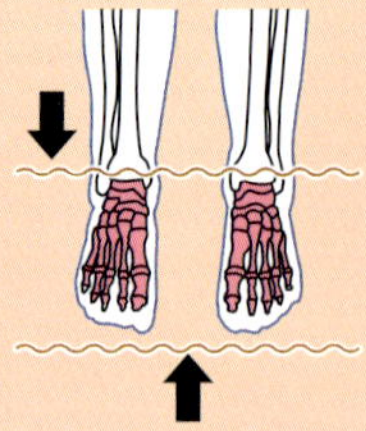

발뼈 윗면(오른쪽)

■ = 끝마디뼈(말절골) distal phalanx
■ = 중간마디뼈(중절골) middle phalanx
■ = 첫마디뼈(기절골) proximal phalanx
□ = 발허리뼈(중족골) metatarsal bone
■ = 발목뼈(족근골) tarsal bone

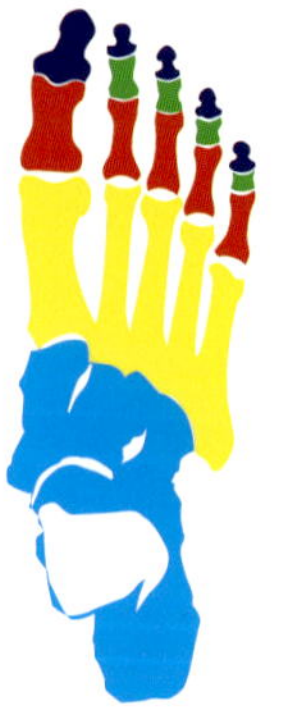

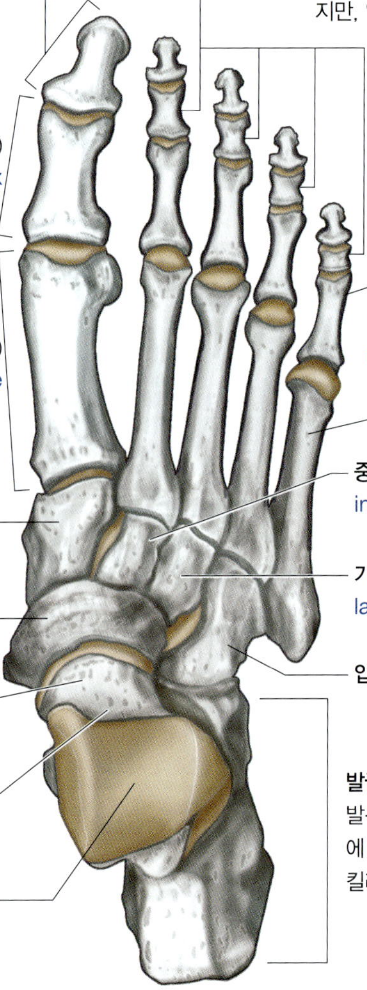

● 발뼈의 특징

발부위 구조는 손 구조와 비슷하여 발목뼈, 발허리뼈, 발가락뼈의 세 개의 부분으로 나뉜다.

종아리의 정강뼈와 종아리뼈 아래에는 7개의 블럭 모양의 발목뼈가 있다. 몸쪽열에 목말뼈와 발꿈치뼈가, 먼쪽열에는 가쪽 · 중간 · 안쪽 쐐기뼈와 입방뼈가, 중간에 발배뼈가 늘어선다.

그 앞에는 5개의 발가락에 이어지는 5개의 발허리뼈가 있다. 첫째발가락의 발허리뼈는 특히 두껍다. 보행 시에 지면을 찰 때, 가장 힘이 들어가는 것은 첫째발허리뼈머리 부분이다.

발허리뼈 앞에는 각 발가락을 구성하는 작은 발가락뼈가 있다. 발허리뼈에 연결되는 것을 첫마디뼈, 그 다음을 발허리뼈, 가장 끝에 있는 뼈를 끝마디뼈라고 한다. 엄지발가락에는 중간마디뼈가 없고, 발가락뼈는 한쪽 발에 14개가 있다.

발뼈 바닥면(오른쪽)

⊙ 첫째발허리뼈머리의 바닥면에는 종자뼈가 있다. 종자뼈는 발바닥을 주행하는 근육의 힘줄 안에 있으며, 힘줄을 마찰로부터 지키는 역할을 한다. 다른 발가락에도 종자뼈가 발견되는 경우도 있다.

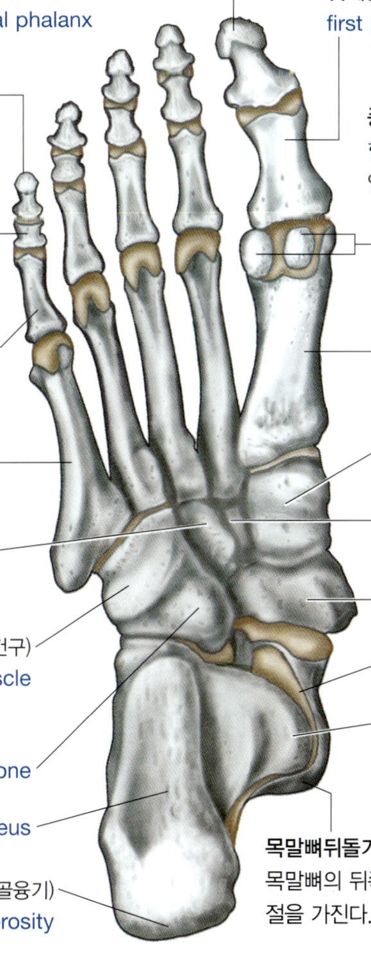

발뼈 가쪽면(오른쪽)

① **발꿈치입방관절**(종입방관절)
calcaneocuboid joint
발꿈치뼈와 입방뼈로 형성하는 관절

② **목말뼈머리**(거골두)
head of talus

③ **목말뼈목**(거골경)
neck of talus

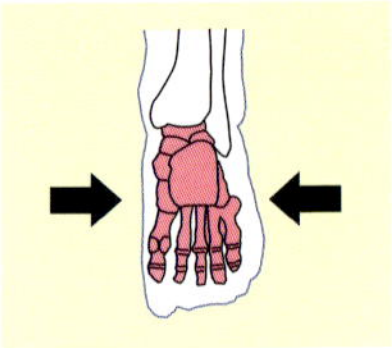

▲ 발뼈를 가쪽 및 안쪽에서 본 그림

발목뼈굴(족근동) tarsal sinus
목말뼈고랑(거골구)과 발꿈치뼈 고랑(종골구)으로 구성된 터널이 가쪽으로 빠지는 구멍

발배뼈(주상골) navicular bone

가쪽쐐기뼈(외측설상골) lateral cuneiform bone

중간쐐기뼈(중간설상골) intermediate cuneiform bone

안쪽쐐기뼈(내측설상골) medial cuneiform bone

발허리뼈(중족골) metatarsal bone

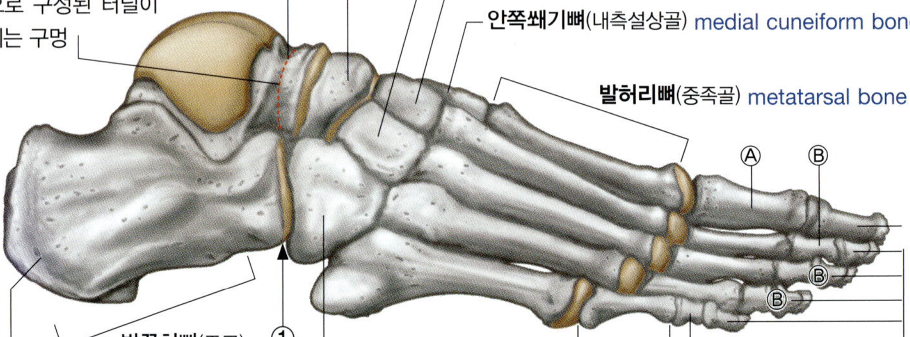

발꿈치뼈(종골) calcaneus

발꿈치뼈융기(종골융기)
calcaneal tuberosity
(설명 아래 그림)

입방뼈(입방골)
cuboid bone

Ⓐ…**첫마디뼈**
(기절골)
proximal phalanx

Ⓑ…**중간마디뼈**
(중절골)
middle phalanx

끝마디뼈
(말절골)
distal phalanx

발뼈 안쪽면(오른쪽)

발배뼈(주상골)
navicular bone

첫째발허리뼈(제1중족골)
first metatarsal bone

목말받침돌기(재거돌기)
sustentaculum talus
발꿈치뼈 안쪽에 있는 돌기로, 목말뼈 아래를 둘러싸서 지지한다.

첫째끝마디뼈(제1말절골)
first distal phalanx

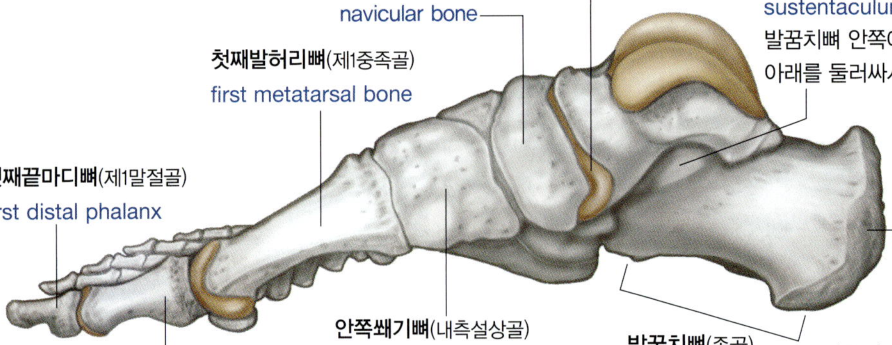

안쪽쐐기뼈(내측설상골)
medial cuneiform bone

발꿈치뼈(종골)
calcaneus

발꿈치뼈융기(종골융기)
calcaneal tuberosity
발꿈치뼈 뒤쪽에 융기된 부분, 아킬레스건이 붙는다.

첫째첫마디뼈(제1기절골)
first proximal phalanx
엄지발가락에는 중간마디뼈는 없다.

● 발꿈치뼈와 목말뼈

발꿈치뼈와 목말뼈는 위에 종아리를 태우며, 모든 체중을 받는 뼈이다. 발꿈치뼈는 발목뼈 중에 가장 크며, 목말뼈는 두 번째로 크다.

목말뼈의 상부에는 그 모양 때문에 도르래라고 불리는 구조가 있다. 여기에 종아리의 정강뼈와 종아리뼈가 접속하여 발목관절을 형성한다.

목말뼈는 발꿈치뼈의 중앙이 아니라, 조금 안쪽으로 들어가서 타고 있으며, 서로 3개의 관절면에서 접하고 있다. 그 중에 중간목말관절면은 발꿈치뼈 안쪽에 돌출되어 목말뼈 아래를 두르며 목말받침돌기 윗면에 있다.

● 발의 활(족궁)

발뼈는 전체가 궁형을 띠고 있다. 두 다리 보행을 하는 사람에게 있어서 발은 모든 체중을 지탱하며, 보행이나 도약 등에서 생기는 충격을 흡수하는 기능을 가지고 있다.

발에는 세 개의 활(족궁이라고도 한다)이 있다. 한 개는 안쪽에 세로를 그리는 활(안쪽세로발활, 내측종족궁)이며, 발바닥 가운데를 형성하고 있다. 두 번째는 가쪽에 세로를 그리는 활(가쪽세로발활, 외측종족궁)로 안쪽활보다 평탄하다. 세 번째는 발허리뼈머리 라인에 보이는 가로활(가로발활, 횡족궁)이다. 이들 활은 뼈의 형태나 접속 방법에 더하여 발바닥 인대나 근육이나 힘줄에 의해 지탱되고 있다.

활이 평탄하여 발바닥 전체가 지면과 붙는 것을 편평발이라고 한다. 일반적으로 편평발은 통증 등의 문제가 없으면 치료를 필요로 하지 않는다. 유아의 경우, 이 부분에 지방이 많이 붙어있기 때문에 편평발로 보이는 경우가 있다.

반대로 활이 너무 높은 것을 오목발이라고 한다. 체중을 잘 흡수하지 못하는데다가 좁은 면적으로 체중을 지탱하게 되므로, 다리 통증을 초래하는 경우가 있다.

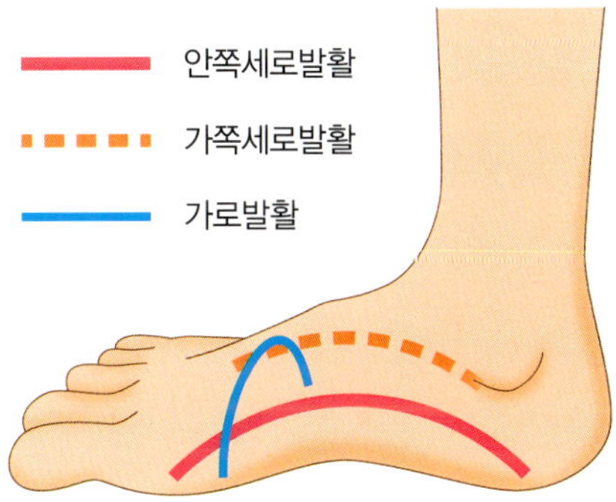

넙다리뼈 목부위 골절

나이가 들면서 뼈에 구멍이 난 것처럼 무르며, 골절되기 쉬운 상태가 된 것을 골다공증이라고 한다. 골다공증은 여성에게 많다.

골다공증이 되면 넘어지는 것만으로도 골절되는 경우가 있다. 특히 넙다리뼈 목부위 골절은 그 뒤의 생활의 질(QOL)에 큰 문제를 일으킨다. 고령자의 경우, 치유되기 어려울 뿐 아니라, 치유되기까지 걷지 못하고 병상에 누워 생활하게 되며, 근력이나 균형 능력 등이 저하되어 최종적으로 병상에서 일어나지 못하게 되는 경우가 적지 않다.

발꿈치뼈(아래)와 목말뼈(위) 등쪽면(오른쪽 발)

▶ 발꿈치뼈와 목말뼈를 위쪽 및 아래쪽에서 본 그림

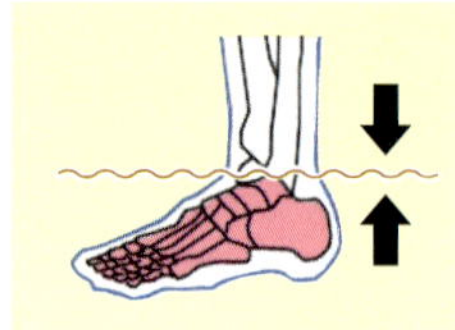

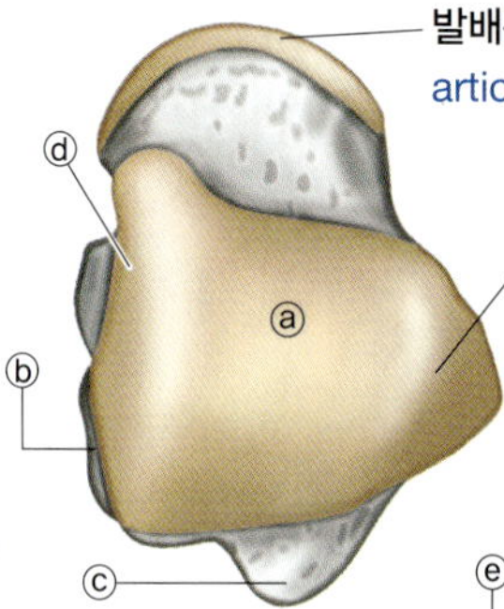

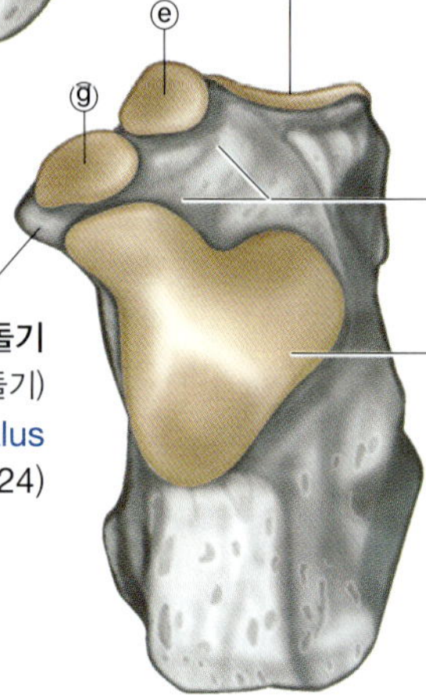

발배관절면(주상골관절면)
articular surface for navicular

ⓐ **목말뼈도르래**(거골활차) **윗면**
superior trochlea surface of talus
종아리를 지지하는 관절면으로, 전체가 도르래 형태를 띠고 있다. 그 윗면에는 정강뼈가 탄다.

ⓑ **안쪽결절**(내측결절) medial tubercle
목말뼈 뒤쪽의 목말뼈뒤돌기의 안쪽에 작게 돌출된 것

ⓒ **가쪽결절**(외측결절) lateral tubercle
목말뼈 뒤쪽의 목말뼈뒤돌기 가쪽에 작게 돌출된 것. 안쪽 결절 사이 고랑에 긴엄지굽힘근의 힘줄이 지난다.

ⓓ **안쪽복사면**(내과면)
medial malleolar surface

가쪽복사면(외과면)
lateral malleolar surface

ⓔ **앞목말관절면**(전거골관절면)
anterior articular surface for talus

ⓕ **입방관절면**(입방골관절면)
articular surface for cuboid

발꿈치뼈고랑(종골구)
calcaneal sulcus
중간발꿈치관절면과 뒤발꿈치관절면 사이의 고랑. 발목뼈굴을 형성한다.

목말받침돌기
(재거돌기)
sustentaculum talus
(설명 P.124)

뒤목말관절면(후거골관절면)
posterior articular surface for talus

ⓖ **중간목말관절면**(중거골관절면)
middle articular surface for talus

발꿈치뼈(왼쪽)와 목말뼈(오른쪽) 바닥면(오른쪽 발)

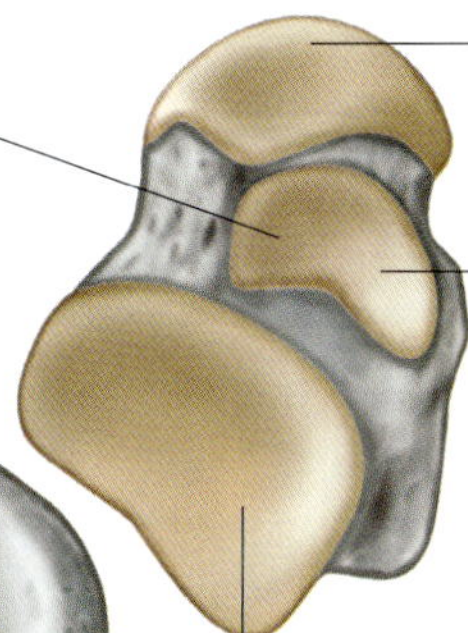

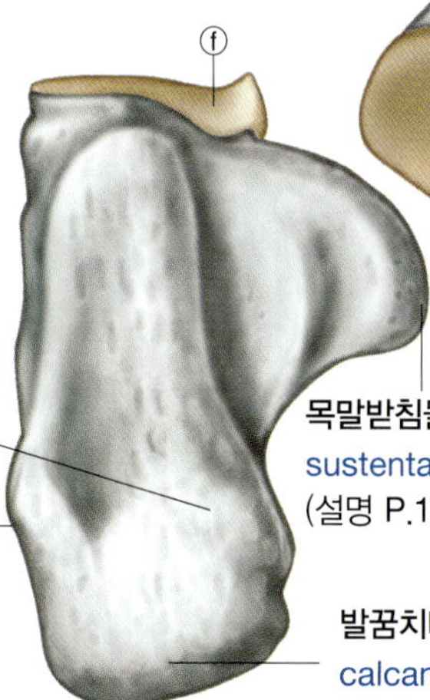

앞발꿈치관절면(전종골관절면)
anterior calcaneal articular surface
발꿈치뼈와 목말뼈는 앞 · 가운데 · 뒤의 관절면에서 발꿈치뼈와 관절을 형성한다.

발배관절면
articular surface for navicular

중간발꿈치관절면(중종골관절면)
middle articular surface for calcaneus

발꿈치뼈융기가쪽돌기
(종골융기외측돌기)
lateral process of calcaneal tuberosity
발꿈치뼈융기의 안쪽에 돌출된 부분

뒤발꿈치관절면(후종골관절면)
posterior articular surface for calcaneus

발꿈치뼈융기 안쪽돌기
(종골융기 내측돌기)
medial process of calcaneal tuberosity
발꿈치뼈융기의 안쪽에 돌출된 부분

목말받침돌기
sustentaculum talus
(설명 P.124)

발꿈치뼈융기(종골융기)
calcaneal tuberosity
(설명 P.124)

6장 관절

Joint

관절의 종류와 움직임

관절의 움직임은 관절을 구성하는 뼈들의 모양에 따라 결정된다.

관절의 종류(모양에 따른 분류)

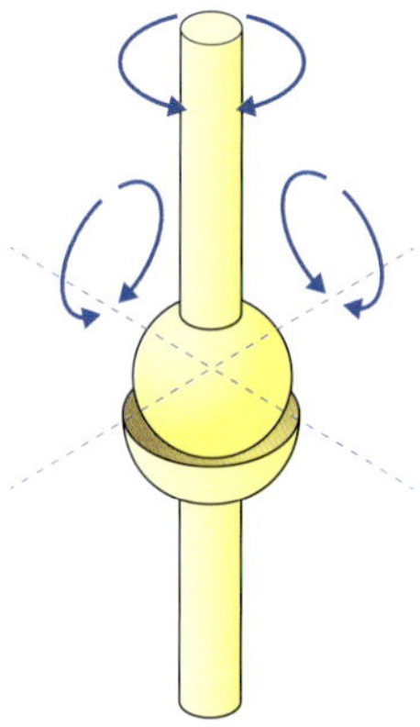

▲ **절구관절**(구관절) spheroidal joint

관절머리가 구형으로 둥글게 팬 관절오목이 이것을 받는다. 굽힘과 폄, 직각을 이루며 교차하는 옆방향으로의 굽힘과 폄에 회전 운동도 가능하다.

예) 어깨관절, 엉덩관절

▼ **경첩관절**(접번관절) hinge joint

문의 경첩과 같이 굽힘과 폄만 가능한 관절.
예) 팔꿉관절(위팔자관절), 손가락뼈사이관절.
또한 경첩과 닮았으며, 움직임이 볼트와 너트같이 나선 상태로 움직이는 관절을 나선관절이라고 한다.

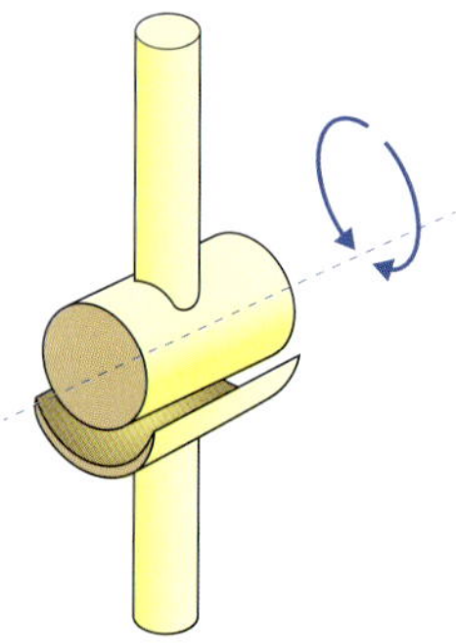

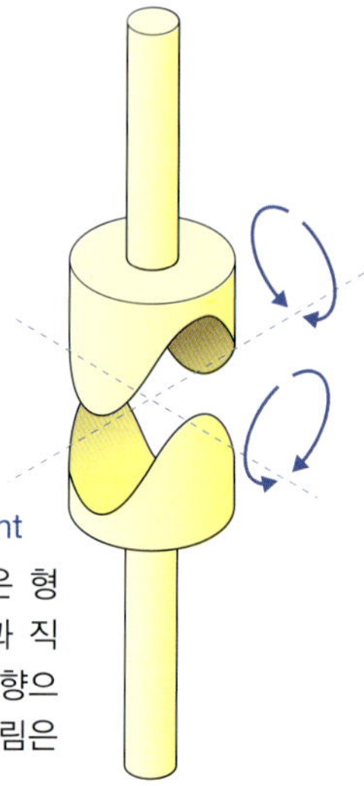

▶ **안장관절**(안관절) sellar joint

말의 안장에 사람이 걸터앉은 형태의 관절. 굽힘과 폄, 이것과 직각을 이루며 교차하는 축 방향으로의 굴신이 가능하지만, 돌림은 불가능하다.

예) 엄지손가락의 손목손허리관절

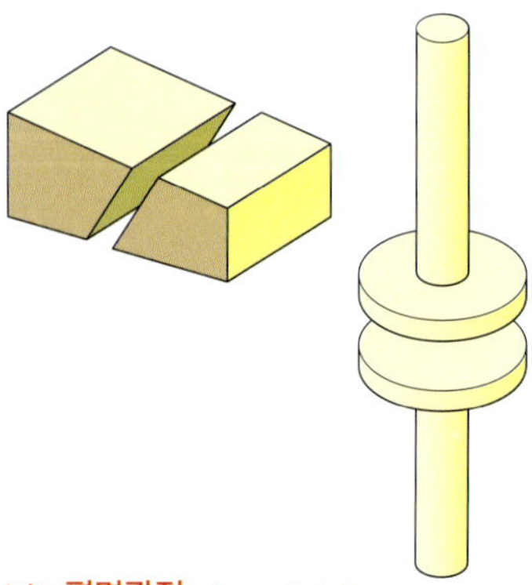

▲▶ **평면관절** plane joint

뼈가 거의 평면에서 접하며, 조금 미끄러지는 정도의 움직임밖에 없는 것

예) 돌기사이관절

또한, 양쪽 뼈의 패임이 합치되어 있어 거의 움직이지 않는 관절을 반관절이라고 한다.

예) 엉치엉덩관절

▼**타원관절** condylar joint

관절머리가 타원형으로 관절오목이 이것을 받는다. 굽힘과 폄, 이것과 직각을 이루며 교차하는 축 방향으로의 굴신이 가능하지만, 돌림은 불가능하다.

예) 손목관절(요골수근관절)

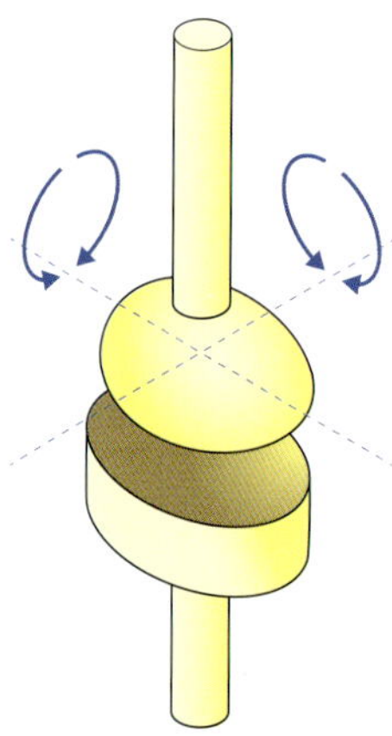

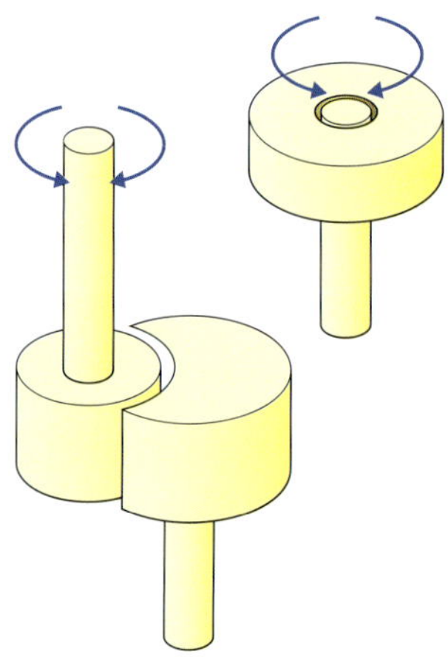

▲ **중쇠관절**(차축관절) pivot joint

한쪽 뼈 세로축 주위를 다른 한 쪽 뼈가 회전한다. 2번 목뼈(중쇠뼈)의 치아돌기 주변을 1번 목뼈(고리뼈)가 도는 정중고리중쇠관절이 대표적

예) 몸쪽 · 먼쪽노자관절

관절 움직임의 호칭

▼① 벌림 · 모음

정중선에 근접하는 방향의 움직임을 모음, 멀어지는 방향의 움직임을 벌림이라고 한다. 몸쪽으로 내린 팔을 옆으로 바로 올린 것은 벌림, 반대로 옆으로 올린 팔을 몸쪽에 가까이 하거나, 바로 아래를 넘어 반대쪽으로 흔드는 움직임을 모음이라고 한다.

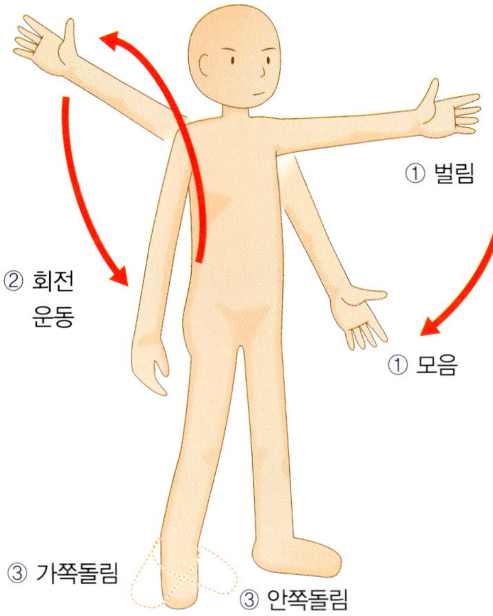

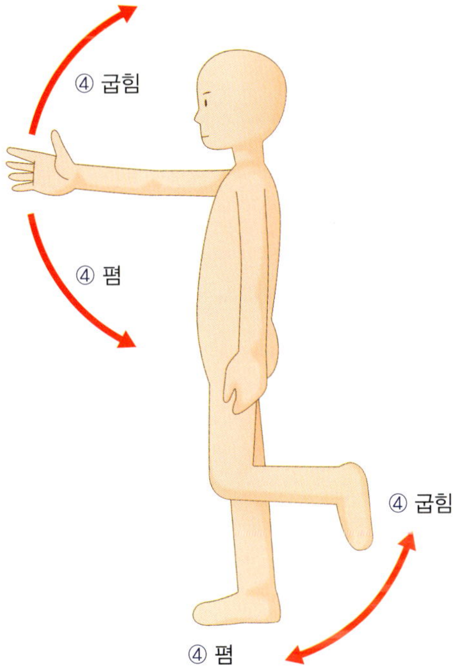

▲② 회전운동

관절을 중심으로 그 앞을 원뿔모양으로 회전시키는 운동을 회전운동이라고 한다. 어깨관절로 팔을 빙빙 돌리는 움직임 등

▲③ 가쪽돌림 · 안쪽돌림

몸의 앞면 부분이 가쪽으로 향하는 움직임을 가쪽돌림, 그 반대쪽을 안쪽돌림이라고 한다. 바르게 서서 발가락 끝을 밖으로 향하도록 다리를 비트는 것이 가쪽돌림, 발끝을 안쪽으로 향하게 하는 것이 안쪽돌림이다.

▲④ 굽힘 · 폄

관절을 지점으로 그 양쪽 몸이 가까워지는 움직임을 굽힘, 그 반대쪽을 폄이라고 한다. 팔꿈치의 굽힘, 무릎의 폄 등

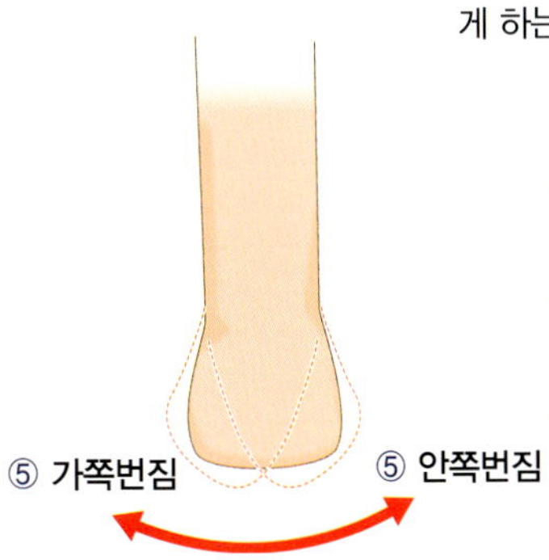

▲⑤ 가쪽번짐 · 안쪽번짐

발목관절에 대해 발바닥이 바깥을 향하는 움직임을 가쪽번짐, 발바닥이 안쪽을 향하는 움직임을 안쪽번짐이라고 한다. 발목관절의 염좌에서는 안쪽번짐에 의해 가쪽인대가 손상되는 경우가 많다.

▼⑥ 뒤침 · 엎침

팔꿉관절을 90도 굽혀서 손바닥을 안쪽으로 향한 자세에서 손바닥을 위로 향하도록 아래팔을 비트는 것을 뒤침, 반대로 손바닥을 아래로 향하듯이 아래팔을 비트는 것을 엎침이라고 한다.

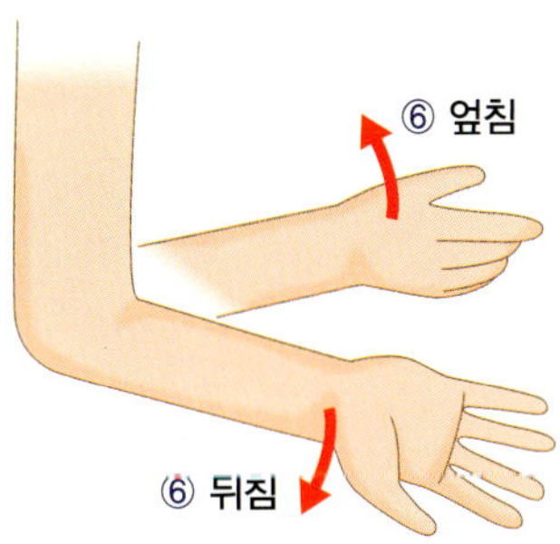

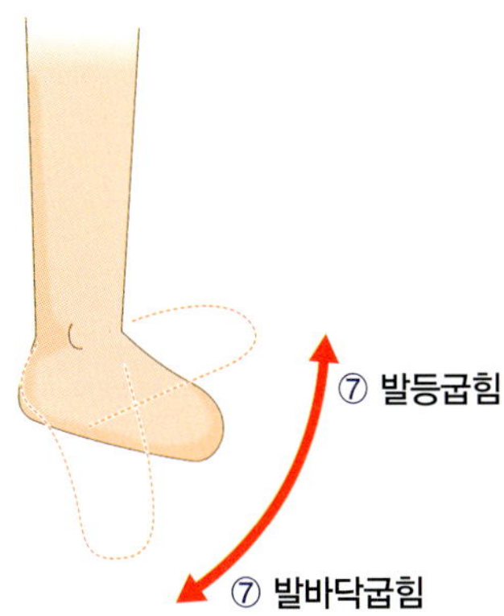

▲⑦ 발등굽힘 · 발바닥굽힘

발목관절에 대해 발등 쪽으로 굽히는 것을 발등굽힘, 발가락 끝을 늘이는 동작을 발바닥굽힘이라고 한다.

털관절(악관절) Jaw joint

머리뼈 중에서 유일한 가동관절로, 관자뼈의 턱관절오목과 아래턱뼈의 턱뼈머리로 구성된다. 턱뼈는 단순한 경첩관절이 아니라 앞뒤 · 좌우로도 움직일 수 있다.

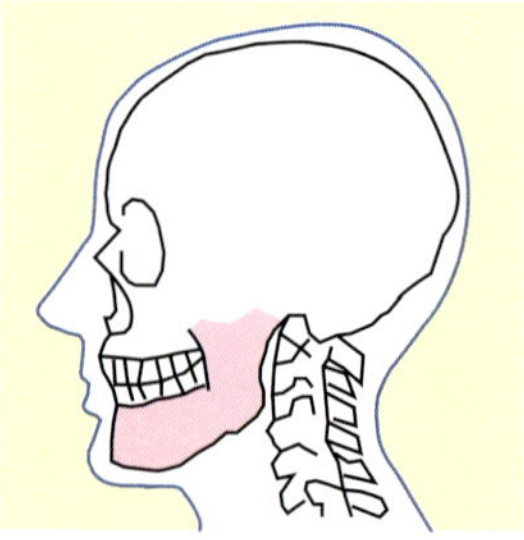

▶ 머리뼈에서 턱관절의 위치

턱관절 가쪽면

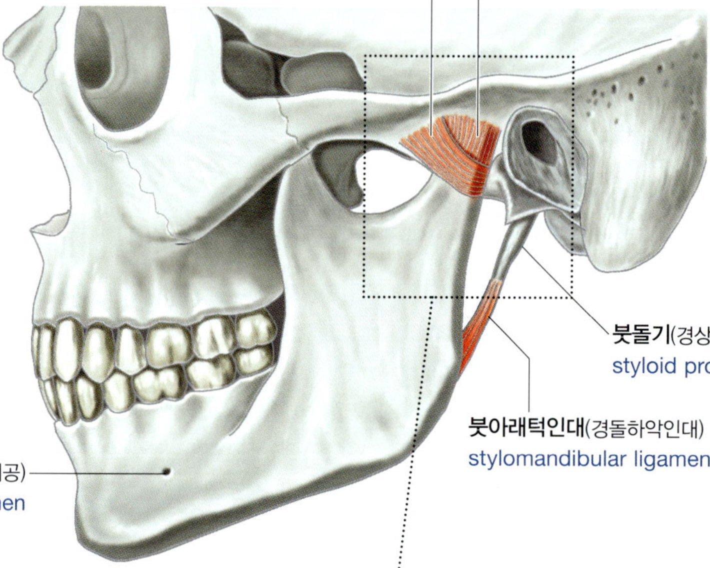

【위 그림의 부분 단면】

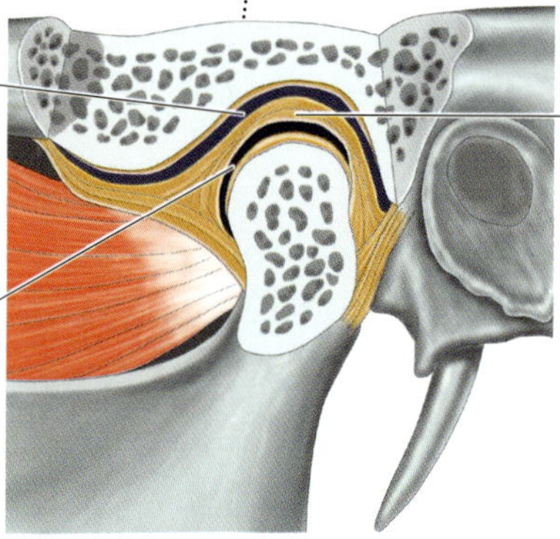

턱관절의 특징

입을 닫은 상태에서는 아래턱의 아래턱머리가 관자뼈의 턱관절오목에 들어가 있다. 뼈와 뼈 사이에는 완충재로서 관절원반이 있으며, 그 가쪽에는 관절주머니로 쌓여있다. 관절주머니의 안쪽은 윤활막으로, 여기에서 분비되는 윤활액이 관절의 움직임을 매끈하게 해준다. 또한 그 가쪽에는 가쪽인대에 의해 보충되고 있다.

턱관절 안쪽에는 나비뼈가시와 관자뼈의 피라미드 주변에서 아래턱뼈 안쪽의 혀돌기라고 불리는 곳에 붙는 나비아래턱인대, 관자뼈의 붓돌기부터 아래턱뼈에 붙는 붓아래턱인대 등의 인대가 붙는다.

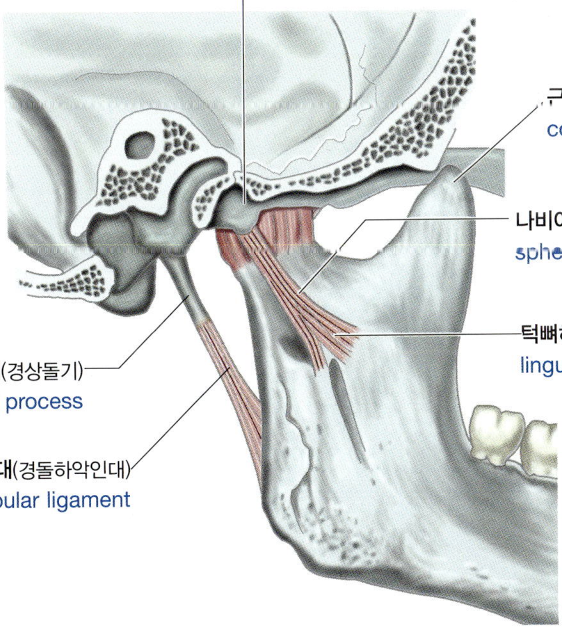

▶ 턱관절을 안쪽에서 본 그림

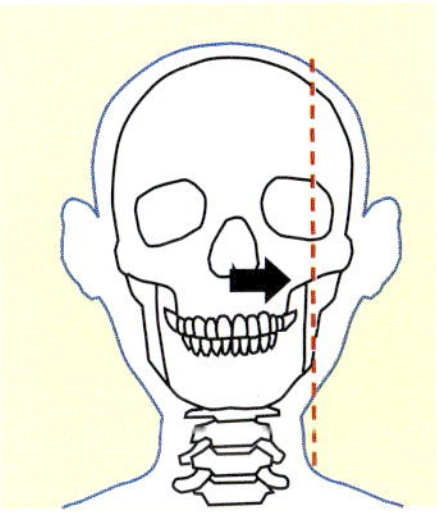

턱관절의 움직임

관자뼈의 턱관절오목은 얕고, 앞쪽 관절돌기까지 세로로 길게 뻗어있는 부분을 말한다. 아래턱뼈의 턱뼈머리는 가로로 길게 뻗어 있으며, 관자뼈의 턱관절오목 앞뒤로, 또한 좌우로 미끄러질 수 있다.

입을 벌릴 때, 턱관절은 단순한 경첩관절의 움직임을 하는 것이 아니다. 턱뼈머리는 턱관절오목을 앞쪽으로 움직이면 입을 벌리고, 최대로 입을 벌렸을 때, 턱뼈머리는 관절결절 부근까지 이동한다.

고리뒤통수관절(환추후두관절) · 정중고리중쇠관절(정중환축관절)

Atlantooccipital joint · Median atlantoaxial joint

고리뒤통수관절은 뒤통수뼈와 고리뼈(환추, 1번 목뼈)에 의한 관절이며, 정중고리중쇠관절은 고리뼈와 중쇠뼈(축추, 2번 목뼈)에 의한 관절이다.

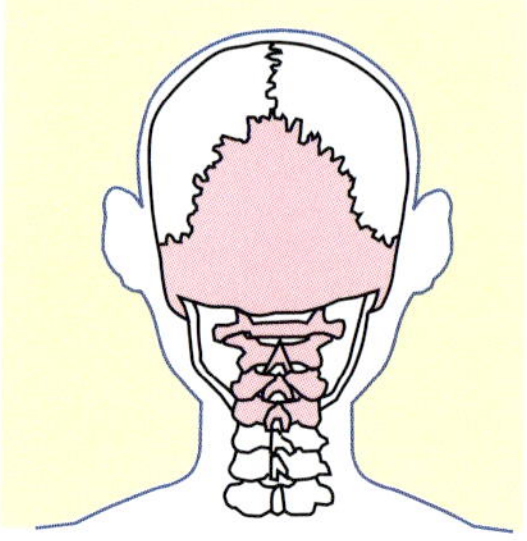

▶ 머리뼈와 고리뼈를 뒷쪽에서 본 그림

고리뒤통수관절 뒷면

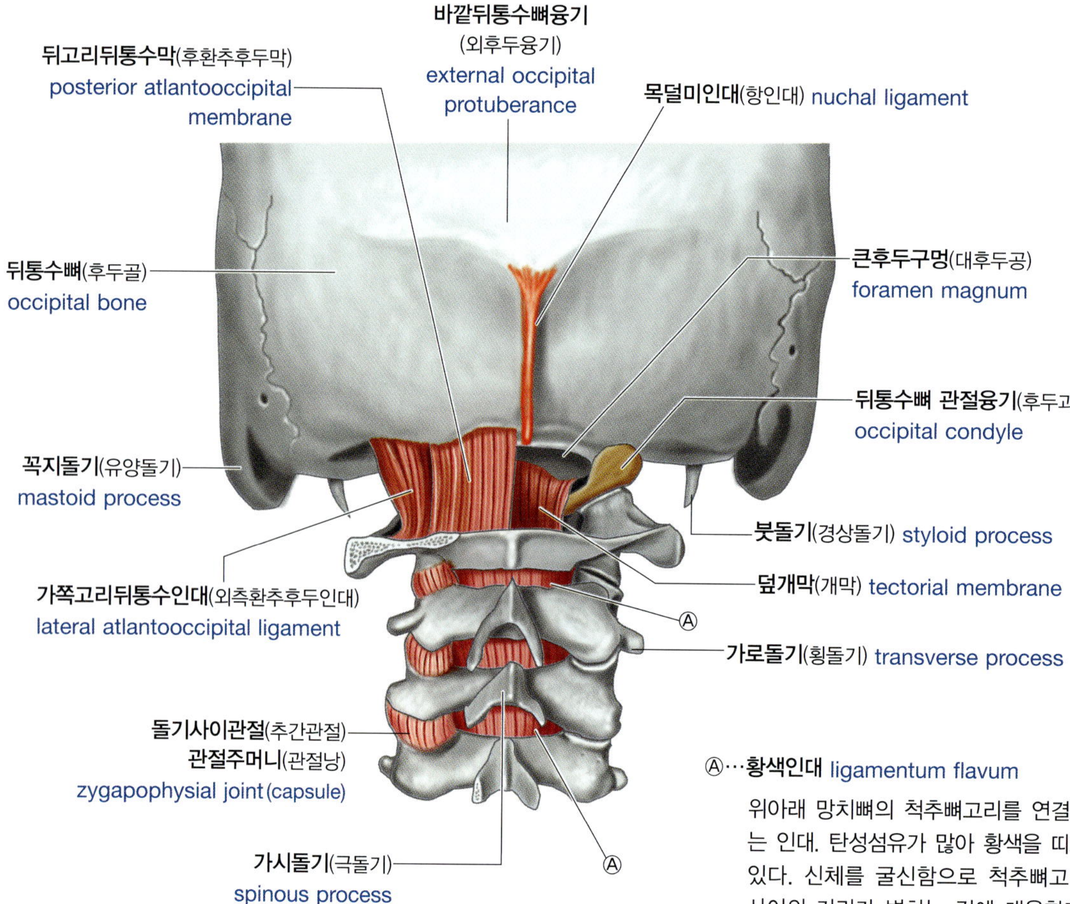

Ⓐ…**황색인대** ligamentum flavum

위아래 망치뼈의 척추뼈고리를 연결하는 인대. 탄성섬유가 많아 황색을 띠고 있다. 신체를 굴신함으로 척추뼈고리 사이의 거리가 변하는 것에 대응한다. 엉치뼈 사이에는 없다.

● 특징

● 고리뒤통수관절의 특징

고리뼈 가쪽덩이의 위관절면이 오목면으로, 여기에 볼록면의 뒤통수뼈관절융기가 탄다. 양쪽 관절면 전체가 타원형의 관절을 형성하며, 목의 옆굽힘과 뒤굽힘을 가능하게 한다.

주로 앞쪽의 앞고리뒤통수막과 뒤쪽의 뒤고리뒤통수막이 이것을 보강하고 있다.

● 정중고리중쇠관절의 특징

중쇠뼈의 치아돌기와 중쇠뼈 치아돌기오목에 의한 관절이다. 이것을 보강하는 인대에는 치아돌기의 양쪽에서 위 가쪽 방향으로 펼쳐진 뒤통수뼈관절융기 안쪽에 붙는 날개인대, 고리뼈에 치아돌기를 연결하듯이 붙는 고리가로인대, 이것과 십자로 교차되어 붙는 세로다발 등이 있다. 고리가로인대와 세로다발을 합쳐서 고리십자인대라고 한다.

고리뒤통수관절 뒷면 개방 그림

⊙ 그림은 뒤통수뼈와 1~4번 목뼈부위를 뒤쪽에서 본 것이다. 척추뼈고리 부분을 잘라내어 척추뼈몸통 뒷면(척주관 앞면)이 보이도록 하고 있다.

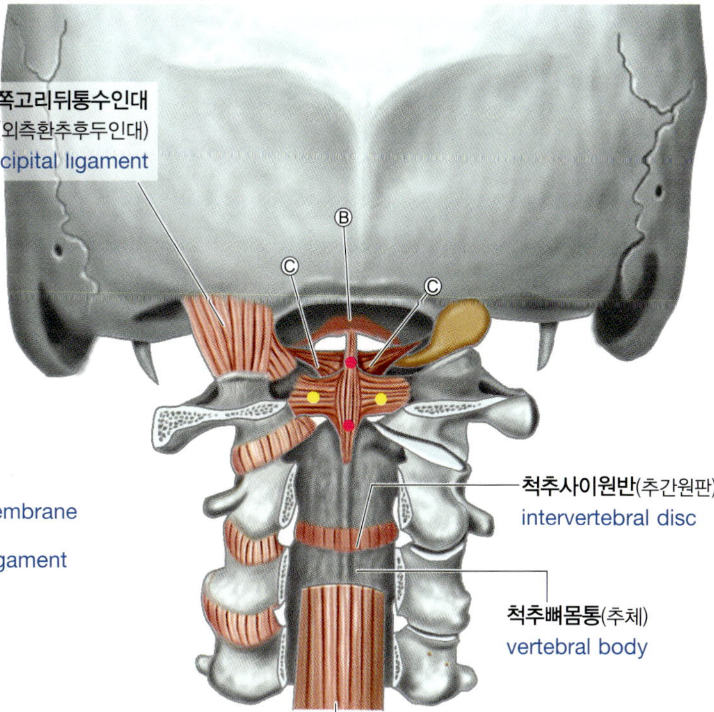

Ⓑ…**덮개막**(개막) tectorial membrane

Ⓒ…**날개인대**(익상인대) alar ligament

고리십자인대(환추십자인대) cruciate ligament of atlas

- ●…**세로다발**(종속) longitudinal fasciculus
- ●…**고리가로인대**(환추횡인대) transverse ligament of atlas

뒤세로인대(후종인대) posterior longitudinal ligament
뒤통수뼈 큰후두구멍 앞모서리 윗부분에서 엉치뼈까지 척주관의 앞벽을 세로로 횡주하는 인대. 가장 상부의 심층은 덮개막이라고 한다. 그림에서는 하층의 고리십자인대가 보이도록 중간을 잘라 놓았다.

갈비척주관절(늑추관절) Costovertebral joint

갈비척주관절이란 갈비뼈와 등뼈에 의한 관절을 말하며, 갈비뼈머리와 뼈몸통에 의한 갈비뼈머리관절과, 등뼈가로돌기와 갈비뼈결절에 의한 갈비가로관절의 두 곳을 말한다.

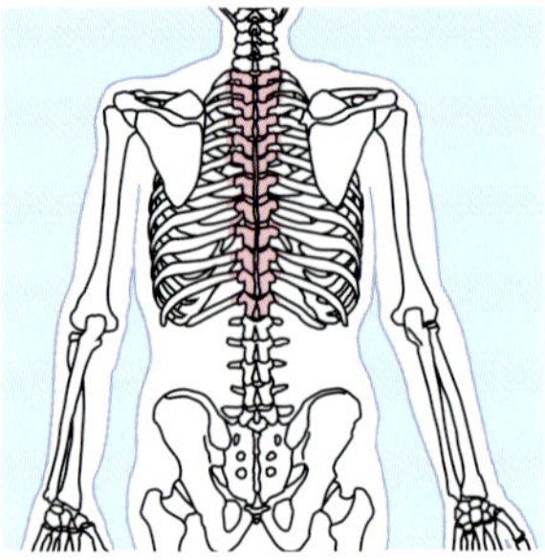

▲ 갈비척주관절이 있는 등뼈의 위치

갈비척주관절 옆면 그림

▼ 왼쪽 앞쪽에서 비스듬하게 본 가슴우리

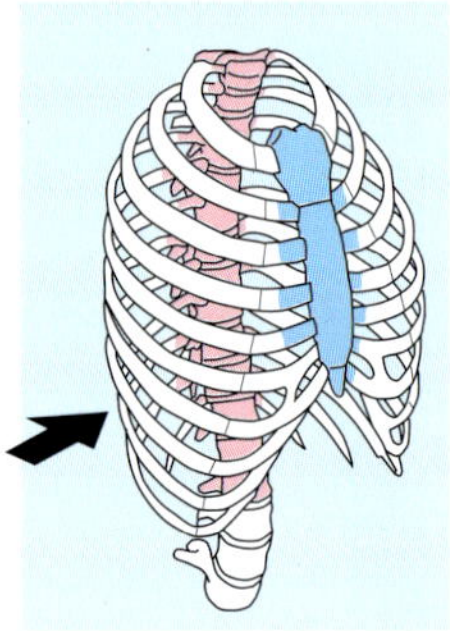

※ 정밀도는 핑크색의 일부분을 옆에서 본 것이다.

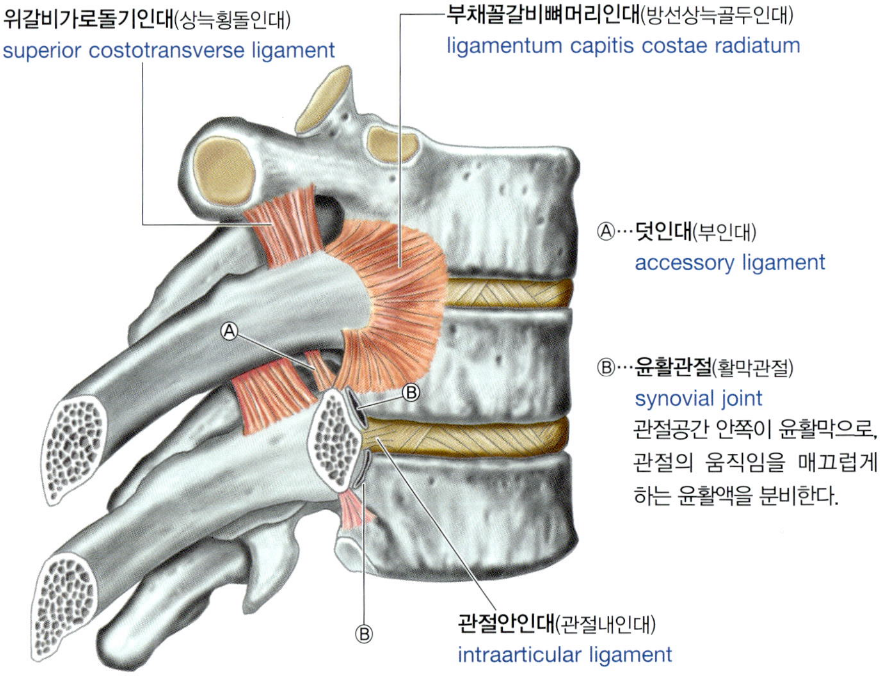

● 갈비척주관절의 특징

갈비뼈는 12쌍이 있으며, 1번, 11번, 12번 갈비뼈의 갈비뼈머리는 대응하는 번호의 등뼈의 갈비오목에 붙는다. 2~10번 뼈의 갈비뼈머리는 대응하는 번호의 등뼈의 위갈비오목과 한 개 위의 등뼈 아래 갈비오목에 붙는다. 이 갈비뼈머리관절은 관절주머니로 싸여 있으며, 앞쪽은 부채꼴갈비뼈머리인대로 척추뼈와 강하게 연결되어 있다. 2~10번 뼈머리는 관절 내 갈비뼈머리 인대에 의해 척추사이원반(추간판)과 연결되어 있다.

갈비척주관절과 복장갈비관절

▶ 하늘색 부분이
정밀 그림부위

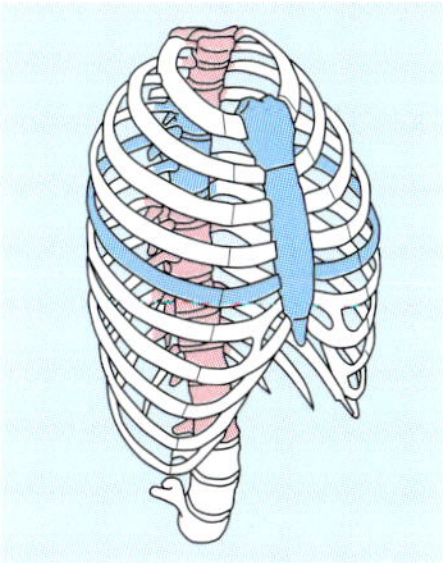

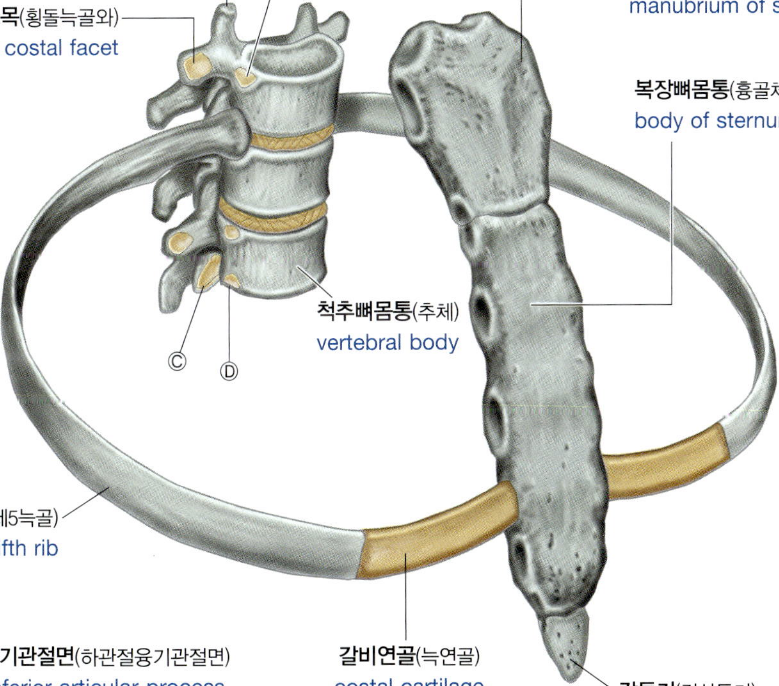

Ⓒ…**아래관절융기관절면**(하관절융기관절면)
facet of inferior articular process

Ⓓ…**아래갈비오목**(하늑골와)
inferior costal facet

갈비뼈머리관절에 이어 갈비뼈의 결절은 등뼈의 가로돌기와 갈비가로인대로 연결되어 있다. 갈비와 한 개 위의 가로돌기 아래모서리에는 위갈비가로인대가 붙는다.

● 복장갈비관절

1~7번 뼈가 앞쪽에서 갈비연골이 되어 복장뼈의 갈비뼈패임에 붙는 관절을 말한다. 1번 갈비뼈의 갈비연골은 복장뼈에 직접 연결되어 있지만, 2번 이하의 갈비연골은 관절을 형성하며, 앞면은 부채살갈비뼈머리인대로 보강되어 있다.

관절

봉우리빗장관절(견봉쇄골관절) · 봉우리빗장인대(견봉쇄골인대)

Acromioclavicular joint · Acromioclavicular ligament

어깨뼈봉우리와 빗장뼈봉우리끝에 의한 관절이다. 어깨뼈로 이어지는 자유팔뼈는 봉우리빗장관절 및 빗장뼈를 끼고 몸통에 접하고 있다.

봉우리빗장관절과 봉우리빗장인대(오른쪽)

① **부리어깨인대**(오구견봉인대)
coracoacromial ligament
양끝 모두 어깨뼈의 일부이다. 관절을 보강하는 작용이 아니라, 팔을 올리는 동작에서 어깨관절에 제한이 있다.

② **부리돌기**(오구돌기)
coracoid process

③ **위팔뼈머리**(상완골두)
head of humerus

④ **위가로어깨인대**(상견갑횡인대)
superior transverse scapular ligament
(설명 다음 페이지)

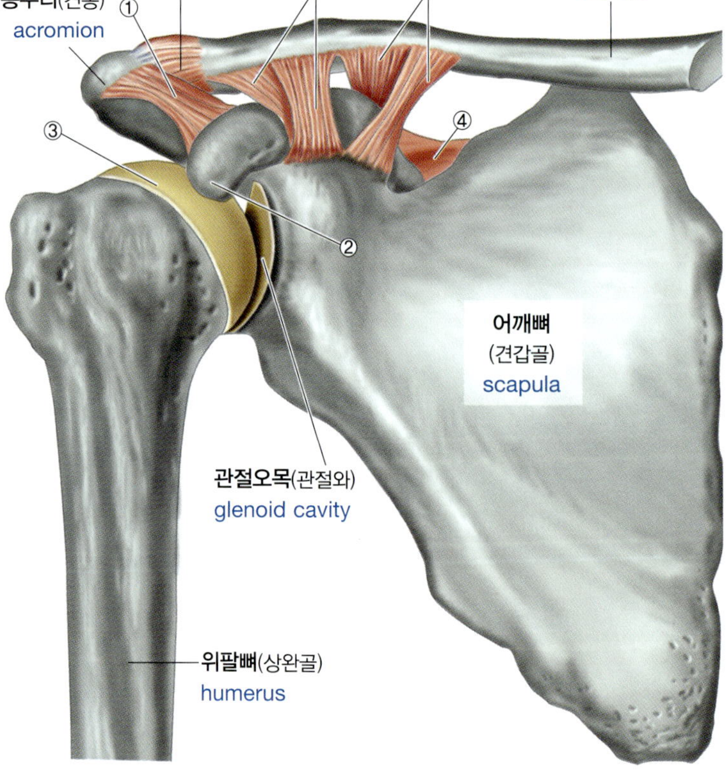

▼ 앞쪽에서 본 봉우리빗장관절과 봉우리빗장인대의 위치

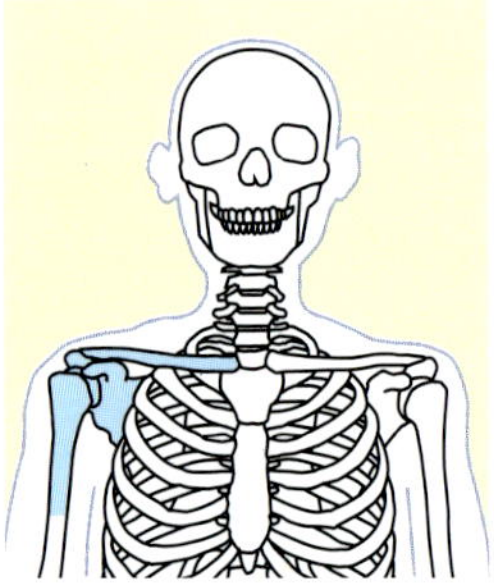

● 봉우리빗장관절과 인대의 특징

봉우리빗장관절이란 어깨뼈 가쪽에 돌출된 어깨뼈봉우리의 관절면과 빗장뼈봉우리 끝에 의한 관절이다. 어깨뼈봉우리가 가쪽에서 빗장뼈를 감싸 안는 것과 같은 형태로 접하고 있다.

관절 중에 관절원반이 있는 경우가 있다.

관절부는 관절주머니로 싸여, 앞부분이 강한 봉우리빗장인대가 된다.

어깨뼈의 부리돌기 윗면과 빗장뼈 아래면에는 양쪽을 연결하는 마름모인대와 원반인대가 있으며, 이 두 개를 합쳐서 부리빗장인대라고 한다.

▶ 파란색 부분을 위쪽에서 본 그림

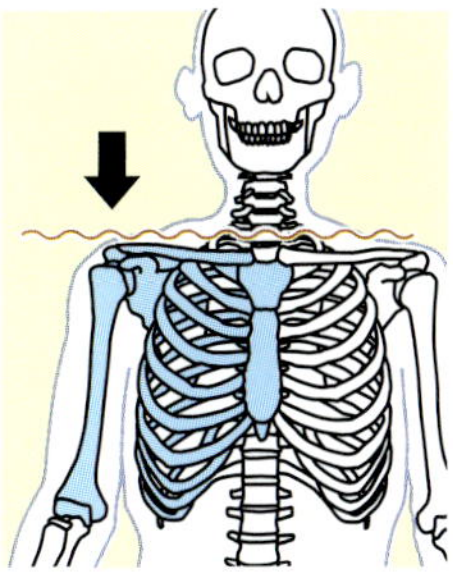

봉우리빗장관절과 봉우리빗장인대 윗면 그림(오른쪽)

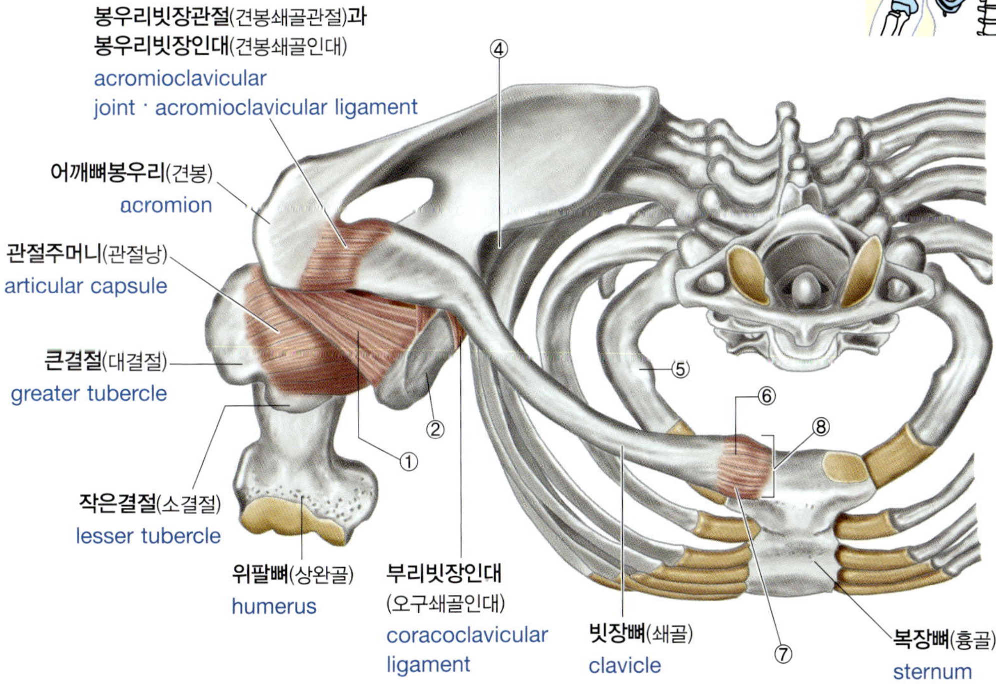

① **부리어깨인대**(오구견봉인대)
coracoacromial ligament
(설명 앞 페이지)

② **부리돌기**(오구돌기) coracoid process

④ **위가로어깨인대**(상견갑횡인대)
superior transverse scapular ligament
어깨뼈 상부에 있는 어깨뼈패임을 건너듯이 붙는 짧은 인대. 이 위나 아래를 혈관이나 신경이 지나며, 근육의 이는곳이 된다.

⑤ **1번 갈비뼈**(제1늑골) first rib

⑥ **뒤복장빗장인대**(후흉쇄인대)
posterior sternoclavicular ligament
복장빗장관절 뒷면을 보강한다.

⑦ **앞복장빗장인대**(전흉쇄인대)
anterior sternoclavicular ligament
복장빗장관절의 앞면을 보강한다.

⑧ **복장빗장관절**(흉쇄관절)
sternoclavicular joint
빗장뼈와 복장뼈의 관절. 빗장뼈가 복장뼈 위모서리에 타듯이 접한다.

관절

어깨위팔관절(견갑상완관절) Scapulohumeral joint

어깨위팔관절이란, 어깨뼈관절오목과 위팔뼈머리에 의한 관절로, 좁은 의미의 어깨관절은 이를 가리킨다.

※ 팔의 움직임에는 어깨위팔관절 외에 봉우리빗장관절, 복장빗장관절 등이 관련되어 있으며, 넓은 의미로는 이들 부분도 포함하여 어깨관절이라고 생각할 수 있다.

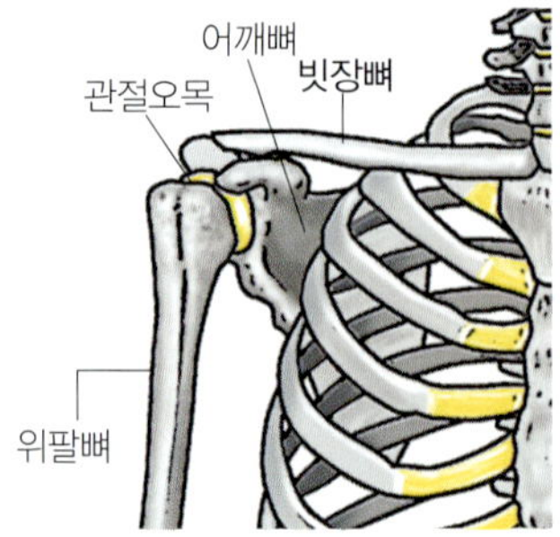

▲ 인대를 제외한 어깨관절

어깨위팔관절의 인대 앞면(오른쪽)

Ⓐ…**관절주머니**(관절낭), **관절위팔인대**(관절상완인대) articular capsule, scapulohumeral ligament

Ⓓ…**어깨뼈패임**(견갑절흔) suprascapular notch

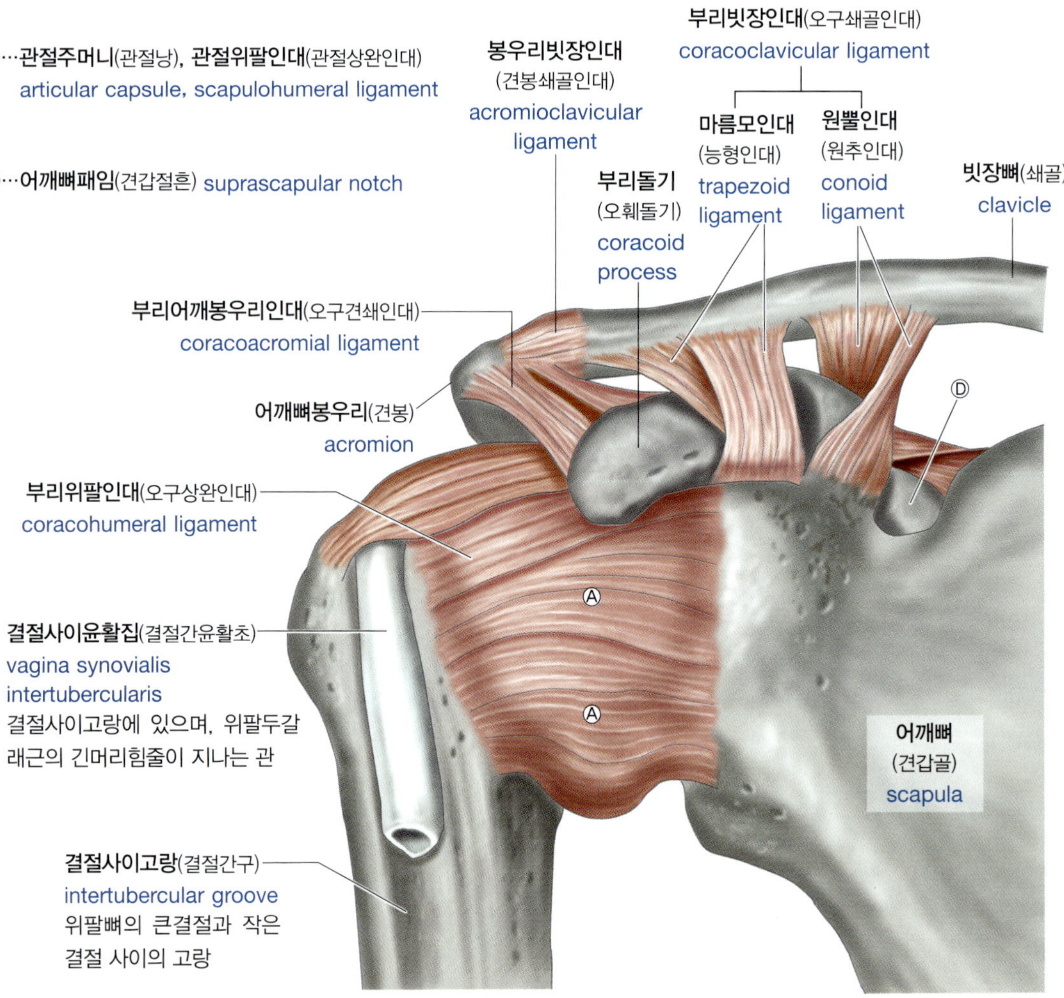

● 어깨위팔관절인대의 특징

어깨뼈의 관절오목은 위팔뼈머리보다 작고, 양쪽은 옆에서 접하고 있을 뿐이다. 게다가 위팔뼈머리는 구형이며, 어깨뼈나 빗장뼈, 복장뼈의 각 관절의 관여에 의해 어깨의 가동영역은 굉장히 크다.

어깨위팔관절은 관절주머니로 싸여있다. 그 관절주머니의 일부가 부어 올라 두껍게 된 것이 관절위팔인대로, 위 · 중간 · 아랫부분으로 구별할 수 있다. 관절 상부에는 어깨뼈부리돌기와 위팔뼈큰결절 · 작은결절을 연결하는 부리위팔인대가 붙는다.

어깨관절의 탈구

● 어깨위팔관절은 아래 방향으로 빠지기 쉽다.

어깨위팔관절의 접속은 뼈의 구조를 보아도, 이것을 보강하는 인대의 존재를 보아도 약하다. 또한 관절주머니의 하부에는 조금 늘어짐이 있어서 그것이 팔을 올리는 동작을 돕기는 하지만, 반면에 아래로 탈구되기가 쉽다.

어깨위팔관절의 인대 뒷면(오른쪽)

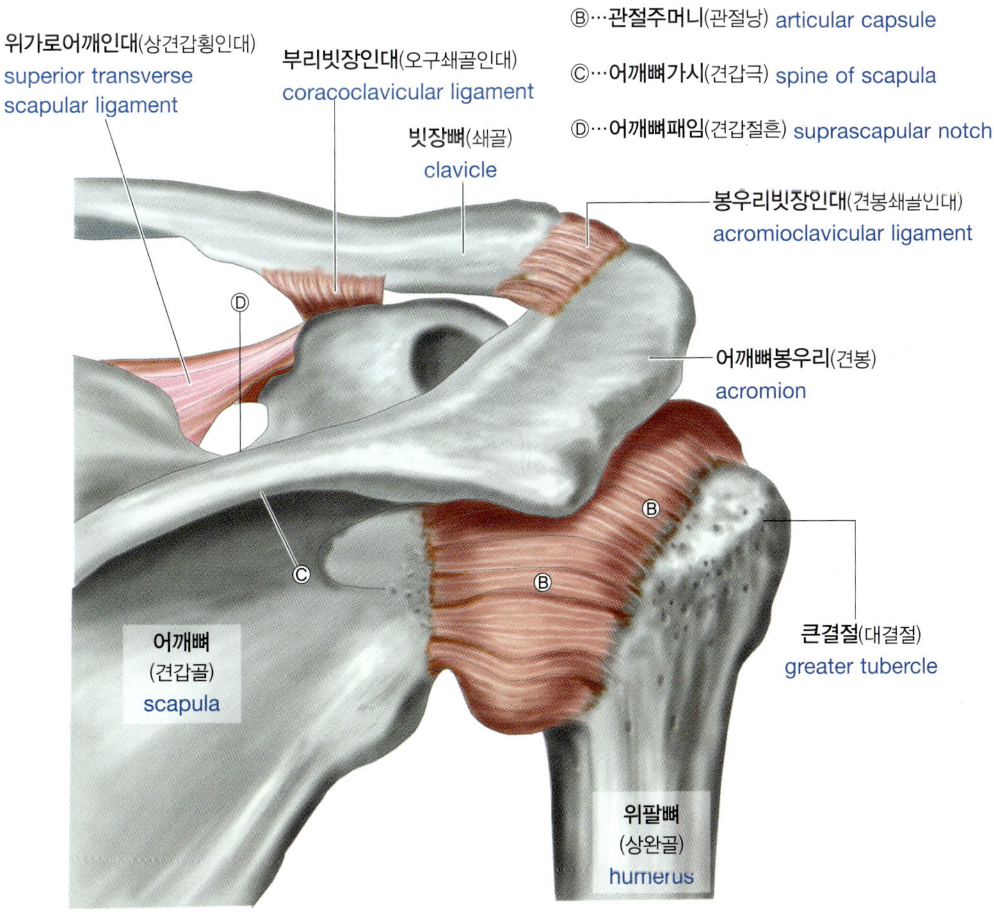

팔꿉관절(주관절) Elbow joint

팔꿉관절은 위팔뼈와 자뼈, 노뼈의 세 개의 뼈로 구성되는 복합관절이다. 각각의 뼈가 형성하는 세 개의 관절이 있으며, 전체가 팔꿉관절의 기능을 담당한다.

▶ 오른쪽 팔을 늘어뜨린 상태(해부학 기본자세)로, 앞쪽에서 본 팔꿉관절

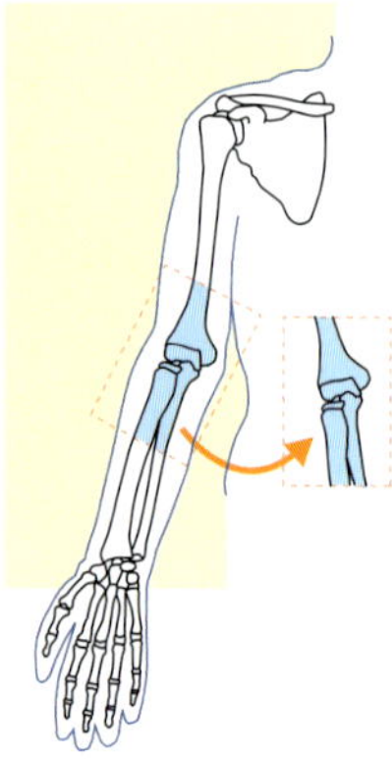

팔꿉관절 앞면 (오른쪽)

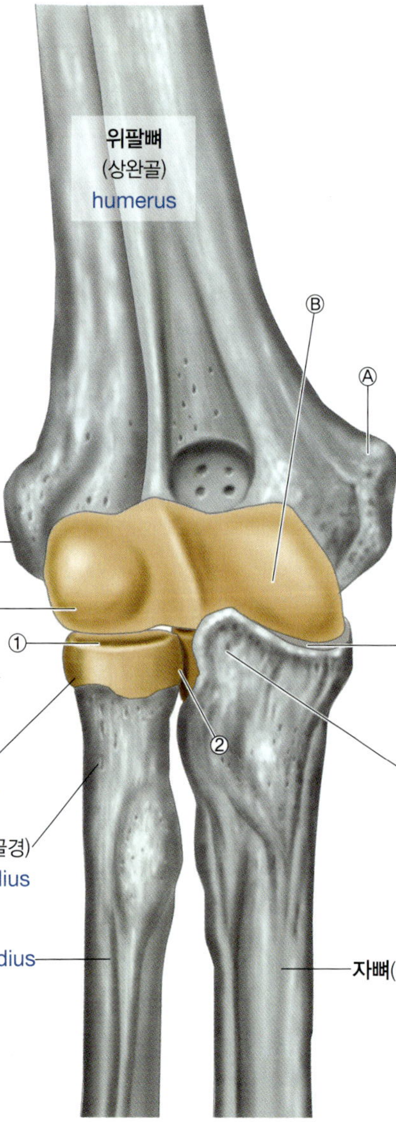

● 팔꿉관절의 특징

위팔뼈의 도르래가 자뼈의 도르래패임에 딱 맞도록 형성된 것이 위팔자관절로, 이것이 팔꿉관절의 주역이 된다. 또한, 위팔뼈의 작은머리에 노뼈머리 윗면의 관절오목이 접하는 위팔노관절과 자뼈의 노패임에 노뼈머리가 접하는 몸쪽노자관절의 움직임과 관련되어 있다.

팔꿉관절은 기본적으로 경첩관절로 굽힘과 폄만이 가능하지만, 이것은 위팔자관절의 구조에 따른다. 또한 아래팔은 엎침과 뒤침이 가능하지만, 이것은 위팔노관절과 몸쪽노자관절, 또한 노뼈와 자뼈 먼쪽끝의 먼쪽노자관절에 의한 것이다.

팔꿉관절 가쪽면 (오른쪽)

⊙ 그림은 굽힌 오른쪽 팔을 가쪽면에서 본 것이다.

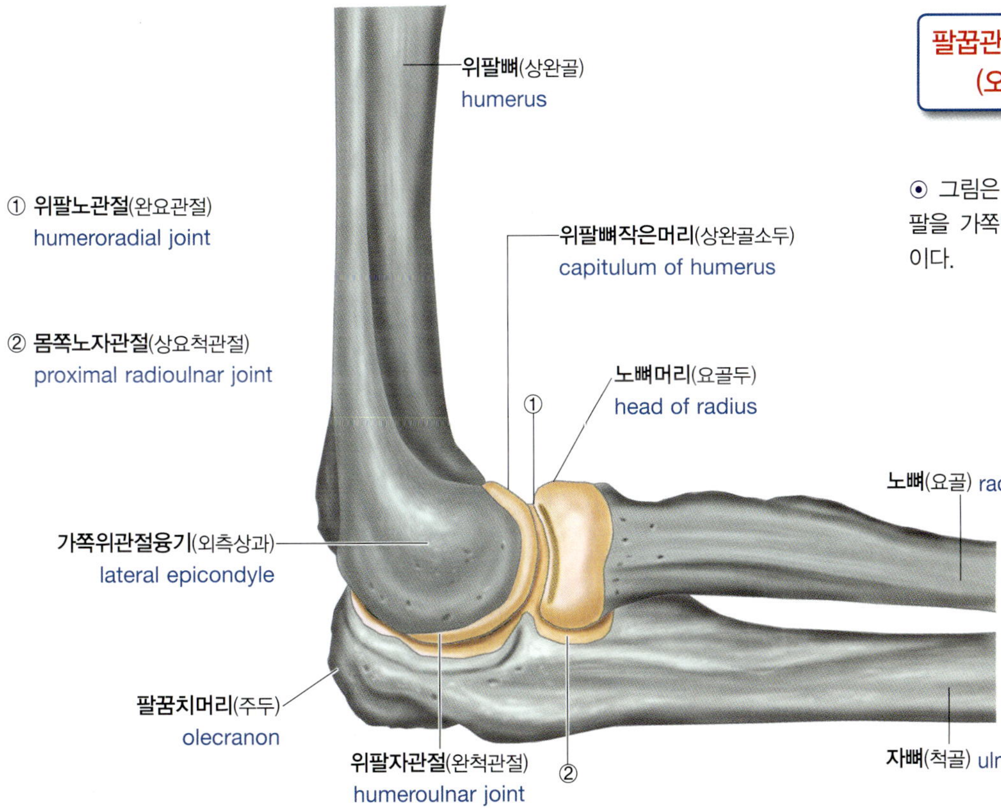

● 팔꿉관절에서 피부에 만져지는 부위

팔꿈치를 굽혔을 때 돌출된 것이 자뼈의 팔꿈치머리로 팔꿈치의 안쪽과 가쪽에 돌출되어 만져지는 것은 위팔뼈의 안쪽위관절융기와 가쪽위관절융기이다.

팔꿈치머리 안쪽에는 자신경이 주행하고 있다.

팔꿈치를 세게 부딪쳤을 때, 팔꿈치가 저리는 이유는 피부 속의 비교적 얕은 부분을 주행하는 자뼈신경을 직접 자극하기 때문이다.

관절

팔꿉관절 뒷면(오른쪽)

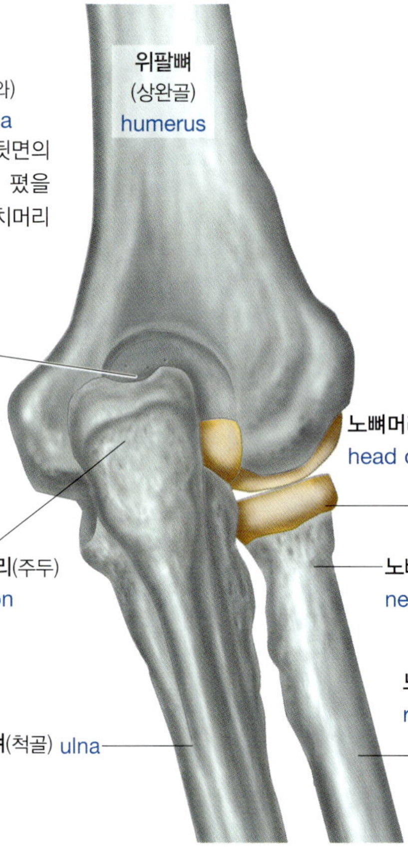

▼ 해부학적 기본자세를
뒷쪽에서 본 팔꿉관절

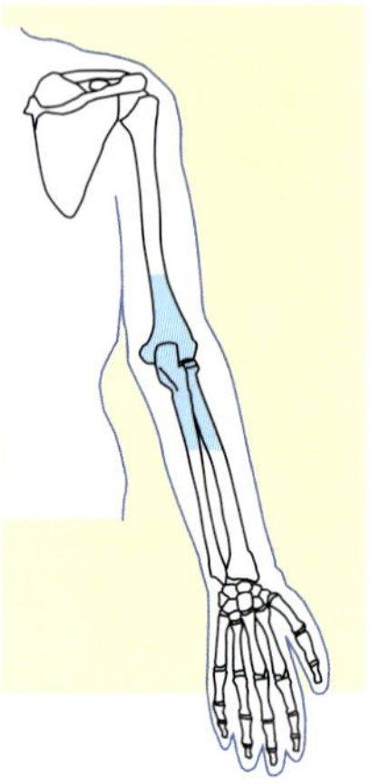

팔꿉관절 안쪽면(오른쪽)

⊙ 그림은 팔을 굽힌 상태를
안쪽면에서 본 것이다.

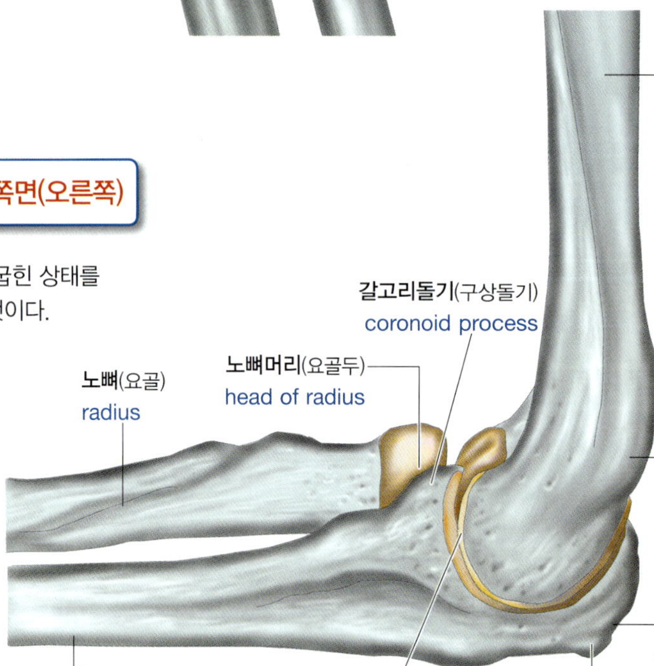

● 위팔뼈와 자뼈의 긴축

팔꿈치의 폄 자세에서는 위팔뼈의 긴축과 자뼈의 긴축은 직선상에는 없으며, 자뼈의 긴축이 10~20도 정도 가쪽으로 굽혀지게 된다. 굽힘 자세에서 양쪽의 긴축은 거의 겹쳐진다. 이것은 위팔뼈의 도르래와 자뼈의 도르래패임의 모양에 의한 것이다.

팔꿉관절의 윤활막 앞면(오른쪽)

⊙ 관절주머니의 표면을 벗겨낸 오른쪽 팔꿉관절 앞면을 관찰한 것

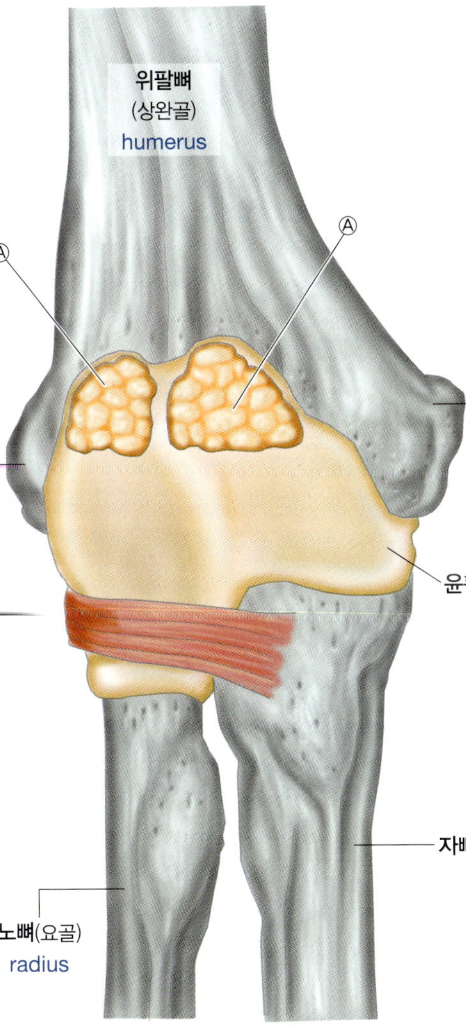

▶ 해부학적 자세를 앞쪽에서 본 팔꿉관절

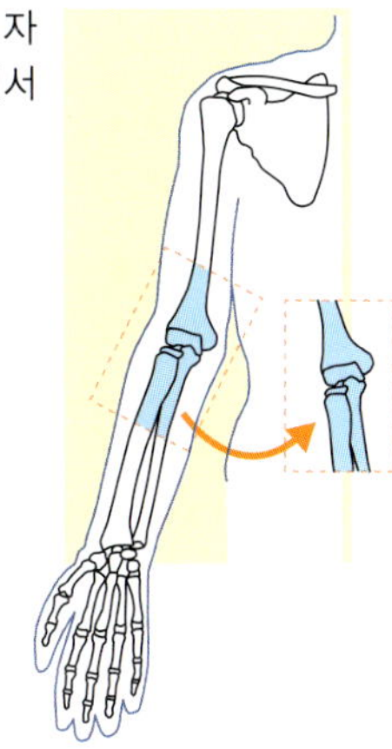

● 팔꿉관절의 관절주머니

팔꿈치의 위팔자관절, 몸쪽노자관절은 모두 한 개의 관절주머니로 싸여 공통된 하나의 관절공간을 가진다. 관절주머니는 관절을 비교적 느슨하게 싸고 있어, 팔꿉관절의 움직임에 맞춰서 느슨해지거나 펴진다.

관절주머니 안쪽에는 윤활막이 있으며, 관절의 움직임을 매끄럽게 하는 윤활액을 분비하고 있다. 관절주머니 안의 일부에는 지방덩이가 붙어 있다.

팔꿉관절의 인대(오른쪽)

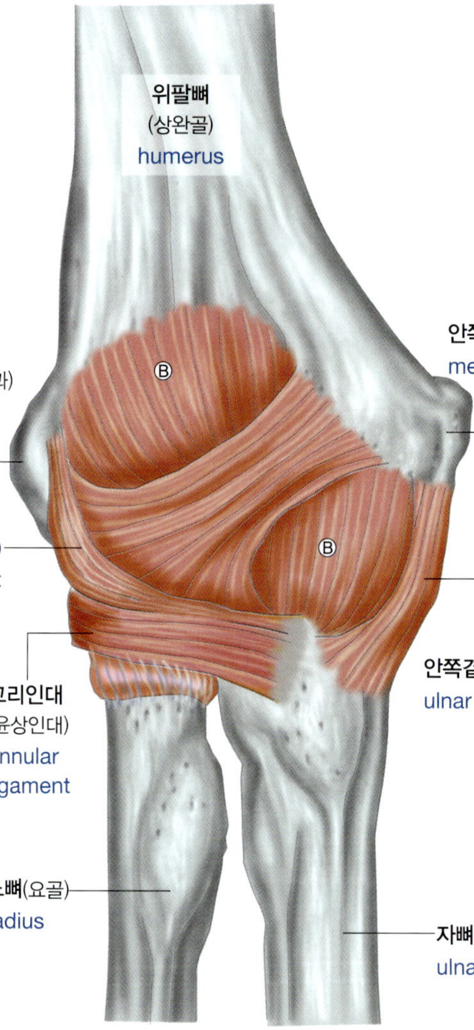

노뼈머리의 부분탈구

⊙ 고리인대는 노뼈머리를 자뼈에 연결하고 있다. 특히 소아는 노뼈머리가 발달되어 있지 않기 때문에 손을 강하게 당기면 자뼈고리인대로부터 자뼈머리가 빠져버리는 부분탈구를 일으키는 경우가 있다.

● 팔꿉관절의 인대

팔꿉관절을 싸는 관절주머니 밖에는 안쪽과 가쪽에 곁인대가 붙는다. 안쪽곁인대는 위팔뼈 안쪽위관절융기에서 아래를 향하여 퍼져, 노뼈에 붙는다. 가쪽곁인대는 위팔뼈 가쪽위관절융기에서 아래를 향하여 퍼져 일부는 노뼈고리인대와 유착되어 노뼈나 자뼈로 넓게 붙는다. 안쪽곁인대는 자쪽곁인대, 가쪽곁인대는 노쪽곁인대라고도 한다. 이 인대들은 팔꿈치의 굽힘 정도와 상관없이 평소에 거의 일정한 긴장도를 유지하고 있다.

먼쪽노자관절(하요척관절) · 뼈사이막(골간막)

Distal radioulnar joint · interosseous membrane

먼쪽노자관절이란 노뼈와 자뼈의 먼쪽끝이 접하는 관절을 말한다. 두 뼈의 몸쪽끝이 접하는 몸쪽노자관절과 협동하여 아래팔의 엎침과 뒤침을 가능하게 만든다.

먼쪽노자관절과 뼈사이막(오른쪽)

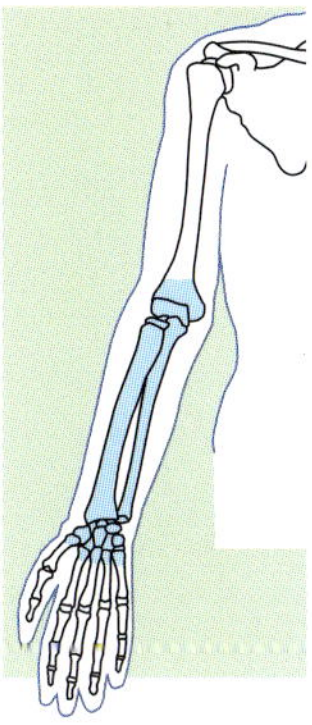

▲ 먼쪽노자관절과 뼈사이막의 위치

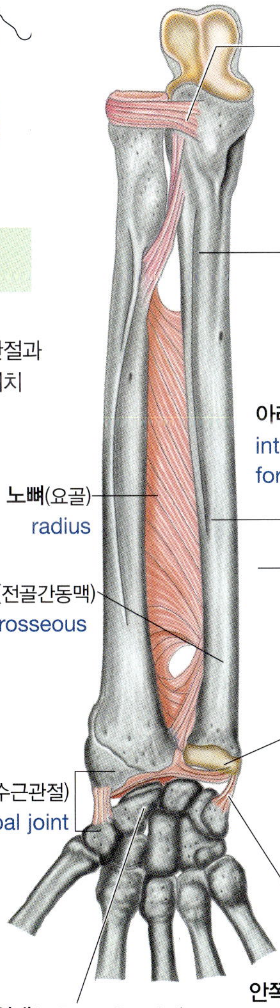

● 먼쪽노자관절과 뼈사이막의 특징

아래팔에 평행하게 주행하는 노뼈와 자뼈는 뼈사이막으로 이어져 있다. 뼈사이막은 아래팔의 엎침 · 뒤침운동에 충분한 폭을 가지고 있는 반면에 과도한 엎침 · 뒤침을 제한하는 작용을 한다.

노뼈와 자뼈의 먼쪽끝이 접하는 부분을 먼쪽노자관절이라고 한다. 아래팔의 엎침 · 뒤침은 기본적으로는 자뼈 주위를 노뼈가 도는 형태로 행해진다.

⊙ 노뼈와 자뼈는 팔을 내려서 손바닥을 앞을 향하게 했을 때, 평행해진다. 이 위치가 뒤침위치이다. 반대로 손바닥을 뒤를 향하게 했을 때, 노뼈와 자뼈는 교차한다. 이 위치가 엎침위치이다.

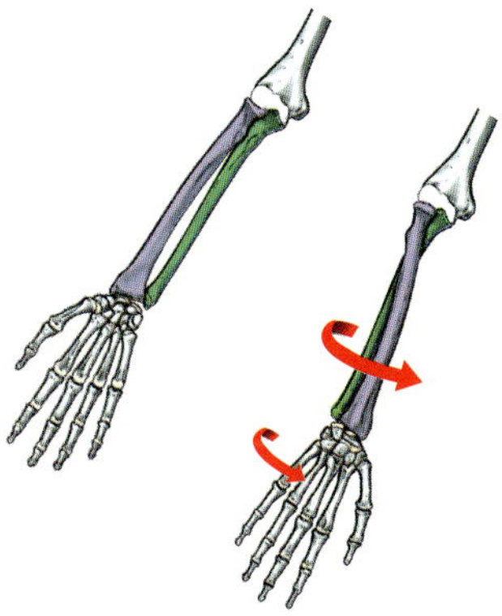

손의 인대 Ligaments of the hand

손에는 아래팔의 뼈, 손목뼈, 손허리뼈, 손가락뼈 등 많은 뼈가 있으며, 뼈 사이의 연결부위도 많다. 그 연결부위에는 작은 인대가 붙어 보강하고 있다.

▶ 손목관절을 구성하는 노뼈와 세 개의 손목뼈의 위치

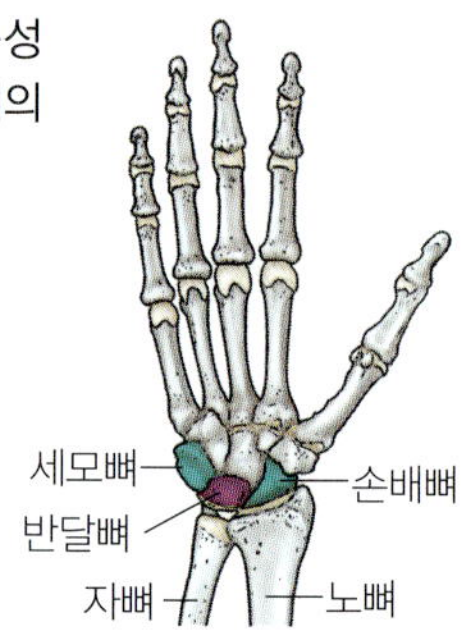

손의 인대(바닥면, 오른손)

① **바닥쪽인대**(장측인대) palmar ligament

② **바닥쪽손허리인대**(장측중수인대)
palmar metacarpal ligament

③ **부채꼴목뼈인대**(방사상수근인대)
radiate carpal ligament
알머리뼈를 중심으로 부채꼴 모양으로 뻗으며, 손목뼈 사이를 연결하고 있다.

④ **자쪽손목굽힘근힘줄**(척측수근굴근건)
tendon of flexor carpi ulnaris muscle

⑤ **바닥쪽손목손허리인대**(장측수근중수인대)
palmar carpometacarpal ligament

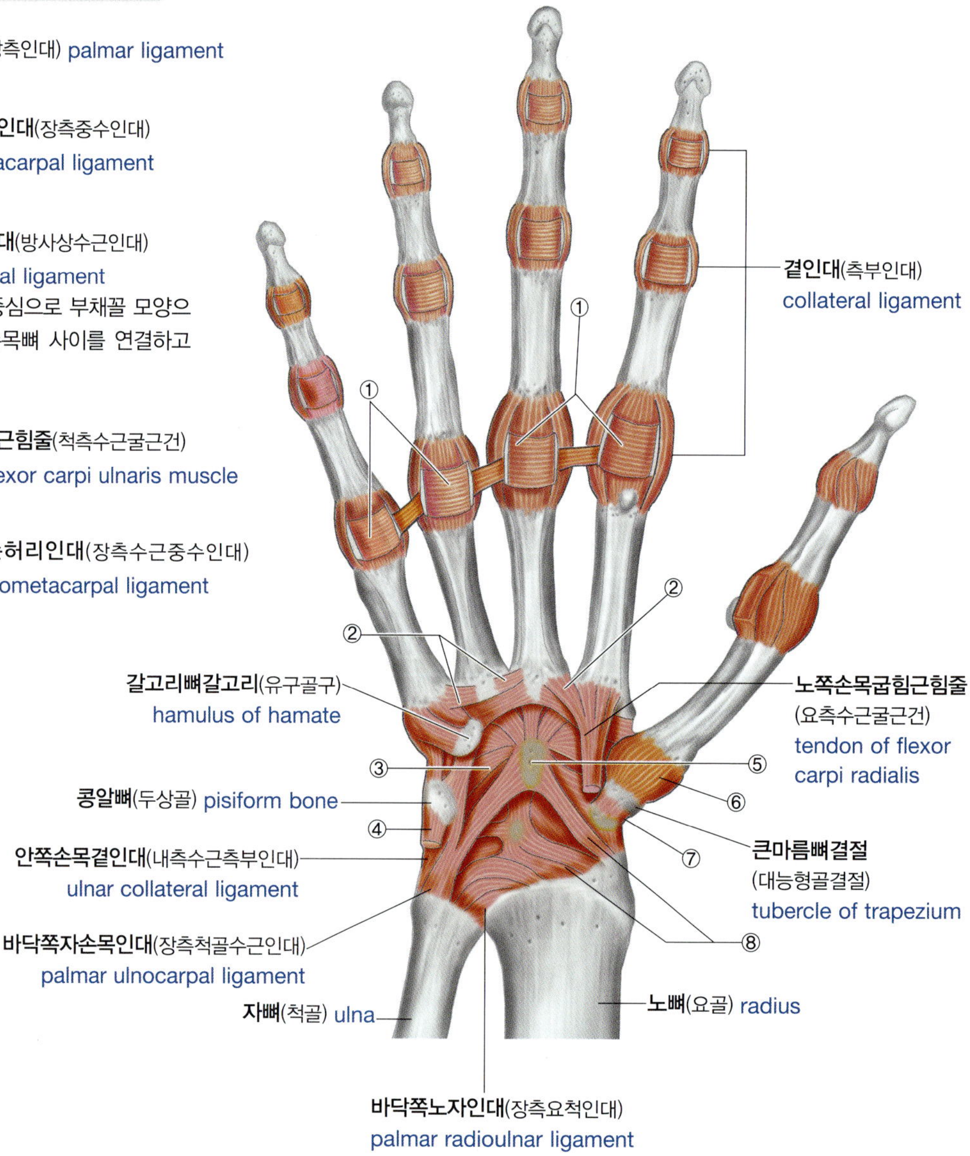

손목굴과 손목굴증후군

손목굴 몸쪽을 지나는 단면 그림(오른손)

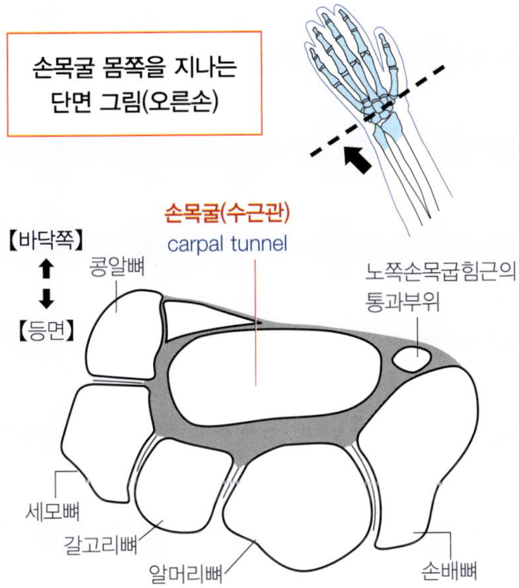

손바닥은 중앙이 움푹 패여 있다. 이것은 손목뼈가 늘어선 모양 때문이다. 엄지손가락쪽의 손배뼈와 큰마름뼈, 새끼손가락쪽의 콩알뼈와 갈고리뼈는 함께 융기되어 있으며, 양쪽 융기를 연결하듯이 굽힘근지지띠라는 인대가 붙는다. 이에 의해 손목뼈와 굽힘근지지띠 사이에는 굴 상태의 공간이 만들어지며, 이것을 손목굴이라고 한다. 손목굴에는 손가락을 굽히기 위한 근육의 힘줄이나 신경 등이 통과하고 있다.

손을 너무 많이 사용하거나, 긴장하거나, 골절 등의 원인으로 손목굴 안에 신경이 압박되어 손가락의 통증이나 저림, 운동장애 등이 생기는 것을 손목굴증후군이라고 한다.

관절

⑥ **엄지손목손허리관절**(무지수근중수관절)**의 관절주머니**(관절낭)
first articular capsule of carpometacarpal joint
엄지손가락의 손허리뼈는 큰마름뼈와 안장관절을 형성한다. 엄지손가락은 다른 손가락과 대립운동이 가능하다.

⑦ **가쪽손목곁인대**(외측수근측부인대)
radial carpal collateral ligament

⑧ **바닥쪽노손목인대**(장측요골수근인대)
palmar radiocarpal ligament

● 아래팔과 손목뼈의 관절과 인대의 특징

흔히 말하는 손목관절이란 아래팔의 노뼈와 세 개의 손목뼈, 즉 손배뼈, 반달뼈, 세모뼈 사이에 구성된 손목관절(요골수근관절)을 말한다. 자뼈의 먼쪽끝과 손목뼈 사이에는 관절원반이 있기 때문에 양쪽은 직접 연결되어 있지 않다. 손목관절은 관절주머니로 싸여있으며, 손바닥쪽에서는 바닥쪽노손목인대, 바닥쪽자손목인대, 안쪽손목곁인대 등이 이것을 보강하고 있다.

8개의 손목뼈는 몸쪽열과 먼쪽열에 늘어서며, 열의 뼈끼리는 뼈사이손목뼈인대라는 짧은 인대로 연결되어 있다. 또한 바닥쪽에는 먼쪽열의 중앙알머리뼈를 중심으로 부채꼴 모양으로 펼쳐지는 부채꼴손목뼈인대가 있으며, 손목뼈 전체를 연결하고 있다.

● 손목뼈와 손허리뼈의 관절과 인대

손허리뼈의 몸쪽끝은 손목뼈와 접하며, 이 관절은 바닥쪽 및 등쪽손목손허리인대로 보강된다. 또한 손허리뼈는 옆손허리뼈와 바닥 쪽 및 등쪽손허리인대나 뼈사이손허리인대로 연결되어 있다.

▶ 손등쪽에서 본 손과 아래팔뼈와 인대

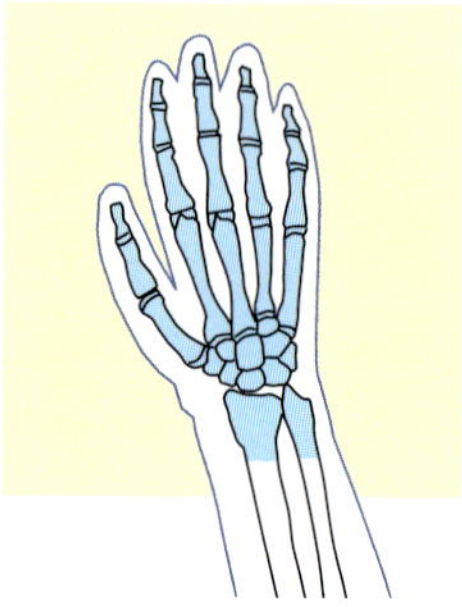

손의 인대(등면, 오른손)

Ⓐ…**곁인대**(측부인대) collateral ligament

Ⓑ…**등쪽손목손허리인대**(배측수근중수인대) dorsal carpometacarpal ligament

Ⓒ…**관절주머니**(관절낭) articular capsule

Ⓓ…**깊은가로손허리인대**(심횡중수인대) deep transverse metacarpal ligament

Ⓔ…**안쪽손목곁인대** (내측수근측부인대) ulnar collateral ligament

Ⓕ…**등쪽노손목인대**(배측요골수근인대) dorsal radiocarpal ligament

Ⓖ…**등쪽손목뼈사이인대** (배측수근간인대) dorsal intercarpal ligaments

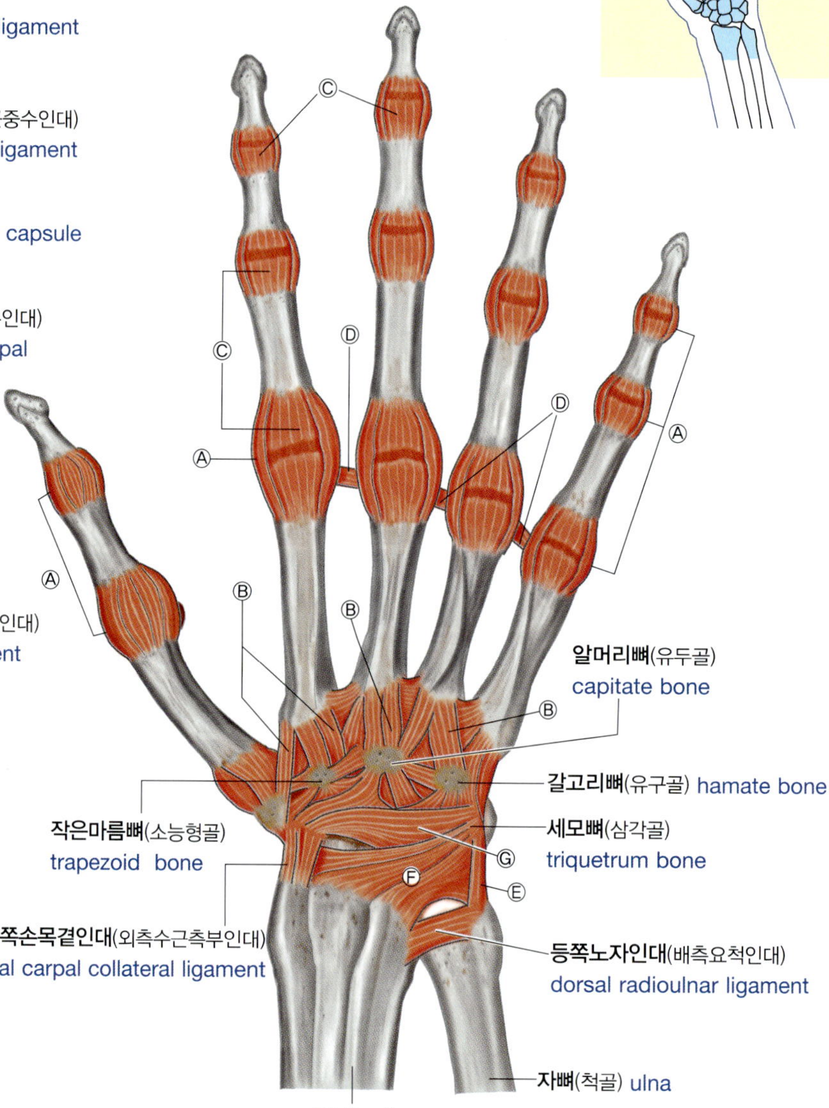

● 손허리뼈와 손가락뼈의 관절과 인대

손허리뼈와 손가락뼈의 첫마디뼈에 의한 관절을 손허리손가락관절(MP관절), 첫마디뼈, 중간마디뼈, 끝마디뼈 사이의 관절(엄지손가락은 첫마디뼈와 끝마디뼈의 관절 뿐)을 손가락뼈사이관절(IP관절, 몸쪽은 PIP관절, 먼쪽은 DIP관절)이라고 한다.

각각의 관절은 독립된 관절주머니로 싸여, 그 양쪽에는 손목곁인대, 바닥 쪽에는 바닥쪽인대가 붙어있다.

둘째~다섯째손허리뼈의 먼쪽끝에는 각각의 뼈를 옆으로 이어주는 깊은가로손허리인대가 손바닥쪽에 붙는다. 이 인대는 첫째손허리뼈에는 없다.

손가락관절(가쪽면, 오른손)

⦿ 둘째손가락(검지손가락)의 뼈와 인대를 옆쪽에서 관찰한 것이다. 둘째~다섯째(새끼손가락) 손가락의 기본구조는 같다.

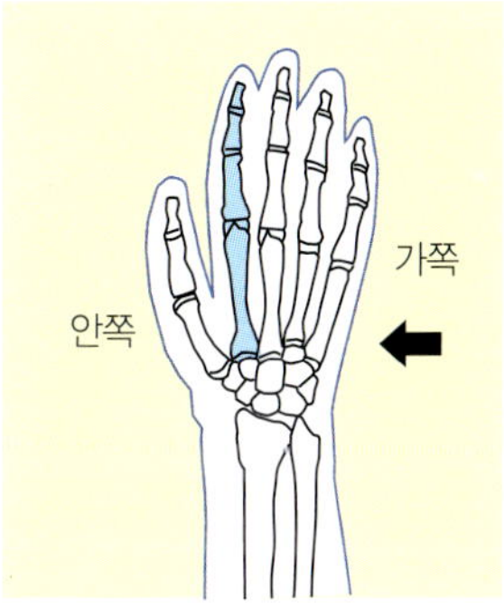

▲ 오른손의 둘째손가락을 가쪽에서 본 그림

Ⓐ…**곁인대**(측부인대) collateral ligament

Ⓑ…**바닥쪽인대**(장측인대) palmar ligament

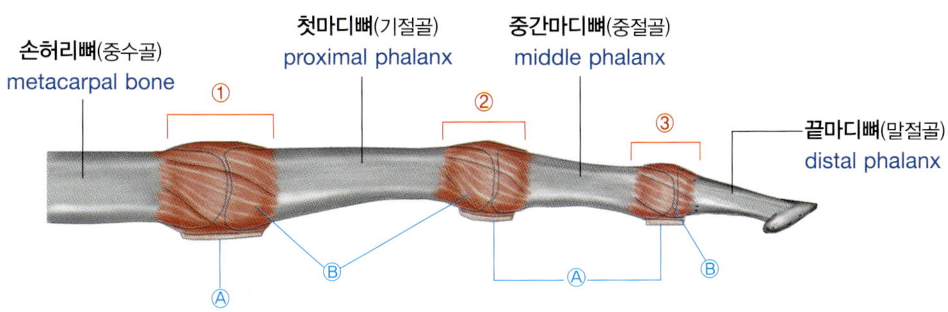

① **손허리손가락관절**(중수지절관절, MP관절) metacarpophalangeal joint

② **몸쪽손가락뼈사이관절**(근위지절간관절, PIP관절) proximal interphalangeal joint

③ **먼쪽손가락뼈사이관절**(원위지절간관절, DIP관절) distal interphalangeal joint

허리뼈부위의 인대 Ligament of lumbar vertebra

허리뼈를 포함한 척주는 부드럽게 구부러지면서 몸을 강하게 지탱해야 한다. 때문에 척추뼈들은 강한 인대로 연결되어 있다.

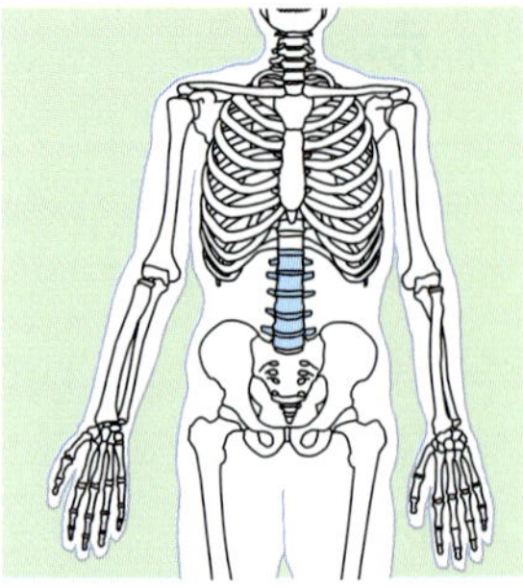

▲ 앞쪽에서 본 허리뼈 부분의 위치

허리뼈부위의 인대 (뒤 비스듬한 위치)

⊙ 그림은 허리뼈부위를 왼쪽 뒤 비스듬한 위치에서 본 것이다. 가장 위의 척추뼈는 왼쪽 반을 잘라놓은 것이다.

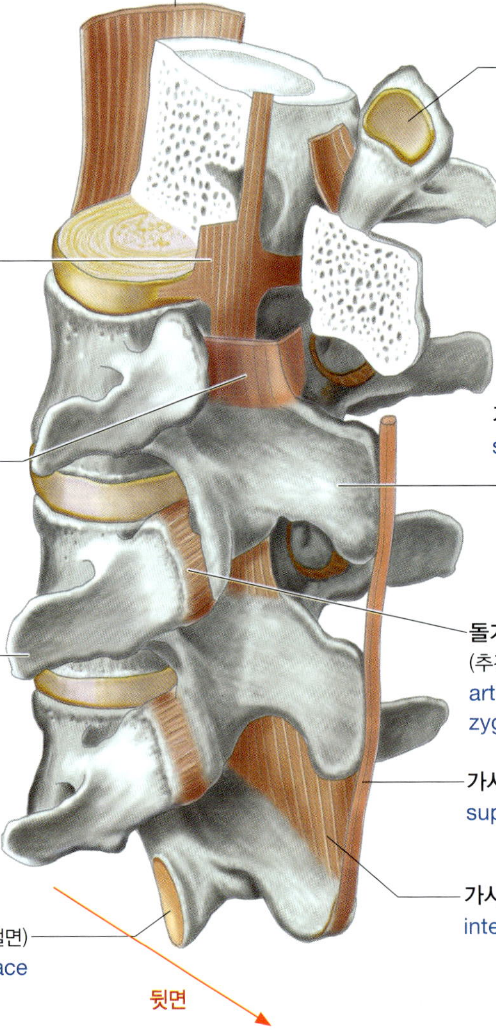

● 허리부위 인대의 특징

블럭 모양으로 겹쳐진 척추뼈의 앞쪽에는 뒤통수뼈부터 엉치뼈가지를 세로로 연결하는 띠 모양의 앞세로인대가 붙는다. 척추뼈의 뒤부위, 즉 척주관 앞쪽 벽에는 앞세로인대와 마찬가지로 뒤통수뼈에서 엉치뼈까지를 세로로 연결하는 뒤세로인대가 붙어있다.

황색인대는 위아래 척추뼈의 척추뼈고리들을 세로로 연결하며, 척주관 뒤쪽 벽이 된다. 탄성섬유가 많으며, 황색을 띠고 있기 때문에 이러한 이름이 붙었다.

뒤쪽에 돌출된 가시돌기에는 위아래의 가시돌기 사이에 붙는 막 상태의 가시사이인대와 7번 목뼈부터 엉치뼈까지의 가시돌기 끝부분을 세로로 연결하는 가시끝인대가 붙는다.

또한 위아래 척추뼈가 접속하는 돌기사이관절(위관절돌기의 관절면과 한 개 위 척추뼈의 아래관절돌기의 관절면에 의한 관절)은 관절주머니로 싸여 있다.

척주 아랫부분의 정중시상단면

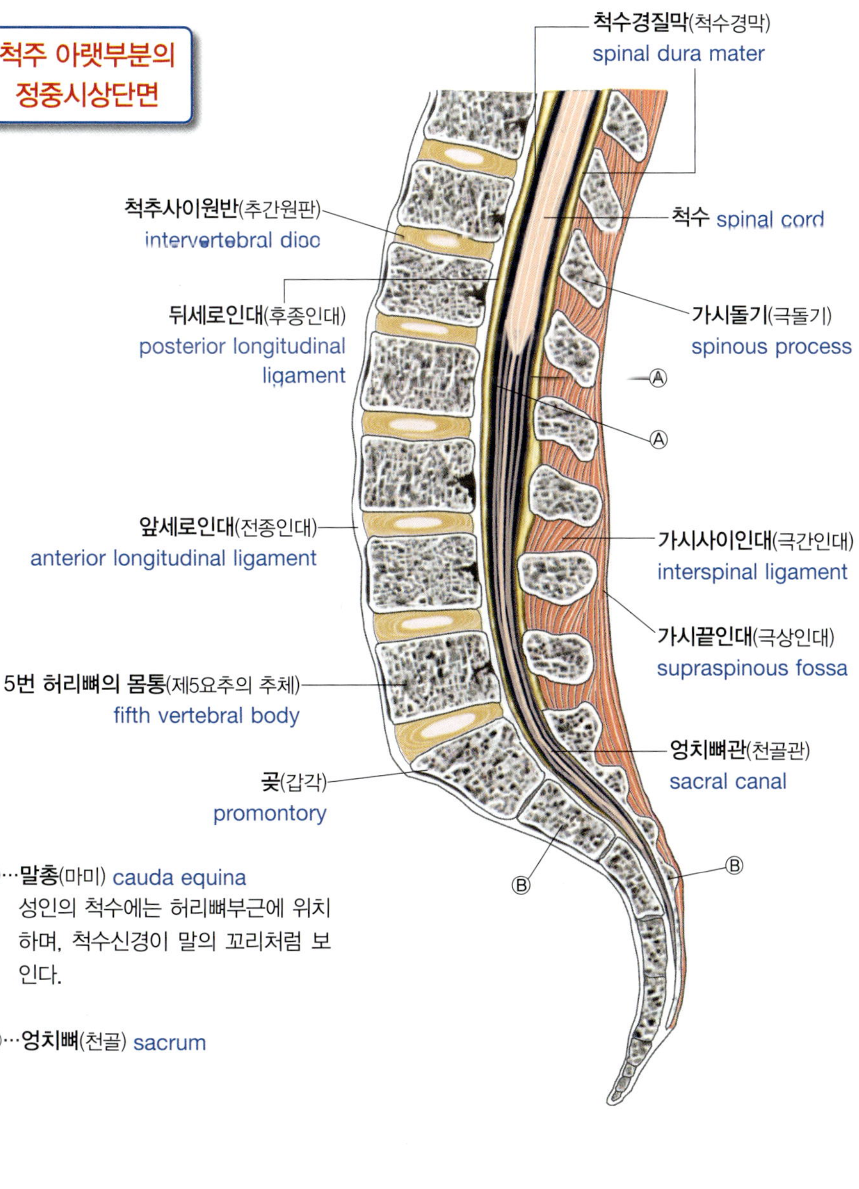

Ⓐ…**말총**(마미) cauda equina
성인의 척수에는 허리뼈부근에 위치하며, 척수신경이 말의 꼬리처럼 보인다.

Ⓑ…**엉치뼈**(천골) sacrum

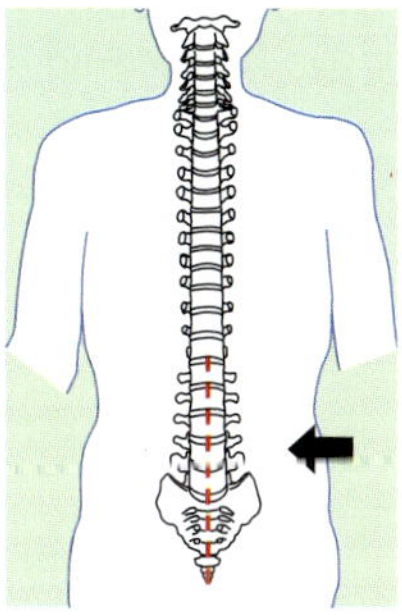

▲ 등뼈 하부에서 아래의 척주 정중시상단면을 왼쪽에서 본 그림

골반의 인대 Ligament of pelvis

골반을 구성하는 좌우 볼기뼈와 엉치뼈, 고리뼈의 각각의 이음새는 몇 개의 인대로 보강되어 있다.

▶ 인대를 제외한 골반(등면)

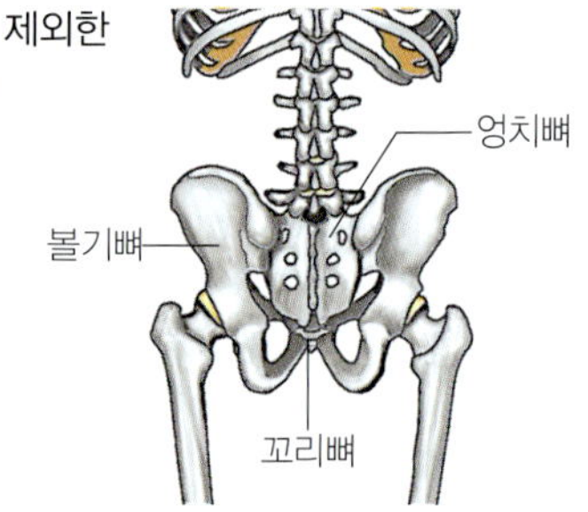

허리엉치관절과 그에 붙는 인대 (앞면 그림)【남성】

① **엉치뼈**(천골) sacrum

② **꼬리뼈**(미골) coccyx

Ⓐ…**허리엉치인대**(요천인대) lumbosacral ligament

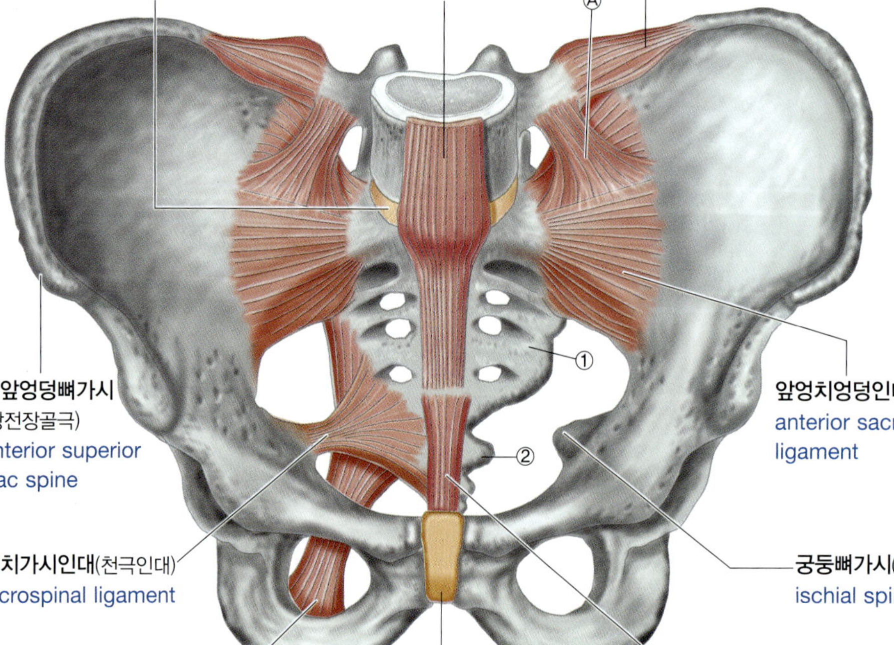

● 골반 인대의 특징

골반의 앞쪽에서 좌우 두덩뼈가 접하는 곳을 두덩결합이라고 한다. 좌우 두덩뼈 사이에는 섬유연골성 두덩사이원반이 들어가 있으며, 위모서리에는 위두덩인대, 하부의 두덩활에는 두덩활인대가 붙는다.

좌우 볼기뼈와 엉치뼈에 의한 엉치엉덩관절은 양 사이에 좁은 관절공간이 있지만, 복잡한 오목으로 구성되어 있는데다가 관절주머니나 몇 개의 인대가 지지하고 있기 때문에 가동성은 거의 없다. 엉치엉덩관절의 앞면에는 앞엉치엉덩인대가, 뒷면에는 뒤엉치엉덩인대가 강력하게 지탱하고 있다. 또한 뼈 사이에도 매우 강한 뼈사이엉치엉덩인대가 붙어있다.

허리엉치관절과 그에 붙는 인대 (뒷면 그림)【남성】

Ⓐ…**허리엉치인대**(요천인대) lumbosacral ligament

Ⓑ…**뒤엉치엉덩인대**(후천장인대) dorsal sacroiliac ligament

Ⓒ…**뼈사이엉치엉덩인대**(골간천장인대) interosseous sacroiliac ligament

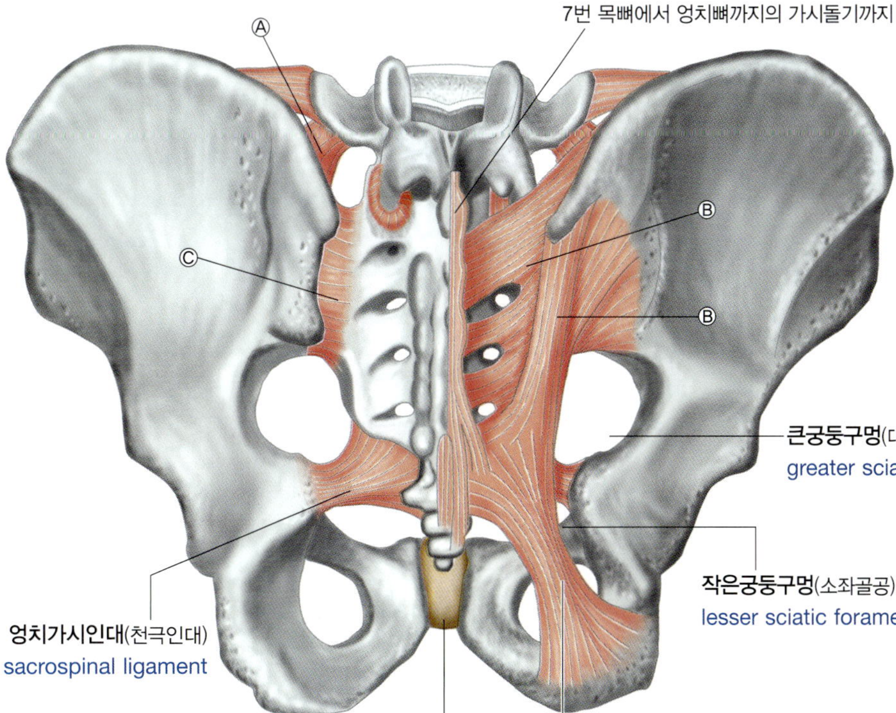

엉치엉덩관절(윗면 그림)【남성】

▶엉치엉덩관절이 있는 골반 부위를 위쪽에서 본 그림

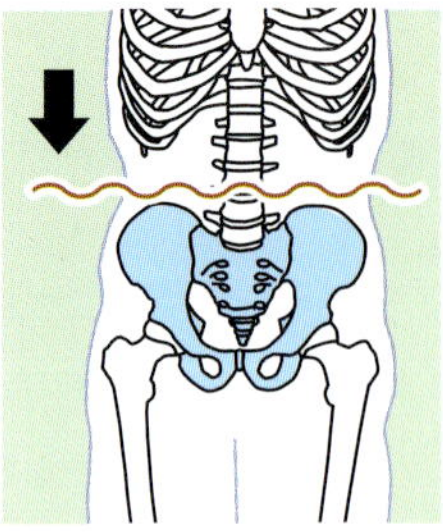

① **앞엉치꼬리인대**(전천미인대) anterior sacrococcygeal ligament

② **앞세로인대**(전종인대) anterior longitudinal ligament

③ **작은궁둥구멍**(소좌골공) lesser sciatic foramen

④ **엉치결절인대**(천결절인대) sacrotuberous ligament

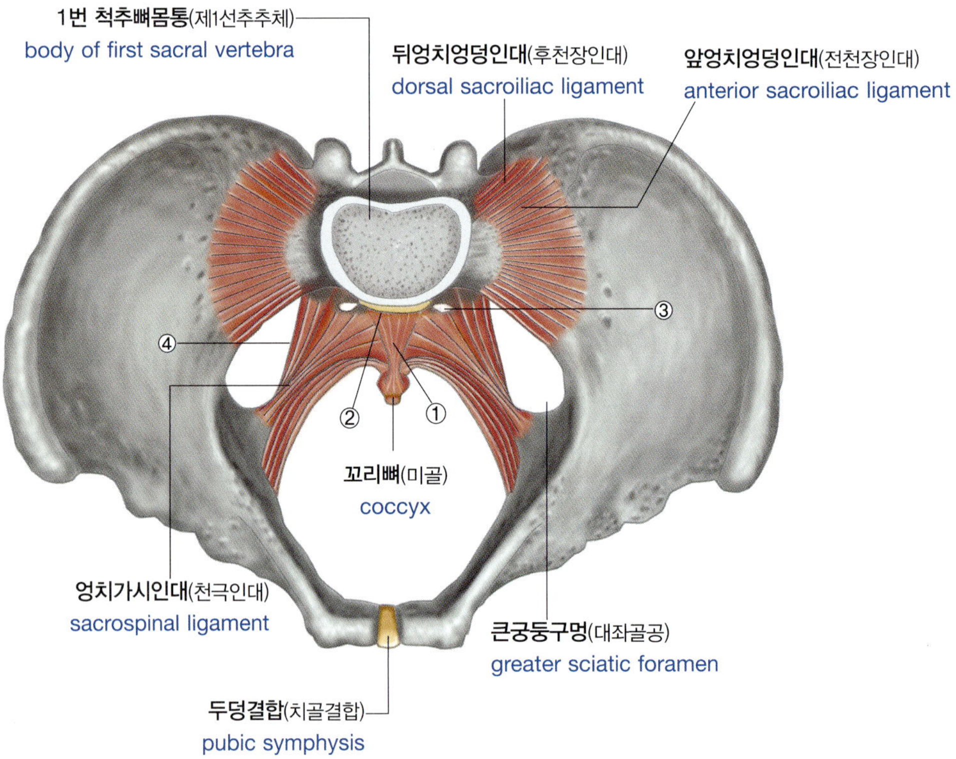

엉치뼈와 궁둥뼈는 궁둥뼈가시와 엉치뼈 · 꼬리뼈를 연결하는 엉치가시인대, 그 뒤를 교차하여 궁둥뼈결절과 엉치뼈를 연결하는 엉치결절인대 등이 지지하고 있다.

● 골반과 인대에 의해 형성된 구멍

골반 안 공간에는 골반뼈와 인대에 의해 몇 개의 구멍이 생긴다.

골반 아래 구멍(출구면)은 엉치가시인대와 엉치결절인대, 궁둥뼈, 두덩뼈로 구성된다.

엉치가시인대와 엉치결절인대에 의해 구분되어 생긴 상부의 구멍을 큰궁둥구멍이라고 한다. 여기에는 궁둥구멍근이나 궁둥신경 등이 지나고 있다. 또한, 엉치가시인대와 엉치결절인대가 교차하여 생긴 작은 구멍을 작은궁둥구멍이라고 한다. 여기에는 속폐쇄근의 힘줄이나 음부신경 등이 지나고 있다.

엉치엉덩관절(옆면 그림)【남성】

▶엉치엉덩관절이 있는 골반 부위를 왼쪽에서 본 그림

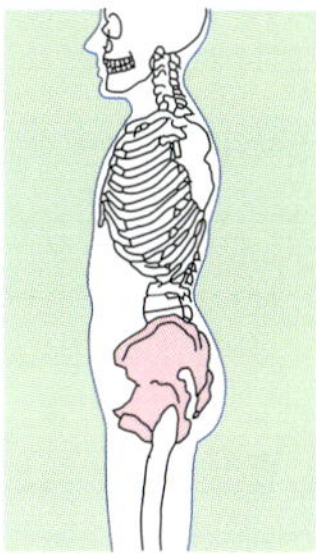

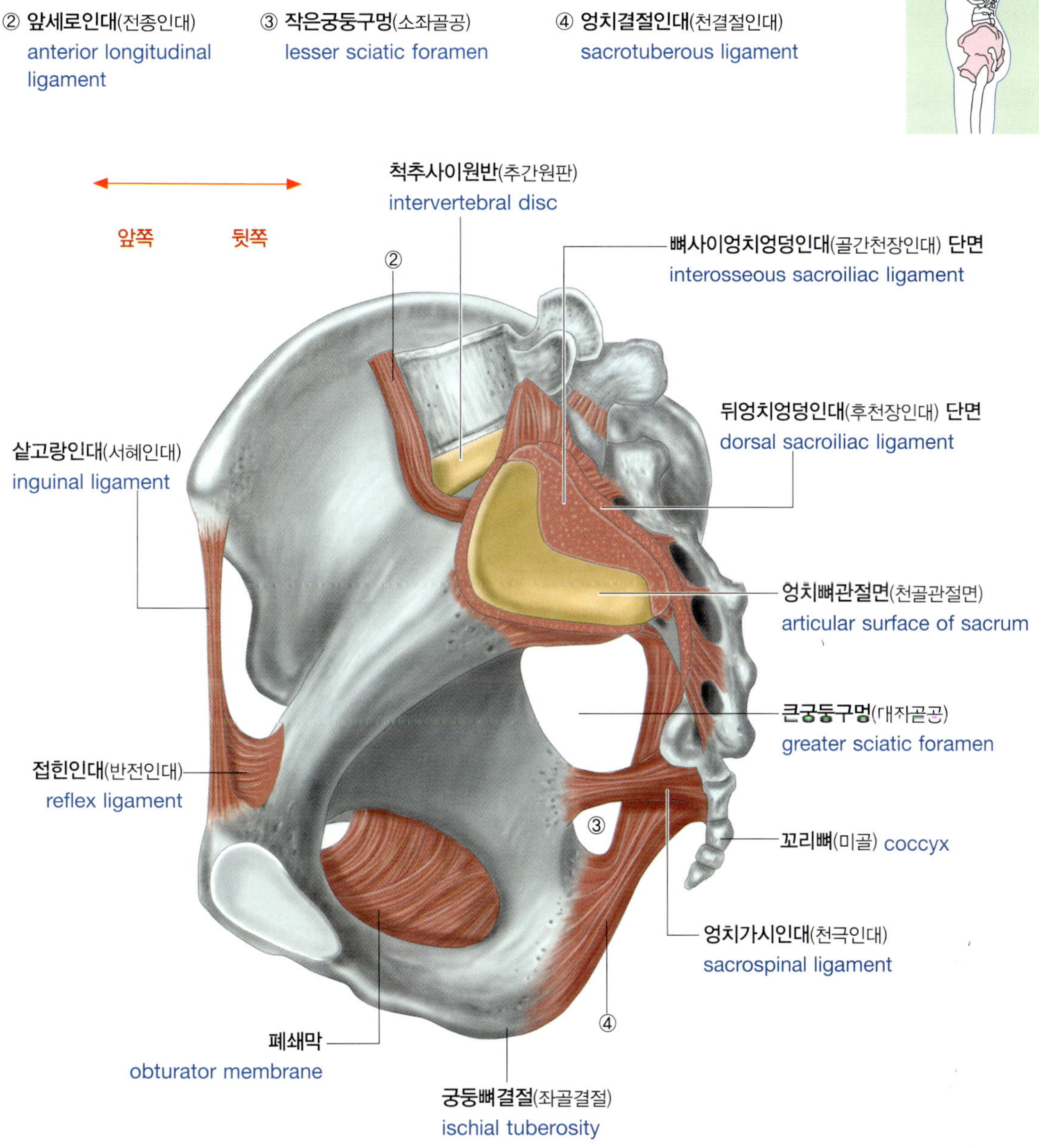

● 귀모양면에서 연결되는 엉치엉덩관절

그림은 왼쪽 볼기뼈를 빼낸 것을 왼쪽 옆에서 관찰하고 있다. 엉치뼈와 엉덩뼈관절면은 귀 모양을 하고 있어 귀모양면이라고 불린다. 그 뒷부분은 짧고 강한 뼈사이엉치엉덩인대로 연결되어 있다.

엉덩관절(고관절) Hip joint

엉덩관절은 골반의 볼기뼈절구에 넙다리뼈머리가 들어가 있는 형태를 띠고 있다. 절구관절이지만, 가동영역은 같은 절구관절인 어깨관절보다 좁다.

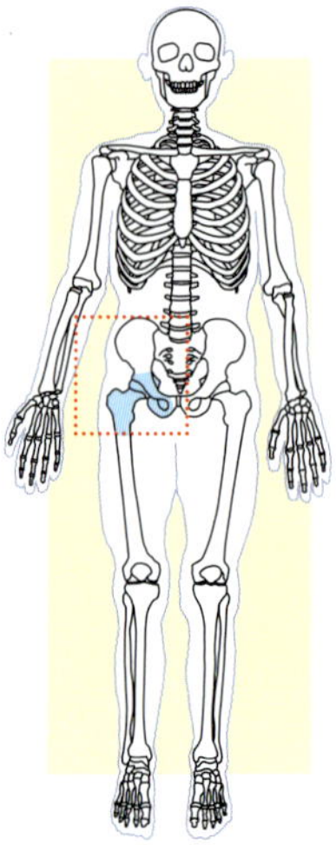

▲ 앞쪽에서 본 엉덩관절의 위치

엉덩넙다리인대와 두덩넙다리인대(앞면, 오른쪽)

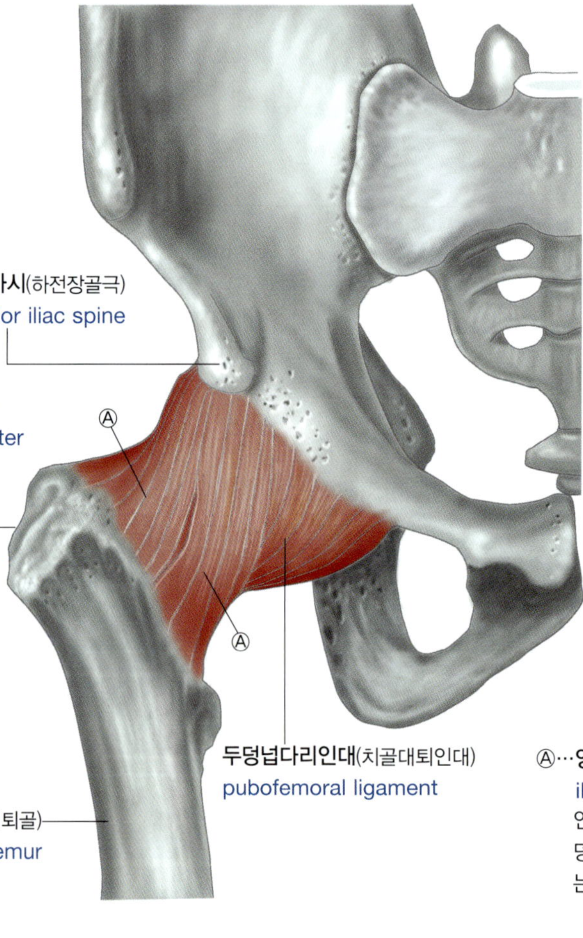

Ⓐ…**엉덩넙다리인대**(장골대퇴인대)
iliofemoral ligament
인체 최대의 인대. 선 자세에서 엉덩관절에서 위가 뒤쪽으로 넘어지는 것을 방지하는 역할을 한다.

● 엉덩관절의 특징

거의 둥근 모양인 넙다리뼈머리가 볼기뼈절구에 들어간다. 넙다리뼈머리는 그 반 이상이 볼기뼈절구 안에 들어가기 때문에 가동영역이 제한된다. 그렇지만, 절구관절이기 때문에 굽힘과 폄, 모음과 벌림, 회전, 돌림이 가능하다.

관절은 골반과 넙다리뼈를 연결하는 몇 개의 인대로 보강된다. 앞면에는 엉덩뼈와 넙다리뼈를 연결하는 엉덩넙다리인대, 두덩뼈와 넙다리뼈를 연결하는 두덩넙다리인대가 보인다. 뒷면에는 궁둥넙다리인대가 있다.

● 엉덩관절의 내부 구조

아래 그림은 엉덩관절을 관상면에서 절단하여 관찰하고 있다.

넙다리뼈머리의 표면과 볼기뼈절구의 반달면(초승달 모양 부분)에는 관절연골이 붙어있다. 관절 안에는 넙다리뼈머리와 볼기뼈를 연결하는 넙다리뼈머리인대가 붙는다.

관절은 관절주머니로 싸며, 그 가쪽을 인대가 보강하고 있다. 관절주머니의 내막은 윤활막으로, 관절 안에 윤활액을 분비하여 관절의 움직임을 매끄럽게 한다.

※ 윤활막을 가지고 있는 관절(윤활막관절)은 윤활액에 의해 움직임이 부드러워지기 때문에 그만큼 관절을 안정시키기 위한 강한 인대가 필요해진다. 엉덩관절도 관절주머니의 가쪽이 폭이 넓은 인대에 의해 싸여있다.

엉덩넙다리인대와 두덩넙다리인대의 관상단면(앞면, 오른쪽)

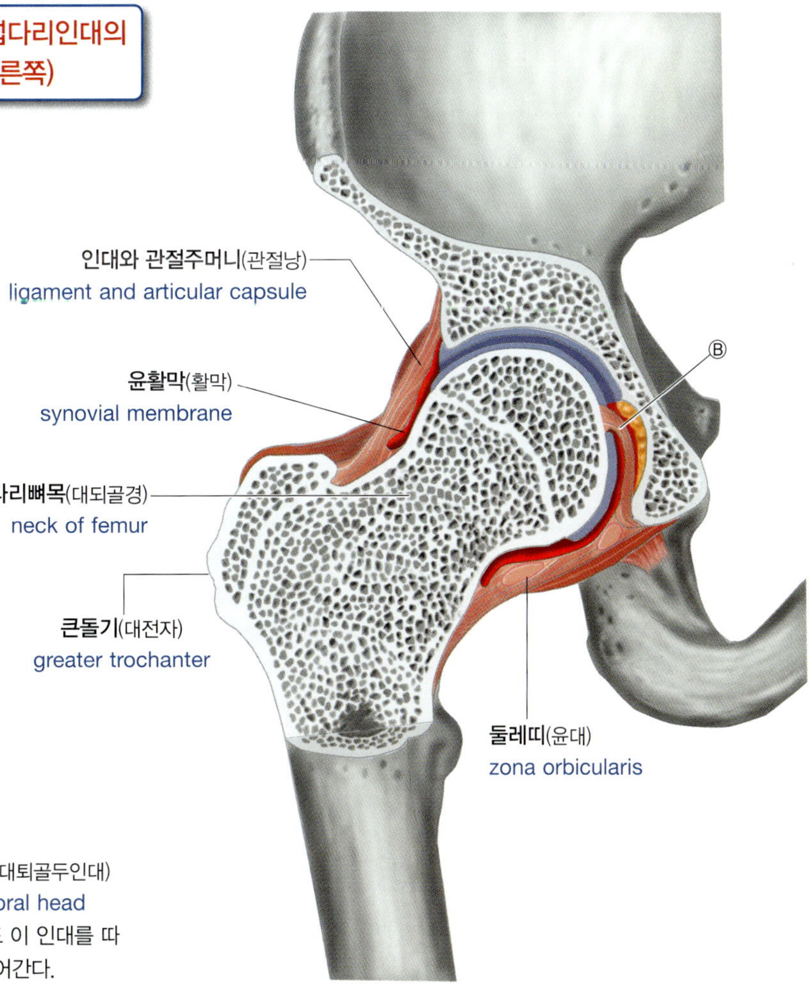

Ⓑ…**넙다리뼈머리인대**(대퇴골두인대)
ligament of femoral head
관절안인대. 혈관도 이 인대를 따라서 관절 안에 들어간다.

무릎관절(슬관절) Knee joint

무릎관절에는 넙다리뼈, 종아리의 정강뼈와 종아리뼈, 무릎뼈가 관련되어 있다. 무릎관절은 굽힘 · 폄에 더하여 굽힘자세에서는 다소의 회전운동이 가능하다.

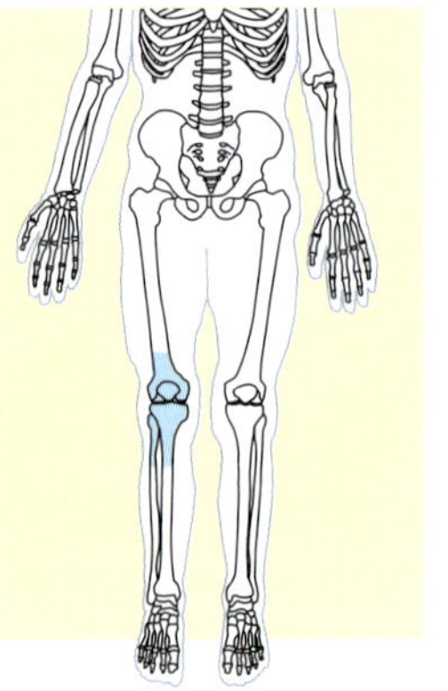

▲ 앞쪽에서 본 무릎관절의 위치

무릎관절 앞면(오른쪽)

Ⓐ…**무릎뼈**(슬개골) patella
(설명 다음 페이지)

Ⓑ…**가쪽관절융기**(외측과) lateral condyle

Ⓒ…**안쪽관절융기**(내측과) medial condyle

Ⓓ…**위관절면**(상관절면)
superior articular surface

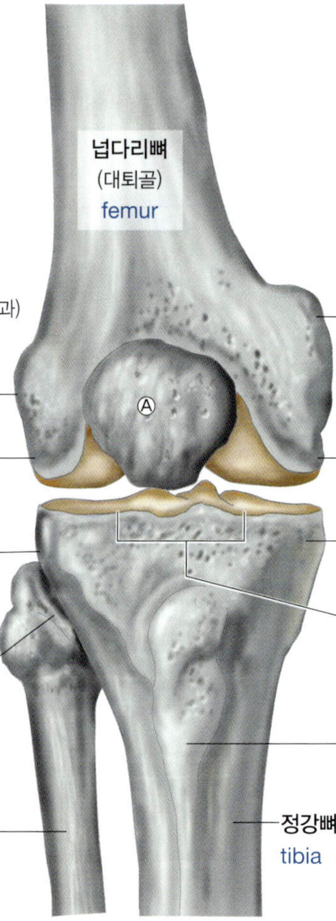

무릎인대가 붙는다. 무릎인대는 넙다리네갈래근의 힘줄이 무릎뼈를 감싼 후 늘어나는 힘줄로, 무릎힘줄이라고도 한다.

● 무릎관절의 특징

무릎관절에는 세 개의 관절이 관련되어 있다. 첫째로 넙다리뼈와 정강뼈에 의한 넙다리정강뼈관절, 둘째로 넙다리네갈래근힘줄 안에 있는 무릎뼈가 넙다리뼈 아래끝에 접하고 있는 부분의 무릎넙다리관절, 셋째로 종아리뼈와 정강뼈가 접하는 정강종아리관절이다. 종아리뼈는 넙다리뼈에는 접하고 있지 않기 때문에 직접 무릎의 움직임에는 관여하지 않지만, 그와 관련된 인대나 근육이 부착되는 장소로서 중요하다.

무릎관절은 인체에서 가장 큰 관절로, 보조장치도 많으며, 복잡한 구조를 이루고 있다.

넙다리뼈아래끝의 가쪽관절융기와 안쪽관절융기, 무릎뼈관절면에는 각각의 연골로 싸여있다. 정강뼈의 가쪽관절융기와 안쪽관절융기의 관절면에 넙다리뼈의 가쪽관절융기와 안쪽관절융기가 타지만, 이 사이에 완충재가 되는 안쪽 · 가쪽반달이 있다. 관절은 관절주머니로 싸여있으며, 그 내막의 윤활막으로부터 윤활액이 분비되어 관절의 움직임을 매끄럽게 한다. 또한 몇 개의 인대나 근육힘줄이 관절 내부와 외부에 붙는다. 무릎뼈는 넙다리네갈래근힘줄 안에 묻혀있으며, 무릎을 굽히거나 폄으로 인해 넙다리네갈래근이 넙다리뼈에서 마찰이 가해지는 것을 방지하고 있다.

무릎관절인대 앞면(오른쪽)

Ⓐ…**무릎뼈**(슬개골) patella
넙다리네갈래근힘줄에 싸여 숨어있다.

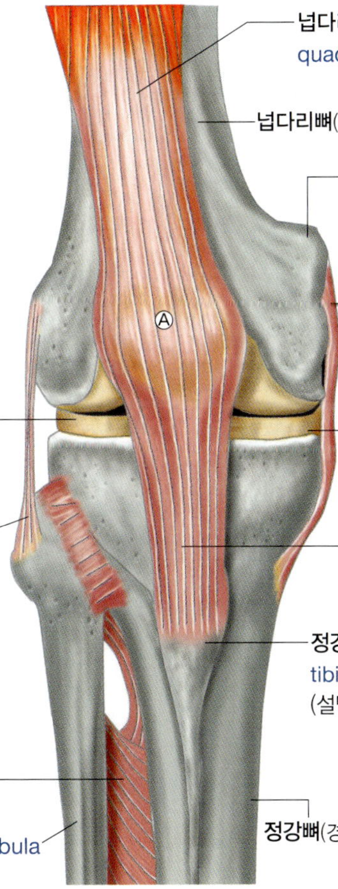

● 무릎관절을 견고하게 하는 인대

무릎관절은 정강뼈 위에 넙다리뼈가 타고 있는 관절이지만, 심한 운동을 견딜 수 있도록 견고한 구조가 필요하다. 때문에 관절 안이나 주위에 몇 개의 인대가 있으며, 그 구조를 지지하고 있다. 특히 관절 안에 있는 앞 · 뒤십자인대와 가쪽곁인대, 안쪽곁인대가 중요하다.

무릎관절 뒷면(오른쪽)

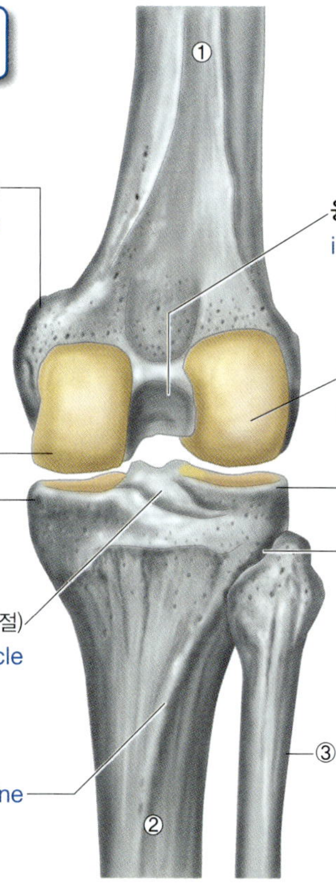

▶ 오른쪽 무릎관절을 뒷쪽에서 본 그림

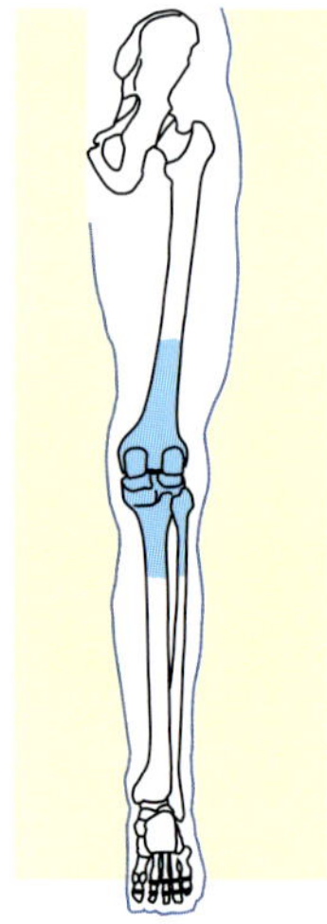

① **넙다리뼈**(대퇴골) femur
② **정강뼈**(경골) fibia
③ **종아리뼈**(비골) fibula

무릎관절 인대 뒷면(오른쪽)

Ⓐ…**관절주머니**(관절낭) articular capsule
관절주머니는 몇 개의 인대나 근육힘줄에 의해 보강되어 있다.

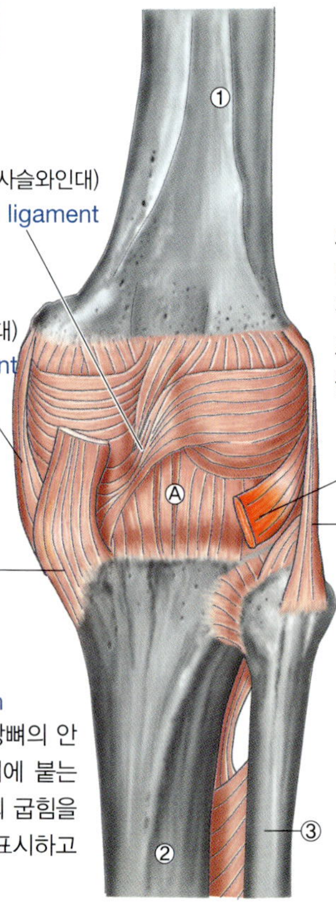

오금근(슬와근) popliteus
넙다리뼈 안쪽관절융기부터 정강뼈 뒷면에 붙는 근육으로 무릎관절의 굽힘과 안쪽 돌림을 행한다.

반막근힘줄(반막양근건)
semimembranosus tendon
반막근은 골반의 궁둥결절로부터 정강뼈의 안쪽관절융기와 넙다리뼈 가쪽관절융기에 붙는 근육으로 엉덩관절의 폄과 무릎관절의 굽힘을 행한다. 그림은 정강뼈의 부착부만 표시하고 있다.

무릎관절 가쪽면(오른쪽)

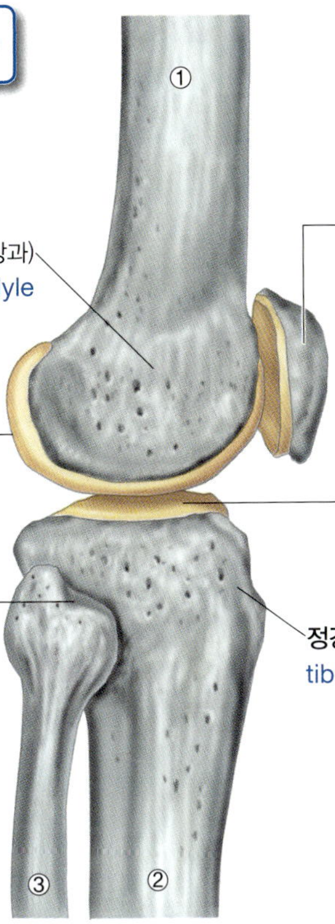

종아리뼈는 무릎관절에는 직접 관여하지 않지만, 인대 등의 부착부위로서 중요.

▶ 오른쪽 무릎관절을 가쪽에서 본 그림

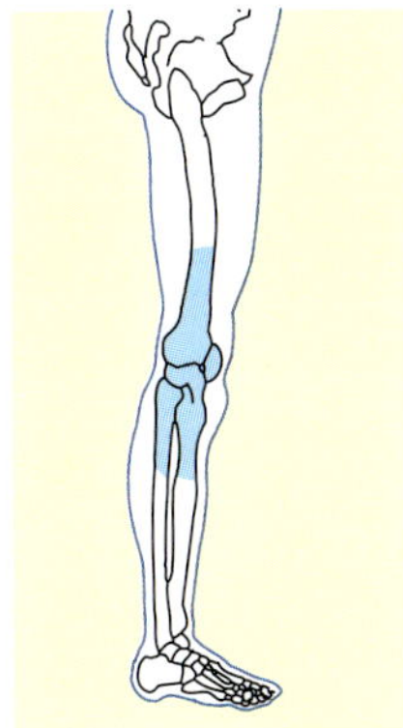

① **넙다리뼈**(대퇴골) femur
② **정강뼈**(경골) fibia
③ **종아리뼈**(비골) fibula

⊙ 넙다리뼈와 정강뼈(반달판막)의 접촉면은 선 자세에서 가장 넓고 안정된다.

무릎관절인대 가쪽면(오른쪽)

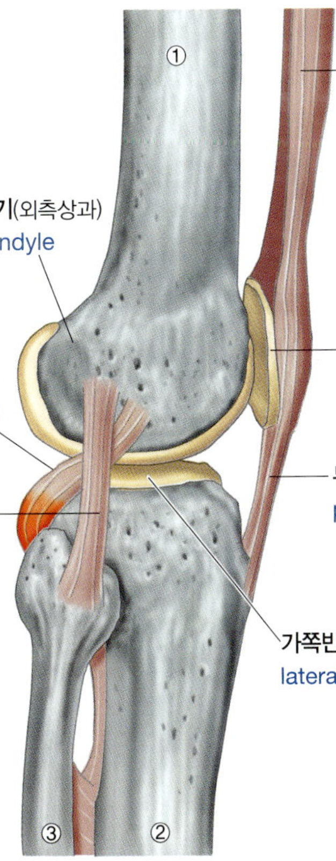

⊙ 넙다리뼈 가쪽위관절융기부터 종아리뼈 머리 앞쪽에 붙는다. 둥근 끈 모양으로 안쪽곁인대보다 가늘고 짧다. 가쪽반달과는 붙어있지 않다. 무릎관절 가로 방향의 동요를 막는 작용을 한다. 곁인대는 무릎의 폄 위치에서 팽팽하게 당겨지며, 굽힘 위치에서는 느슨해진다.

무릎관절 안쪽면(오른쪽)

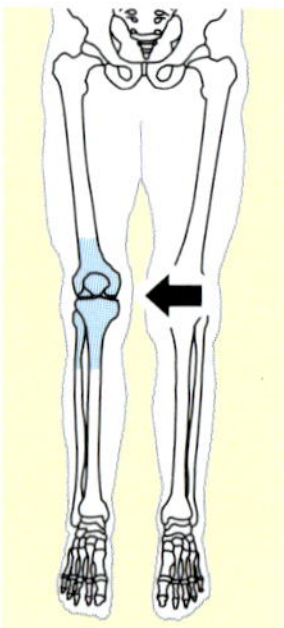

▲ 무릎관절을 안쪽에서 본 그림

① **넙다리뼈**(대퇴골) femur
② **정강뼈**(경골) fibia
③ **종아리뼈**(비골) fibula

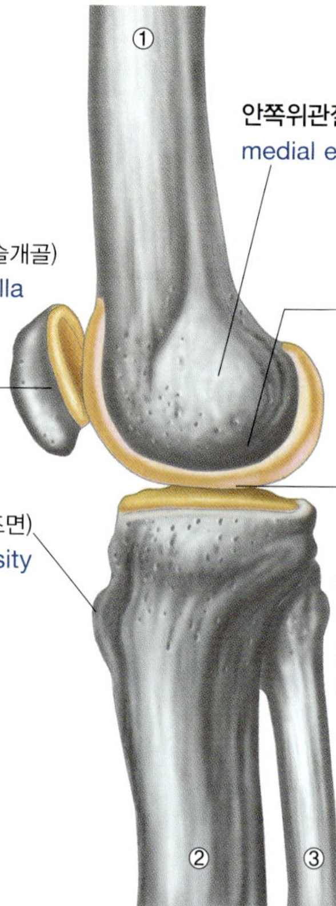

무릎관절인대 안쪽면(오른쪽)

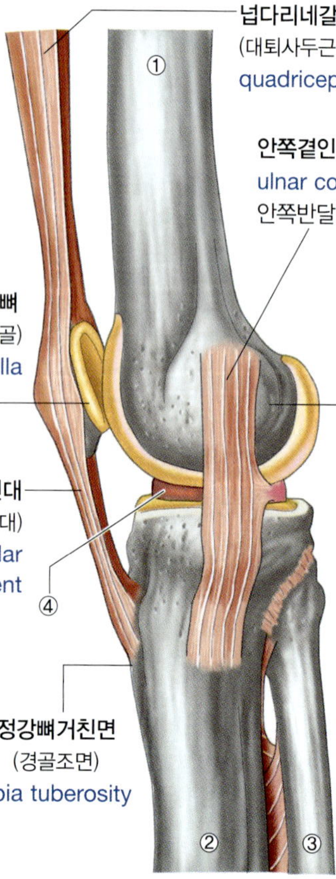

● 안쪽곁인대

넙다리뼈 안쪽위관절융기부터 정강뼈의 안쪽관절융기 및 정강뼈 안쪽에 걸쳐서 넓은 범위에 붙는다. 편평한 띠 모양의 인대로, 가쪽곁인대보다 길다. 중간에 안쪽반달판막과 부착되기 때문에 비틀어지는 동작 등에 의해 손상되기 쉽다.

● 반달(판막)

정강뼈 위관절면에는 완충재가 되는 가쪽·안쪽반달이 있다. 가쪽반달은 거의 원형으로 조금 작고, 안쪽반달은 초승달 모양이다. 안쪽반달은 안쪽곁인대에 부착되어 있기 때문에 반달 및 인대와도 무릎의 강한 염전 등에 의해 손상되기 쉽다. 가쪽반달은 가쪽곁인대에는 부착되어 있지 않다.

무릎관절(앞 위쪽에서 본 단면 그림 오른쪽)

※ 앞 · 뒤 십자인대의 명칭은 정강뼈에 붙는 장소에 따라 정해진다.

Ⓐ…**앞십자인대**(전십자인대)※ anterior cruciate ligament

Ⓑ…**뒤십자인대**(후십자인대)※ posterior cruciate ligament

Ⓒ…**안쪽곁인대**(내측측부인대) ulnar collateral ligament (설명 다음 페이지)

Ⓓ…**가쪽곁인대**(외측측부인대) radial collateral ligament

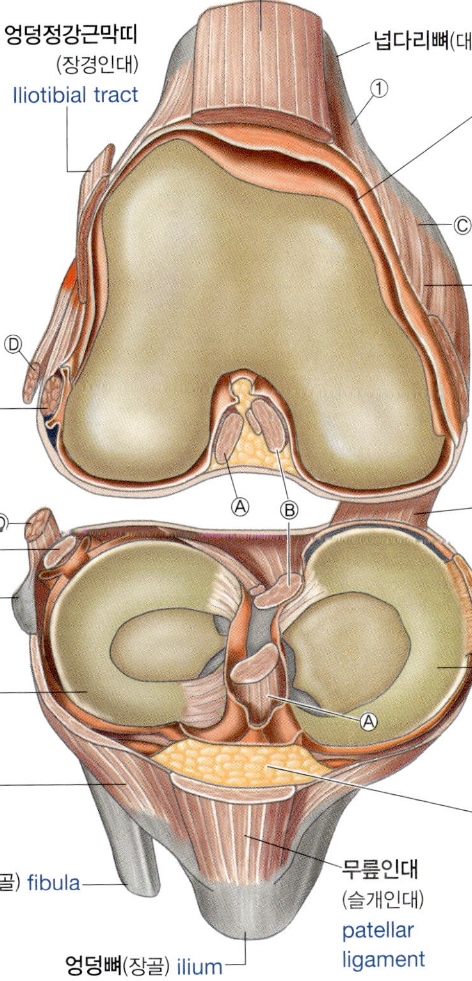

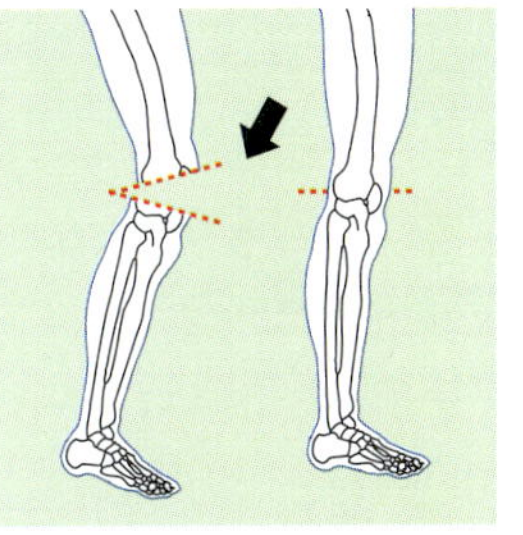

▲ 무릎관절의 절단면을 위 비스듬한 방향에서 본 그림

● 십자인대

무릎관절 내부에는 앞뒤로 교차하는 앞십자인대(ACL)와 뒤십자인대(PCL)가 있으며, 무릎관절의 앞뒤 동요를 방지한다. 앞십자인대는 정강뼈의 관절융기사이(가쪽관절융기와 안쪽관절융기 부분)의 안쪽 부분에서 뒤가쪽으로 상행하여 넙다리뼈 가쪽관절융기의 안쪽부위에 붙는다. 뒤십자인대는 정강뼈 관절융기 사이의 뒤안쪽에서 앞안쪽으로 상행하여 넙다리 안쪽관절융기의 가쪽면에 붙는다.

발의 인대 Ligament of the foot

발부위에는 종아리의 정강뼈와 종아리뼈, 발목뼈, 발허리뼈, 발가락뼈가 있으며, 연결부위가 많다. 그 뼈들의 연결부위는 견고하고 안정되어야 하기 때문에 이것을 지지하는 인대도 많다.

▶ 오른쪽 발의 인대를 좌우 옆쪽에서 본 그림

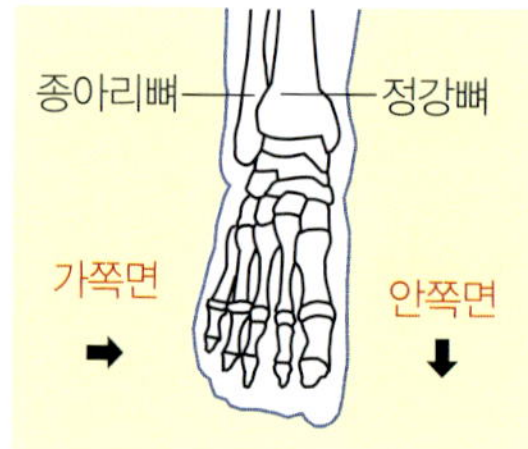

발의 인대(안쪽면, 오른쪽 다리)

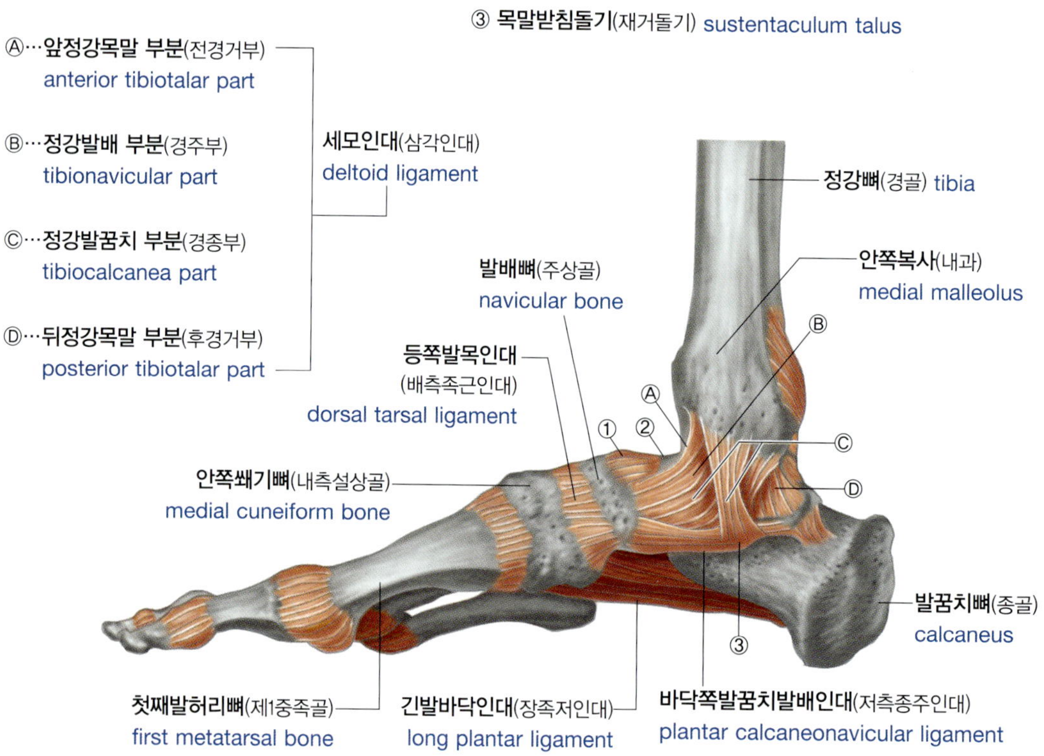

발 인대의 특징

발부위 안쪽 인대

발목관절 안쪽에는 정강뼈 안쪽복사에서 기시하여 발목뼈에 세모 모양으로 펼쳐지는 안쪽인대(세모인대)가 있다. 세모인대는 4개의 부분으로 나눠어져 있다. 모두 다 정강뼈에서 목말뼈 앞쪽 안에 붙는 앞정강목말부위(앞정강목말인대), 목말뼈의 목말받침돌기에 붙는 정강발꿈치부위(정강발꿈치인대), 목말뼈 뒤쪽 안에 붙는 뒤정강목말부위(뒤정강목말인대)이다. 이 안쪽인대는 발목관절의 가쪽번짐 시에 관절을 지탱한다.

● 발부위 가쪽인대

발목관절 가쪽인대는 전체적으로 안쪽보다 약하다. 종아리뼈와 목말뼈 앞쪽을 연결하는 앞발꿈치종아리인대, 종아리뼈와 목말뼈를 연결하는 발꿈치종아리인대, 종아리뼈와 목말뼈의 뒤쪽을 연결하는 뒤발꿈치종아리인대를 합쳐서 가쪽인대라고 불린다.

발부위 염좌

⊙ 가쪽인대는 발목관절의 안쪽번짐 시에 관절을 지탱한다. 발목관절의 외상에는 안쪽번짐에 의한 염좌가 많으며, 이 경우 가쪽인대를 손상시킨다.

발의 인대(가쪽면, 오른쪽 다리)

① **등쪽목말발배인대**(배측거주인대) dorsal talonavicular ligament

② **목말뼈**(거골) talus

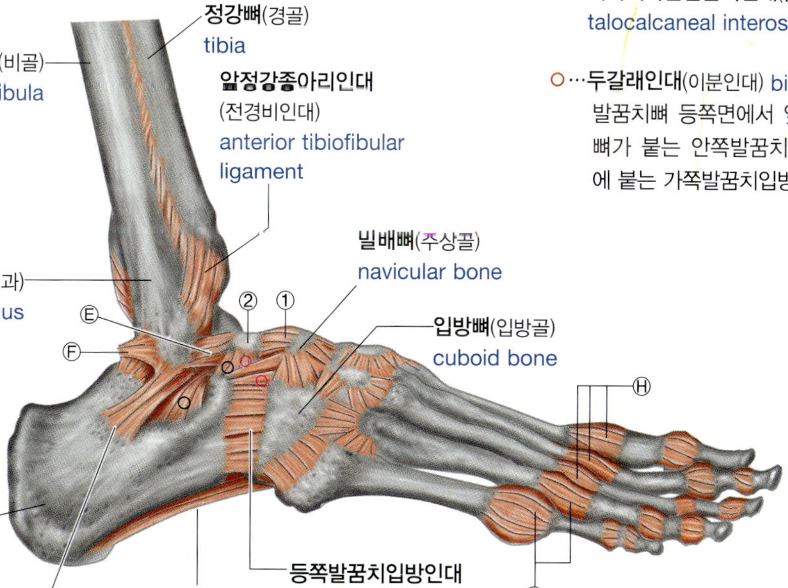

Ⓗ…**발허리발가락관절주머니**(중족지절관절낭) metatarsophalangeal articular capsule

● 발목뼈, 발허리뼈, 발가락뼈 사이 인대

발부위의 각각의 뼈가 접하는 부분에는 모두 인대가 붙어있다. 발목뼈들을 연결하는 인대는 발목인대로 총칭되며, 발등 쪽을 등쪽발목인대, 발바닥 쪽을 바닥발목인대라고 한다. 또한 발목뼈 사이의 관절면에도 짧은 뼈사이인대가 있다.

먼쪽의 발목뼈와 발허리뼈를 연결하는 발목발허리인대(등쪽, 발바닥 쪽 모두), 발목뼈를 옆으로 연결하는 발허리인대(발등 쪽, 발바닥 쪽 모두) 등이 있다. 일반적으로 발등 쪽보다 발바닥 쪽인대가 강인하다.

오른쪽 발 인대

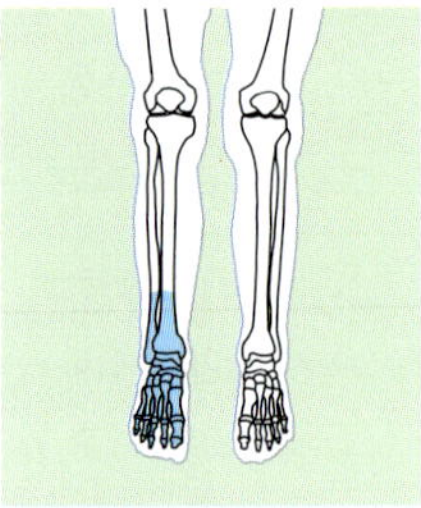

▲ 오른쪽 발의 인대를 앞쪽에서 본 그림

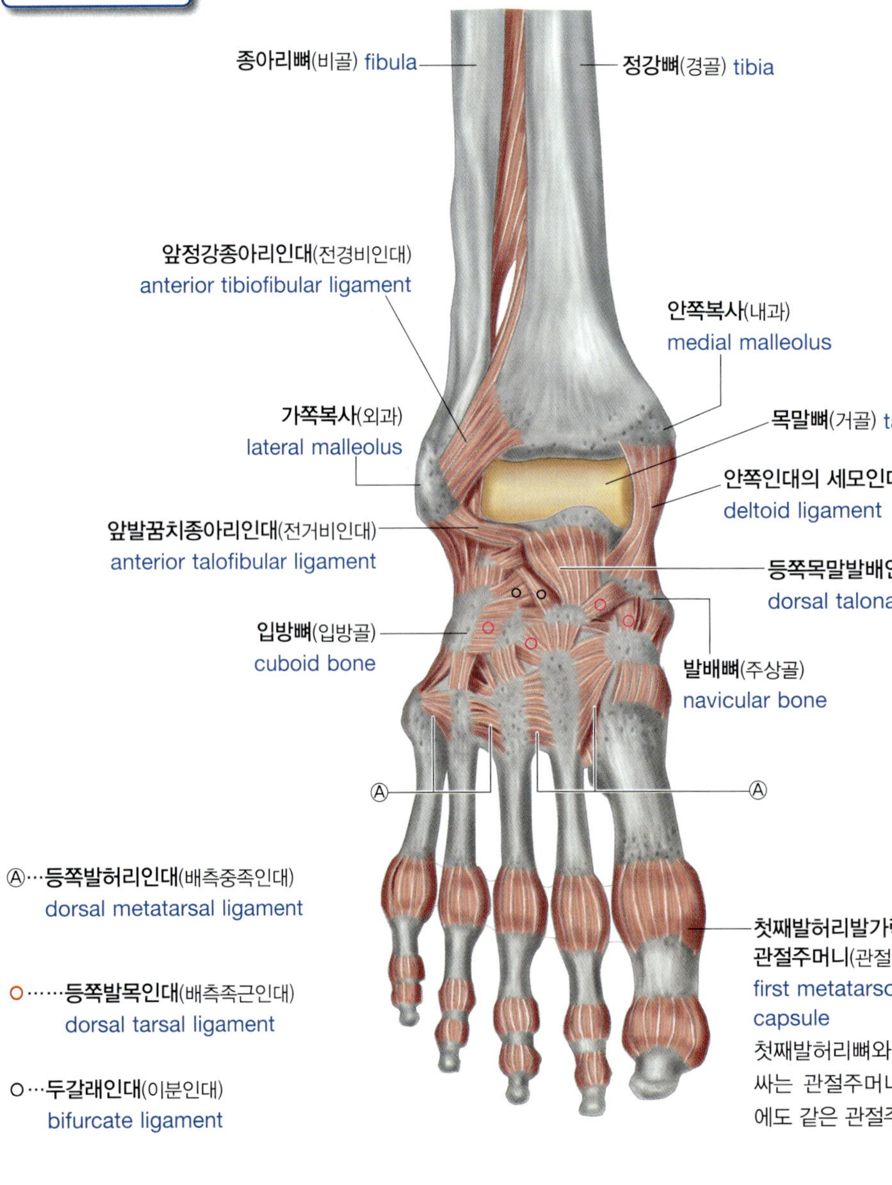

찾아보기

신용어	구용어	영문	페이지
갈비뼈몸통	늑골체	body of rib	68
갈비뼈활	늑골궁	costal arch	65
갈비연골	늑연골	costal cartilage	65, 68, 135
갈비오목	늑골와	costal facet	100
갈비척주관절	늑추관절	costovertebral joint	134
갈비패임	늑골절흔	costal notch	68
결절사이고랑	결절간구	intertubercular groove	80, 138
결절사이윤활집	결절간윤활초	vagina synovialis intertubercularis	138
경사무릎인대	사슬와인대	oblique popliteal ligament	160
곁인대	측부인대	collateral ligament	146, 148, 149
고리가로돌기	환추횡돌기	transeverse process of atlas	97
고리가로인대	환추횡인대	transverse ligament of atlas	133
고리뒤통수관절	환추후두관절	atlantooccipital joint	97, 132
고리뼈	환추(제1경추)	atlas	93, 94, 96, 97
고리십자인대	환추십자인대	cruciate ligament of atlas	133
고리인대	윤상인대	annular ligament	143, 144, 145
고막	고막	tympanic membrane	44
고막틀 부분	고실부	tympanic part	27, 43
고실(가운데귀)	고실(중이)	tympanic cavity(middle ear)	44
골반	골반	pelvis	112
곶	갑각	promontory	93, 104, 106, 151
관상봉합	관상봉합	coronal suture	23, 25, 26, 27, 32, 33
관자돌기	측두돌기	temporal process	51
관자면	측두면	temporal surface	51
관자모서리	측두연	temporal margin	51
관자뼈	측두골	temporal bone	23, 24, 27, 32
관자아래면	측두하면	infratemporal surface	56
관절결절	관절결절	articular tubercle	43
관절내인대	관절내인대	intraarticular ligament	134
관절돌기	관절돌기	articular process	27, 30
관절아래결절	관절하결절	infraglenoid tubercle	76, 77
관절오목	관절와	glenoid cavity	77, 84, 136
관절원반	관절원판	articular disc	130
관절위결절	관절상결절	supraglenoid tubercle	77
관절융기관	과관	condylar canal	28, 41
관절주머니	관절낭	articular capsule	130, 137, 138, 139, 148, 160
관절주머니섬유막	관절낭섬유막	fibrous membrane of articular capsule	144, 163
관절주머니윤활막	관절낭활막	synovial membrane of articular capsule	163
광대돌기	협골돌기	zygomatic process	36, 37, 43, 56, 57
광대뼈	협골	zygomatic bone	23, 27, 32
광대얼굴구멍	협골안면공	zygomaticofacial foramen	51
광대활	협골궁	zygomatic arch	27, 28
궁둥뼈가시	좌골극	ischial spine	110, 112, 113, 114, 115, 116, 117
궁둥뼈결절	좌골결절	ischial tuberosity	110, 112, 113, 114, 116, 117, 155
궁둥뼈몸통	좌골체	body of ischium	117
귀관	이관	auditory tube	44
귀모양면	이상면	auricular surface	105, 106

[ㅁ]

신용어	구용어	영문	페이지
[ㅅ]			
샅고랑인대	서혜인대	inguinal ligament	155
세로다발	종속	longitudinal fasciculus	133
세모근거친면	삼각근조면	deltoid tuberosity	80
세모뼈	삼각골	triquetrum bone	86, 87, 88, 89, 148
세모인대	삼각인대	deltoid ligament	164, 166
소뇌오목	소뇌후두와	cerebellar fossa	40
속귀길	내이도	internal acoustic meatus	29, 30, 42
속귀신경	내이신경	vestibulocochlear nerve	44
속뒤통수뼈융기	내후두융기	internal occipital protuberance	29, 40
속판	내판	internal table	26
손가락뼈	지골	phalanx	73
손목관절	요골수근관절	Radiocarpal joint	73, 82, 145
손목관절면	수근관절면	carpal articular surface	84
손목뼈	수근골	carpal bone	73, 83, 86
손목손허리관절	수근중수관절	carpometacarpal joint	82
손배뼈	주상골	scaphoid bone	86, 87, 88, 89, 90
손허리뼈	중수골	metacarpal bone	73, 82, 86, 88, 90, 149
손허리손가락관절	중수지절관절(MP관절)	metacarpophalangeal joint	149
솟을뼈	융추(제7경추)	vertebra prominens	93, 94, 96
송곳니	견치	canine	60, 61
수직판	수직판	perpendicular plate	48, 49, 54, 55
수평판	수평판	horizontal plate	55
시각신경관	시신경관	optic canal	29, 34, 47
시각신경교차고랑	시신경교차구	sulcus chiasmatis	29, 47
시상봉합	시상봉합	sagittal suture	24, 25, 26, 33
시옷봉합	람다상봉합	lambdoid suture	24, 25, 26, 27, 32, 33
쐐기뼈	설상골	cuneiform	109, 110
[ㅇ]			
아래각	하각	inferior angle	76, 77
아래갈비오목	하늑골와	inferior costal facet	100, 101, 135
아래관절공간	하관절강	inferior articular cavity	130
아래관절돌기	하관절돌기	inferior articular process	96, 100, 102
아래관절면	하관절면	inferior articular surface	98, 102, 150
아래눈확틈새	하안와열	inferior orbital fissure	34
아래뒤엉덩뼈가시	하후장골극	posterior inferior iliac spine	110, 114, 116
아래모서리	하연	inferior margin	52
아래목덜미선	하항선	inferior nuchal line	41
아래앞엉덩뼈가시	하전장골극	anterior inferior iliac spine	109, 112, 113, 115, 116, 117, 156
아래정강종아리관절	하경비관절	inferior tibiofibular joint	120
아래코길	하비도	inferior nasal meatus	30, 31, 35, 57
아래코선반	하비갑개	inferior nasal concha	23, 30, 31, 35
아래턱뼈	하악골	mandible	23, 24, 27, 32
아래팔	전완	forearm	73, 82

[ㅈ]

신용어	구용어	영문	페이지
코가시	비극	nasal spine	36, 37
코면	비강면	nasal surface	50
코모서리	비골연	nasal border	37
코뼈	비골	nasal bone	23, 27, 32
코선반능선	비갑개릉	conchal crest	54, 57
코패임	비절흔	nasal notch	56
콩알뼈	두상골	pisiform bone	86, 87, 89, 146
큰결절	대결절	greater tubercle	74, 75, 80, 137, 139
큰궁둥구멍	대좌골공	greater sciatic foramen	153, 154, 155
큰궁둥패임	대좌골절흔	greater sciatic notch	114
큰날개	대익	greater wing	46, 47
큰날개눈확면	대익안와면	orbital surface of greater wing	46
큰돌기	대전자	greater trochanter	109, 110, 118, 119, 156, 157
큰마름뼈	대능형골	trapezium bone	86, 88, 89, 90
큰마름뼈결절	대능형골결절	tubercle of trapezium	86, 146
큰뿔	대각	greater horn	62
큰어금니	대구치	molar	61
큰입천장구멍	대구개공	greater palatine foramen	28, 60
큰후두구멍	대후두공(대공)	foramen magnum	28, 29, 40, 41, 132

[ㅌ]

신용어	구용어	영문	페이지
타원구멍	난원공	foramen ovale	28, 29, 47
턱관절	악관절	temporomandibular joint	130, 131
턱관절오목	하악와	mandibular fossa	43
턱끝가시	이극	mental spine	58
턱끝구멍	이공	mental foramen	23, 27, 59
턱끝융기	이융기	mental protuberance	59
턱목뿔근선	악설골근선	mylohyoid line	59
턱목뿔근신경고랑	악설골근신경구	mylohyoid groove	59
턱밑샘오목	악하선와	submandibular fossa	59
턱뼈가지	하악지	ramus of mandible	58
턱뼈각	하악각	mandibular angle	59
턱뼈구멍	하악공	mandibular foramen	30, 59
턱뼈머리	하악두	head of mandible	58, 59
턱뼈목	하악경	neck of mandible	59
턱뼈패임	하악절흔	mandibular notch	59
턱뼈혀돌기	하악소설	lingula of mandible	131

[ㅍ]

신용어	구용어	영문	페이지
파열구멍	파열공	foramen lacerum	28
판사이층	판간층	diploe	26
팔꿈치머리	주두	olecranon	74, 85, 141, 142
팔꿈치오목	주두와	olecranon fossa	81, 142

신용어	구용어	영문	페이지
팔꿉관절	주관절	elbow joint	73, 83, 140
폐쇄구멍	폐쇄공	obturator foramen	109, 110, 112, 113, 116, 117
폐쇄막	폐쇄막	obturator membrane	155
피라미드	추체	pyramid	42

[ㅎ]

신용어	구용어	영문	페이지
해부목	해부경	anatomical neck	80, 81
허리뼈	요추	lumbar vertebra	93, 94
허리엉치인대	요천인대	lumbosacral ligament	152, 153
혀밑신경관	설하신경관	hypoglossal canal	29
활꼴선	궁상선	arcuate line	117
활꼴융기	궁상융기	arcuate eminence	42
황색인대	황색인대	ligamentum flavum	132, 150

참고문헌

プロメテウス解剖学アトラス　解剖学総論／運動器系　監訳：坂井建雄／松村讓兒（医学書院）
解剖学カラーアトラス　（医学書院）
解剖学講義　改訂2版　著：伊藤 隆、改訂：高野廣子（南山堂）
人体解剖学ハンドブック1　監訳：大谷　修（西村書店）
人体解剖カラーアトラス　訳：佐藤達夫（南光堂）
アトラス解剖学　人体の構造と機能　著：E.リューティエン-ドレコール他（西村書店）
クイックマスターブックス　解剖生理学　著：竹内修二（医学芸術社）

編集制作·本文デザイン——株式会社エディット（野口剛正、加納清花）
イラストレーション協力——うちのさやか
DTP——株式会社千里
企画·編集——成美堂出版編集部（駒見宗唯直）